L'ÉVOLUTION DE L'ORGANISME ET LA MALADIE

PAR

LE DR M. KLIPPEL

MÉDECIN DES HÔPITAUX DE PARIS

PARIS

LIBRAIRIE OCTAVE DOIN

GASTON DOIN, ÉDITEUR

8, PLACE DE L'ODÉON, 8

1921

Tous droits réservés.

L'ÉVOLUTION DE L'ORGANISME

ET LA MALADIE

Angers. — Imprimerie F. Gaultier

L'ÉVOLUTION DE L'ORGANISME ET LA MALADIE

PAR

LE DR M. KLIPPEL

Médecin des Hôpitaux de Paris

PARIS

LIBRAIRIE OCTAVE DOIN

GASTON DOIN, ÉDITEUR

8, place de l'Odéon, 8

1921

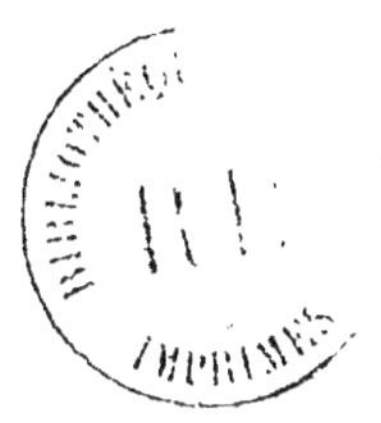

PRÉFACE

Parmi tous ceux qui ont traité de la Pathologie, les uns ont conçu ou adopté un système.

D'autres, jugeant que tout système en médecine était précaire, se sont bornés à l'observation et à l'expérimentation.

D'autres encore ont suivi un mode éclectique, qui paraît être aujourd'hui la méthode admise universellement par les médecins.

Les deux premiers groupes ne font pas une part suffisante aux diverses facultés qui composent l'esprit, et par là offrent des méthodes trop exclusives.

Le troisième est conforme à cette idée que toutes les manifestations de l'activité de l'intelligence peuvent concourir au but d'une science concrète.-

Il n'en sera pas moins facile de critiquer cette méthode, si l'on veut bien rechercher sous l'influence de quelles considérations, il s'est trouvé que la moitié des médecins qui ont écrit au xviii° siècle, ont exclu toutes données systématiques, pour se fonder sur l'observation et sur l'expérience.

Sans doute, pour Grüner, Haecker, Jean Stoll, Schmidt, Schmid, Jahn, Hufeland, Akermann, Von Stark, Van Swieten, Stoerk, Willan, Morgagni

Heberden, Jenner, Whytt, Von Hoven, Wichmann, Vogel, Hænsler, Richter, Quarin, Von Stift, Pierre Franck l'Ancien, de Dobscha, etc., le fait que « la vie est courte » et que « l'art est long », ne s'applique pas seulement au médecin, mais aux générations médicales entières.

Quand donc l'observation et l'expérience seront-elles suffisantes à l'établissement d'un système tout à fait satisfaisant?

Elles ne le seront jamais ; en tout cas on ne saurait compter avec le temps où la médecine aura atteint la perfection des langues mortes.

Cependant, en suivant une méthode éclectique, la part qu'il convient de faire à un procédé systématique, en excluant tout principe *a priori*, doit s'établir sur des faits, en particulier sur la Séméiologie normale, ou connaissance des signes de la santé, et aussi sur l'ensemble des notions qui se rattachent à l'évolution de l'organisme.

La Doctrine évolutive fondée sur la théorie, l'observation et l'expérimentation, domine aujourd'hui les sciences naturelles, et l'on peut vraisemblablement évaluer à 80 0/0 le nombre des savants qui l'admettent à l'heure actuelle.

L'Évolution apparaît en Médecine, dans toute sa clarté, sous le rapport de la différenciation des tissus, sortis de la même cellule et offrant, au cours du développement ontologique, les modifications qui en font des espèces distinctes, avec des âges différents apportés à la naissance.

La conséquence de cette évolution, qui multiplie les espèces et qui divise le travail, est un perfectionnement par complexité fonctionnelle. Cependant la vie

normale de l'organisme, arrivée à ce haut développement, comprend des oscillations relatives au degré de
cette complexité de fonction.

C'est d'une part la vie intégrale par participation
de l'activité la plus hautement différenciée ; d'autre
part la vie réduite suivant des cycles de repos partiels.

Cette vie réduite est représentée dans les conditions
de la santé par le sommeil, l'émotion et la fatigue,
c'est-à-dire par des états caractérisés, tous les trois,
par une réduction de l'activité dans sa forme la plus
complexe.

Ce sont ces trois états qui, dans le milieu normal,
sont la condition du maintien de la santé et sans lesquels la vie elle-même ne saurait subsister.

Si ce sont là les conditions que l'évolution, marquée
par la division du travail, exige de la vie et de la
santé dans le milieu normal, quels sont les rapports
de ces modes de vie réduite avec le milieu pathologique?

D'une façon générale, que peut nous apprendre ou
nous expliquer la doctrine évolutive, établie sur le
progrès organique, aboutissant à une hiérarchie
d'appareils et de centres superposés, en ce qui
concerne la maladie et la lutte de l'organisme, dans
les meilleures conditions possibles vis-à-vis du nouveau milieu où il se trouve placé.

La connaissance de ces faits est le but que j'ai
poursuivi, dans la seconde partie de ce livre, en traçant
une esquisse de pathologie générale.

L'ÉVOLUTION DE L'ORGANISME ET LA MALADIE

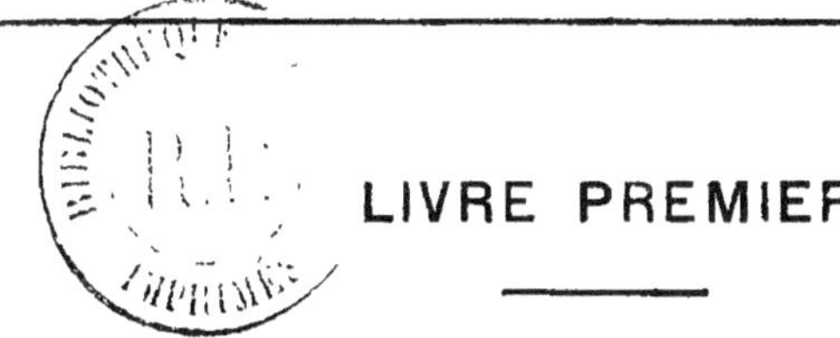

LIVRE PREMIER

LA DIFFÉRENCIATION CELLULAIRE
ET LA BIOTAXIE HISTOLOGIQUE

CHAPITRE PREMIER

LE POLYZOÏSME

Les phénomènes intimes de la vie sont les mêmes chez tous les êtres vivants, depuis les plus simples jusqu'aux plus complexes.

Toutes les conquêtes de la science moderne ont de plus en plus affirmé ce rapprochement.

L'étude des causes générales, qui font varier les êtres vivants, a conduit à quelques conclusions, dont la valeur est précisément en raison de leur généralité. Parmi tant de faits, si douteux, enseignés par la doctrine évolutive, il en est quelques-uns, notamment l'action du milieu avec ses conséquences et son mécanisme, qui semblent indiscutables.

La maladie y touche de très près. Ses moyens et son mécanisme diffèrent d'autant moins de ceux des causes plus générales, qu'en modifiant les individualités vivantes qui composent l'organisme, elle provoque de leur part des réactions, aboutissant à la lutte, aux adaptations, aux caractères acquis.

Pour appuyer ces principes, il suffirait d'indiquer comment s'est développée, depuis longtemps et toujours dans le même sens, la manière actuelle de concevoir l'organisme.

Glisson, en mourant en 1677, laissait une œuvre considérable, qui contenait le germe de plusieurs doctrines que l'avenir devait voir grandir.

L'une d'elles consiste à considérer l'organisme comme l'association d'une multitude d'éléments, dont chacun est doué de vie, comme autant d'unités vivant pour leur propre compte, comme autant d'animaux infiniment petits, dont l'ensemble constituerait l'animal dans son entier. Ainsi la vie de l'individu ne dérive pas d'une archée dominant toute l'économie, mais d'une multitude d'éléments, concourant chacun par lui-même à la vie commune, qui devient par là le résultat et la somme de forces vitales divisées et relativement indépendantes.

Les unités vivantes dont il s'agit devaient, par l'application du microscope, inauguré par Malpighi et Leuwenhoek, devenir les cellules, les cellules parties constituantes des tissus, possédant cette irritabilité que Cl. Bernard considère comme la propriété de tout être vivant, et suivant les expressions mêmes de Glisson, représentée par l'appétition, la sensibilité et le mouvement.

La doctrine qui considère ces unités comme réunies et associées pour former les organismes, constitue le *polyzoïsme*. En donnant sa formule, Glisson impliqua, du même coup, la notion d'une association pour un but et de la diversité fonctionnelle des unités organiques. Comment serait-il possible de ne point considérer sa doctrine comme une vision anticipée de toutes les idées que l'époque moderne a émises dans le même sens ?

Glisson a écrit dans une langue parfois assez obscure. La raison en est, qu'en essayant de pénétrer jusqu'au fond des phénomènes les plus cachés, échappant encore à l'expérience, il traitait d'une matière fort difficile.

En fait, il ne fit qu'entrevoir. Son polyzoïsme n'est qu'une conception géniale sans démonstration possible pour lui et sans que rien pût lui en donner la certitude. D'ailleurs, si l'on voulait préciser ce qui distingue l'intuition qu'il eut de la constitution des organismes, des notions d'aujourd'hui et des progrès accomplis, il suffirait de rappeler tout ce qu'il y a de précision et de clarté dans les idées qu'éveillent désormais en nous les termes de *cellule*, de *différenciation cellulaire* et de *colonies animales*.

Bichat fut, en un sens, le continuateur de Glisson. Ses *éléments anatomiques* précisent davantage le polyzoïsme. Ce qui ressort de la division des tissus et des systèmes de Bichat, c'est que ceux-ci ont une individualité qui implique une vie indépendante, c'est que la vie de leur ensemble est le résultat de leurs vies particulières. De là, il ne peut y avoir de *principe vital* dans le sens de la doctrine correspondante (1).

De même en pathologie les divisions précédentes montraient la maladie systématisée à tel tissu, et ce qui ressort de la lecture de l'anatomie générale, c'est que son fondateur fut frappé du rôle prédominant que joue dans la maladie le *tissu* par rapport à *l'organe*.

Quelques années après la mort de Bichat, Gœthe sut synthétiser d'une façon remarquable ce que contenait son œuvre, lorsqu'en 1807, il écrivit : *Tout être vivant n'est pas une unité, mais une pluralité, même lorsqu'il nous apparaît sous la forme d'un individu, il est une réunion d'êtres vivants et existants par eux-mêmes.*

Ces êtres vivants, dont parle Gœthe, ne sont autres que les *éléments anatomiques* du biologiste français.

La part de Bichat, sous ce rapport, pourrait être fixée assez exactement par la recherche des phases que traversa avant lui cette dissociation des parties de l'organisme, qui devait aboutir plus tard à la cellule elle-même et aller plus loin encore.

Avec Aristote, les parties de l'organisme sont autant d'êtres vivants distincts, constituant une harmonisation; avec Asclépiade de Bithynie, des êtres entrant en lutte les uns avec les autres, séparés qu'ils sont par des intérêts différents.

---

(1) *Doctrine de Barthez*, principe vital abstrait. — Stahl : *Animisme.*

Par ses *archées secondaires*, Van Helmont, accordant à chaque organe une activité particulière et une sorte d'indépendance vitale, se rapproche de cette conception. Et de même Bordeu, par son *vitalisme analytique*, confinant, d'ailleurs, à celui de Glisson.

Pour Bichat, ce ne sont plus les organes, ce sont les tissus différents qui les composent, qui représentent des systèmes distincts par la *structure*, la *fonction* et la *maladie*.

A son tour l'histologie microscopique devait intervenir.

Schleiden décrivit la *cellule végétale* et Schwann, en faisant la même démonstration pour les animaux, établit l'unité de composition de l'organisme animal, en fondant la théorie cellulaire. Dès lors, les éléments vivants qui constituent le polyzoïsme, et qu'avait entrevus Glisson, furent démontrés, connus dans leur forme, et décrits dans tous leurs détails.

L'unité vivante, très analogue dans les deux règnes, les relie étroitement. La pensée de Lamarck, lorsqu'il établissait la division des corps organisés vivants et des corps bruts et sans vie, fondée sur le protaplasma commun, renforce ces analogies.

On peut admettre que les différences qui séparent les différents animaux par le degré d'organisation relèvent non tant de la différence fondamentale des cellules constituantes, que de la complexité de leurs fonctions respectives, par division du travail, suivant l'opinion de H. Milne Edwards. Et de même, jusqu'à un certain point, en ce qui concerne les animaux par rapport aux végétaux. Ne sont-ce pas ces analogies du cytoplasma qui conduisirent Haeckel à reprendre la théorie de Bory de Saint-Vincent et à supposer un règne intermédiaire, celui des psychodiaires ou protistes?.

Peu de différences séparent la cellule végétale et animale, lorsqu'on les étudie isolées des organismes. Leurs réactions sont sensiblement les mêmes. Au point de vue de la structure anatomique, les caractères sont plus accusés, en particulier en ce qui concerne la paroi cellulaire, pour le règne végétal. La complexité moléculaire du protoplasma animal est plus grande et son altération à la fois plus facile et plus rapide. Dans la série animale elle-même, la complexité chimique s'accroît en raison de la supériorité organique. Danielewski a tenté de démontrer qu'il existait une évolution phylogénétique de la molécule albumineuse qui, albuminoïde dans les animaux inférieurs, devenait de plus en plus complexe en remontant la série. Une étude comparée des échanges nutritifs a également conduit à d'importants résultats pour les deux règnes et qui marquent des différences de complexité. Lamarck, tout en réunissant la vie végétale et animale par opposition aux corps bruts, les avaient séparées en refusant à la première la sensibilité et le mouvement. L'irritabilité de la cellule végétale a été depuis reconnue et la réaction par amiboïsme y a été nettement constatée à certaines phases de son développement. D'ailleurs, les successeurs de Lamarck sont allés plus loin que lui dans la même voie. Aucun des caractères qui séparent les deux règnes suivant les anciennes formules latines, aucun de ceux que leur atttribuait encore Cuvier, ne subsiste aujourd'hui. Il n'est pas exact que les plantes ne sont pas susceptibles d'une certaine irritabilité sensitive et motrice. Tout ce qui vit, sent, et peut être anesthésié, dit Cl. Bernard. Il n'est pas vrai non plus que la cellule respire dans les deux règnes d'une manière inverse.

S'il n'y avait pas un contre-sens à réunir les deux mots, on pourrait justement parler du polyzoïsme végétal. Sur ce point voici textuellement ce qu'écrit Lamarck :

« Lorsque je vois un arbre, un arbrisseau, une plante vivace, ce ne sont pas des végétaux simples que j'ai sous les yeux, mais je vois dans chacun une multitude de végétaux, vivant ensemble les uns sur les autres et participant tous à une vie commune. » Et plus loin : « Or, de même que la nature a fait des végétaux composés, elle a fait des animaux composés... »

Ces généralités et ces analogies entre les deux règnes étant ainsi posées suivant des découvertes plus ou moins récentes, il faut faire retour aux auteurs qui, comme Lamarck, ont indiqué le fait du polyzoïsme dans l'un et l'autre de ces règnes.

Charles Bonnet fragmentant du maïs et Tremblay des hydres, montrent que chaque fragment peut régénérer l'individu entier.

Albert de Chiasso, distinguant les salpes solitaires et les salpes agrégées, établit que le bourgeonnement des premières aboutit à des différenciations régionales qui répètent la forme première.

Leuckart considère les végétaux inférieurs comme une association d'individus entre lesquels le travail physiologique est divisé comme dans les sociétés humaines.

Pour Owen, le caractère commun aux animaux inférieurs, est la répétition indéfinie du même organe ou de la même partie.

Huxley désigne les individus issus de l'œuf sous le nom de oozoïtes, et ceux qui sont issus par le bourgeonnement, sous le nom de blastozoïtes et dont la somme constitue l'individu, d'où l'être complexe représente pour lui un agrégat d'individualités infinies.

Moquin-Tandon voit dans les hyrudinées, une somme de zoonites ou unités semblables.

Dugès résume les quatre propositions suivantes : Tout animal complexe est composé d'organismes plus simples, ou zoonites. Les zoonites peuvent, à leur tour, se grouper de diverses façons. Les zoonites peuvent, en se réunissant, se partager le travail nécessaire à la collectivité. Les zoonites peuvent se fusionner de façon que leur ensemble soit indéterminable, ainsi que leurs limites.

Pour Lacaze-Duthiers (1), l'individu n'est autre chose qu'une colonie de petits individus, ou zoonites, assemblés en série linéaire ou en masse.

L'indépendance est complète dans les êtres les plus inférieurs, puis s'établit une spécialité respective et une solidarité réciproque. Les zoonites se spécialisent pour saisir les éléments, pour les diriger, pour la locomotion, pour la reproduction.

(1) Cours du Museum, 1865.

Tel est d'après cet àuteur le cas des acalèphes hydrosta-
tiques.

Mais d'autre part, il faut faire remarquer qu'il n'admet
pas le polyzoïsme des animaux supérieurs suivant la concep-
ception générale qui est donnée ici.

Avec les travaux remarquables de E. Perrier, le polyzoïsme est entré récemment dans une phase nouvelle, sous
le nom de *colonies animales* et en se proposant pour but
l'étude de la formation des organismes.

D'après E. Perrier, le règne animal montre que tous les
organismes pluricellulaires peuvent être classés en cinq
séries. Dans chacune d'elles les organismes peuvent être
distingués suivant un ordre de composition croissante
depuis une forme simple, jusqu'à des formes compliquées,
réductibles en parties plus ou moins similaires. Chacune de
ces dernières a la même structure que la forme par laquelle
débute la série. De là : *Les formes complexes d'une série
organique donnée du règne animal ne sont qu'un agrégat
de parties identiques à la forme la plus simple de cette série.*
Ces agrégats, E. Perrier les nomme *colonies* ; il appelle
méride la forme initiale de chaque série et *zoïde* une somme
de mérides, de même que le méride est une somme de *plastides.*

Certains organismes tout entiers sont soit une somme de
mérides et de zoïdes, soit une somme de zoïdes. Ils constituent des *dèmes.*

*Dans chaque série du règne animal, dit-il, les formes les
plus inférieures sont des mérides ; viennent ensuite les
formes combinées par la répétition de mérides tous semblables entre eux, qui sont par conséquent des zoïdes ; et enfin
des formes constituées par une somme de zoïdes, en général
différents les uns des autres et qui ont, en conséquence, la
signification de dèmes.*

Aussi, ajoute E. Perrier, les plastides ne semblent pas
destinés à arriver d'emblée à constituer un organisme supérieur. L'importance des résultats auxquels est arrivé l'auteur en expliquant la formation des organismes, justifie les
longs développements qu'il a donnés de sa théorie.

Le polyzoïsme apparaît comme la loi des êtres vivants à une phase de leur développement phylogénétique.

Si, en effet, l'on doit admettre que la vie est sortie de masses protoplasmiques gélatineuses ou mucilagineuses, si l'on trouve que les tissus peuvent se développer suivant le mode plasmodial et encore que des cellules à noyaux multiples, et que des éléments anastomosés, sont représentés jusque dans l'organisme de l'homme, c'est que le polyzoïsme n'est pas une création, mais une évolution.

Tel protozoïde, aussi bien, est déjà d'un perfectionnement certain, si on le compare à une masse protoplasmique dans laquelle il n'y a pas de noyau distinct.

C'est sous cette restriction qu'il faut conclure avec Virchow que l'organisme est la somme des cellules considérées comme unités vitales; avec Henneguy, que la cellule est l'unité anatomique et physiologique de la matière vivante.

Quant à prendre comme unité de vie les granulations incluses dans les cellules, les fibrilles différenciées du protoplasma des éléments nerveux, etc..., c'est un point dont il sera parlé bientôt.

Il faut maintenant examiner les unités composantes du polyzoïsme envisagées dans leurs caractères et leurs propriétés individuelles.

Quand on constate dans ces éléments isolés, la persistance des attributs de leur vitalité, le mouvement sarcodique de Dujardin, l'amiboïsme de Schultze, la possibilité de la fonction des cils vibratiles, la contraction de la fibre musculaire, isolée de tout nerf, et excitable directement, la paralysie de ces fonctions par les anesthésiques, alors, la vie générale résultant de vies particulières, idée qui domine le polyzoïsme, apparaît comme démontrée et certaine. Ces conditions d'indépendance sont réalisées chez des animaux inférieurs, où les éléments anatomiques, disséminés et épars, ne sont pas groupés pour constituer des tissus. Chez les animaux supérieurs, pendant un certain temps après la mort générale, ces mêmes attributs persistent.

Si la cellule a la vie pour soi, elle offre des propriétés

correspondantes; ce sont d'une façon générale les trois irritabilités de Broussais, que Virchow a appliquées, en créant la pathologie cellulaire, qui est, suivant Ch. Robin et Cadiat, en conformité avec des idées qui tout d'abord avaient été émises par Goodsir.

Lamarck avait, de son côté, cherché les propriétés de tout être vivant. Les facultés communes à tous êtres vivants, c'est-à-dire celles dont ils sont exclusivement doués et qui constituent autant de phénomènes qu'eux seuls peuvent produire, sont les suivantes :

a. — De se nourrir par incorporation de matières alimentaires qu'ils assimilent ensuite, réparant d'abord avec surabondance, ensuite plus ou moins complètement des pertes dues à leur activité vitale.

b. — De composer leurs corps en formant des substances avec des matériaux qui en contiennent seulement les principes.

c. — De se développer et de s'accroître, chacun jusqu'à un certain terme.

d. — De se régénérer eux-mêmes, c'est-à-dire de produire d'autres corps qui leur soient en tout semblables.

Végétaux et animaux, simples ou très composés, possèdent ces quatre facultés. D'autres sont particulières à certains êtres, mais, contrairement aux précédentes, elles exigent des organes spéciaux. Les quatre facultés précédentes sont applicables aux éléments anatomiques, considérés comme individualités, sans être les seules, suivant ce qui a été dit plus haut. Les phénomènes intimes de la vie sont les mêmes chez tous les êtres vivants.

Mais la cellule, elle-même si complexe, doit-elle rester l'unité organique qui est la base de la doctrine polyzoaire?

On peut concevoir que les fonctions diverses, départies aux particules différenciées chez l'unicellulaire, le soient aux cellules chez l'animal composé.

Déjà Buffon avait parlé de molécules organiques. Darwin, cherchant l'explication des tendances héréditaires, que résume la cellule germinative, avait admis des gemmules, sortes de germes de cellules, par lesquelles l'organisme s'y trouve représenté.

On connait les molécules de Kölliker, les sphérules de Kunstler, les bioblastes d'Altmann, les granulations de Arndt, etc., qui tendent à substituer une théorie *granulaire* à la théorie *cellulaire*, les granulations pouvant vivre, s'accroitre et se multiplier par division.

Ainsi, avec Altmann, le protoplasma peut se définir une colonie d'organismes élémentaires, réunis par une substance fondamentale, ressemblant à une zooglée de micro-organismes.

L. et R. Troja ont retrouvé des granulations fuchsinophiles, dans toutes les cellules animales, depuis le protozoaire, jusqu'au vertébré, et Zimmermann les a admises dans la cellule végétale.

D'après Haeckel, la cellule ne doit pas être considérée comme l'unité vivante; il y a au-dessous d'elle des plastidules, molécules jouissant des propriétés de sentir et de réagir.

Dans cette voie analytique on peut aller très loin et comprendre les ferments solubles, que Gautier tend à considérer comme vivants.

On sait le rôle que jouent les ferments dans la vie cellulaire.

D'ailleurs, l'antiquité avait elle-même déjà franchi la dernière étape, en accordant la vie à toute molécule de matière; Glisson lui-même n'a pas abouti à autre chose qu'à l'ancien hylozoïsme. « La matière, dit-il, n'est point complètement inerte, mais, au contraire, douée de forces toujours en action; elle présente dans ses propriétés la raison de tous les actes qui caractérisent la vie. »

Certainement la vie d'une molécule *quelconque* de matière n'est pas la même que celle d'une plastidule; la vie d'une plastidule n'est pas plus identique à celle d'une cellule, que la vie de l'organisme tout entier n'est identique à celle d'une cellule. La vie est un résultat et la cellule organisée et complexe est, sous ce rapport, une unité vivante, pareille à l'être unicellulaire, au protozoaire qui est au bas de la série animale.

La cellule n'en est pas moins un milieu dans lequel des particules vivantes concourent à sa structure, à sa fonction, à ses affinités électives, etc.

Il est probable, notamment en ce qui concerne sa différenciation, qui aboutit, plus elle s'accuse, à l'amoindrissement de certaines fonctions au profit de la fonction spécifique, qu'on peut lui appliquer, dans ce sens, les principes des inégalités de développement, du balancement organique, des corrélations de croissance, etc.

Tous les êtres vivants sont constitués soit par une seule cellule, soit par une agglomération de cellules. Celles-ci sont à la fois semblables par des propriétés générales et diverses par le détail de leur structure et par leur fonction spécifique.

Cette double notion résume le polyzoïsme. Par leurs propriétés communes les individualités constituantes ont les plus grandes ressemblances; par leurs attributions différentes, résultant de la division du travail, elles sont différenciées et par cette raison, dans la nécessité d'une vie en commun, l'une ayant perdu par évolution phylogénétique ce que l'autre a conservé ou acquis de la même façon.

C'est, en effet, dans la vie associée selon sa plus haute expression, qu'il faut chercher le résultat parachevé du polyzoïsme, qui est l'organisme harmonisé en ses diverses parties.

On peut admettre que pour des éléments vivants, groupés dans un milieu, où ils occupent des positions différentes, où les excitations d'origine externe ou interne qu'ils reçoivent ne sont plus identiques pour tous, et où les modes d'adaptation doivent différer pour eux, il y a nécessité d'une harmonisation pour conserver la vie de l'ensemble.

Contrairement à ce qu'on observe dans la lutte pour l'existence, quand elle est marquée par la disparition des moins favorisés, le polyzoïsme aboutit à une conciliation définitive et réglée.

L'ensemble des rapports qui l'établissent et la conservent,

est le consensus organique, répondant à l'action corrélative des espèces de cellules dans leurs fonctions communes et spécifiques, à la stabilité du milieu ainsi réglé et au cycle d'activité, qui a pour conséquence un enchaînement régulier des fonctions.

Pour que le polyzoïsme subisse une telle organisation, il faut que les unités constituantes représentent des espèces cellulaires différentes, dont chacune ait son rôle particulier vis-à-vis de l'ensemble.

La condition est donc ici la différenciation cellulaire.

L'individualité élémentaire se suffit à elle-même en réunissant toutes les fonctions indispensables à sa vie.

Dans les êtres les plus élevés, la spécificité des éléments cellulaires s'accroît de plus en plus, suivant la plus grande division du travail et les relations qui les lient sont étroites à ce point, que l'agglomération devient une fédération, c'est-à-dire que la vie de chaque unité est utile ou indispensable à toutes les autres.

CHAPITRE II

LA DIFFÉRENCIATION CELLULAIRE

DÉFINITION

La différenciation cellulaire est le fait des espèces histologiques, auxquelles elle aboutit.

La constitution du polyzoïsme nous en a affirmé la nécessité, comme permettant la vie en commun, par dissociation et répartition du travail. Cette notion est primordiale.

Une telle réunion d'espèces différentes de cellules ou des tissus qu'elles composent, et dont chacun a une part de fonction spéciale, utile au tout, est analogue à une fédération. C'est par là qu'on a justement comparé l'organisme à une société, établissant une dépendance étroite entre les unités qu'elle réunit.

Avant Glisson, plusieurs médecins avaient déjà compris l'organisme d'une façon analogue en affirmant une union entre les parties ou entre les organes qui le composent.

Galien, attribuant aux divers organes ce que le polyzoïsme assigne aujourd'hui aux éléments histologiques, a rendu clairement l'idée d'une fédération, en leur accordant, par comparaison « une fonction privée » et « une fonction publique ».

L'Apologue des Membres et de l'Estomac, cité par Menenius Agrippa aux soldats révoltés, faisant apercevoir la nécessité du travail de chacune des parties vis-à-vis de toutes les autres, offre déjà la comparaison qui vient d'être faite.

Le rôle de la différenciation spécifique serait encore comparé plus exactement, non aux sociétés humaines, mais à ces sociétés d'animaux, où la division du travail se répartit entre des individus, dont les caractères morphologiques indiquent déjà des différences entre eux.

La différenciation spécifique implique, en effet, dans les tissus une structure ou une constitution moléculaire diffé-rente, en rapport avec leur fonction spéciale.

⁂

Toutes les cellules qui composent l'organisme sortent d'une cellule unique, suivant le principe établi par Kölli-ker, puis par Remak, puis par Virchow.

C'est dans la cellule germinative, dans l'œuf fécondé, dans l'oosperme de Balfour, que toutes les différenciations se trouvent représentées. C'est l'unité concrète, d'où sorti-ront toutes les espèces.

Que la substance nucléaire, au lieu d'être diffuse, se con-centre dans la cellule germinative et y occupe une place à part, c'est déjà un caractère de différenciation primordiale, suivant une loi générale, par laquelle toute substance diffé-renciée intra-cellulaire, ou tout organe différencié tend à se localiser. Mais différenciée ainsi, en tant qu'élément com-posé d'un protoplasma et d'un noyau, la cellule germina-tive comporte, d'autre part, l'indifférence spécifique, en ce qu'elle renferme toutes les différenciations particuliè-res, qui seront représentées dans l'organisme futur.

En d'autres termes, elle est le réceptacle de la substance ou des tendances héréditaires, manifestées au cours des divi-sions successives, qui président au développement ontolo-gique.

Une façon de comprendre cette complexité, est d'admettre dans la cellule germinative les représentants ou détermi-nants de toutes les différenciations de l'avenir. Ces détermi-nants, ou substances héréditaires des espèces, ont été admis depuis longtemps, mais sous les noms les plus divers.

Considérés comme des atomes biologiques, ils ont été admis par Buffon, par Darwin, par Nägeli, par Spencer, par Foerster, par de Vries, par Hæckel, par Engelmann, par de Biel, par Weisner, par Hertwig, par Weismann, par Wittmann, par Verworn, par Béchamp et Estor, par Haake, etc., etc.

En se rapportant à la terminologie de Weismann, le noyau des cellules de l'organisme, ou idioplasme, est composé de biophores groupés diversement et offrant des qualités différentes par arrangements divers, suivant les variétés spécifiques des cellules.

Les rapports qui existent entre les biophores du noyau et le protoplasma de la cellule germinative, le rôle que le protoplasma joue vis-à-vis du noyau dans l'acte de la fécondation et dans la transmission des caractères héréditaires de cellule à cellule, sont des questions à peine ébauchées. Ce qu'on peut cependant poser, en thèse générale, c'est que la différenciation comporte dans toutes les cellules des corrélations entre les parties qui les composent, entre le noyau ou substance héréditaire et le protoplasma édificateur des architectures différenciées, assurant de la sorte l'unité individuelle et fonctionnelle dans chaque espèce.

Certaines de ces espèces peuvent vivre plus ou moins isolément dans l'organisme. Tels sont les leucocytes, assez analogues aux amibes, et qui en conservent les caractères après le développement ontologique complet, comportant en eux-mêmes de multiples différenciations, suffisantes à leur vie indépendante.

Dans d'autres espèces, où la différenciation est de plus en plus étroite et spécialisée, on observe la décroissance progressive des fonctions générales, au profit de la fonction particulière à l'espèce. Et ainsi la puissance vitale qui est au maximum au début de la vie embryonnaire, fait place dans l'évolution à la perte de plus en plus marquée du pouvoir de reproduction, pour acquérir un plus haut degré de qualité spécifique.

En impliquant des degrés de différenciations, ces notions deviendront, dans cet ouvrage, la base d'une classification des tissus ou Biotaxie histologique.

D'après cet ensemble, on peut tirer la définition générale suivante : la différenciation spécifique est l'ensemble des caractères morphologiques ou fonctionnels qui distinguent les éléments anatomiques les uns des autres, au cours de l'évolution normale, suivant la loi de division du travail.

On reconnaît par là qu'il y a une différenciation anatomique qui est appréciable par des caractères morphologiques ou plastiques et une différenciation exclusivement fonctionnelle, qu'on ne saurait saisir autrement dans l'état actuel de nos connaissances, que sous le rapport du mode de fonction.

On verra, dans la suite, comment cette dernière prolonge et étend la différenciation morphologique, en établissant dans une même espèce des degrés et des transitions.

Caractères généraux de la Différenciation.

Après les définitions précédentes, il est nécessaire d'étudier les caractères généraux de la différenciation avec plus de détails et de fixer par là son rôle et son importance.

I

LA DIFFÉRENCIATION DANS SES RAPPORTS AVEC LE MILIEU

L'existence de rapports entre la différenciation et le milieu est de toute évidence. Pour les êtres qui récapitulent la série phylogénique, le développement morphologique et fonctionnel se fait par transmission héréditaire, *dans les mêmes conditions de milieu.*

Le plastide embryonnaire polyplastique est susceptible de plusieurs, ou de toutes les différenciations, dont il renferme les substances. En certains milieux, au lieu d'être voué à la désintégration, il pourra, suivant la nature de ces milieux, subir telle ou telle différenciation.

Il peut donc échapper aux influences nocives du milieu, là où le plastide, différencié déjà, subirait la désintégration.

La constance du milieu apparaît ainsi d'autant moins

importante pour la vie des cellules, prises comme individus, qu'on se rapporte à une époque plus précoce de la vie embryonnaire.

On explique ainsi qu'au début de la genèse des éléments de l'œuf fécondé, l'une de ses portions puisse être l'équivalent d'une autre, ce qui est démontré pour certaines espèces.

On s'explique aussi comment des cellules ayant toutes leur origine dans un même feuillet, par exemple celui de l'ectoderme, donneront naissance ici à des cellules épidermiques et là à des cellules nerveuses.

Dans cet ordre d'idées, la blastula est un exemple sur lequel a insisté Rabaud, pour mettre en évidence le rôle du milieu dans la différenciation.

Au stade de blastula, la face externe des cellules de la colonie close est en rapport avec le milieu externe, la face interne avec le milieu intérieur. Plus tard, au stade de gastrula, il y a invagination avec deux milieux intérieurs différents.

Il y a donc non seulement réunion de cellules, mais celles-ci baignent dans des milieux divers.

A considérer la différenciation effectuée, il est vrai que certains auteurs admettent que, même chez les animaux supérieurs et chez l'homme, une cellule, en particulier le globule blanc, ou la cellule conjonctive retournant à l'état embryonnaire, peut donner naissance à toutes les espèces possibles.

Pour d'autres, au contraire, l'espèce une fois acquise, serait définitive au point de vue des genèses ultérieures.

Ces opinions répondent à deux doctrines, celle de l'indifférence cellulaire (Kölliker), et celle de la spécificité cellulaire (Bard), qui seront exposées et discutées plus loin.

Il y a, quoi qu'il en soit, des rapports très remarquables entre la nature de la différenciation et celle du milieu, considéré au point de vue humoral et à celui des excitations de l'ambiance, et dont les faits précédents expriment les traits généraux.

On peut encore rattacher à l'étude de l'influence d'un milieu vis-à-vis de la différenciation, une question intéressante au plus haut point, à savoir les rapports qui unissent l'organe, la fonction et le milieu.

On répète et on écrit partout que la fonction fait ou crée l'organe.

Cette formule est vicieuse, et comme le langage est en relation étroite avec l'idée qu'il traduit, il en résulte les erreurs les plus préjudiciables.

Il faut dire que la fonction développe ou fortifie l'organe.

L'organe étant cause, et la fonction effet, on ne voit même pas comment la fonction pourrait créer l'organe.

Il faut, je crois, admettre que c'est le milieu qui crée l'organe, et cela suivant une action complètement différente de la fonction qui sera la résultante de l'organe et qui ensuite le développera au degré de l'exercice.

C'est souligner l'importance et le rôle particulier du milieu vis-à-vis de la différenciation phylogénique et qui ensuite est transmise par hérédité, et développée dans le milieu normal.

Ainsi le milieu fait l'organe, l'organe fait la fonction, et la fonction développe l'organe en croissance et en puissance.

II

RAPPORTS DE LA DIFFÉRENCIATION AVEC LES PROPRIÉTÉS
COMMUNES DES ÉLÉMENTS ANATOMIQUES

La différenciation se greffe sur les fonctions communes aux éléments anatomiques, en les transformant en espèces distinctes.

Ces propriétés, ou fonctions communes à toute cellule prise isolément, comme unité de l'organisme polyzoaire, constituent leur vie générale (1) par opposition à leur vie spécifique, qui est différente pour chaque tissu.

Sous le nom de vie élémentaire, Cl. Bernard a réuni les

(1) Vie ou fonctions privées de Galien ; Vie propre de Bordeu.

fonctions communes, qu'il réduit à deux seulement, la reproduction et la nutrition.

Pour arriver à dégager celles qu'il faut retenir comme appartenant à la vie générale, on peut procéder de deux façons.

Examiner directement la cellule isolée. Par ce moyen on peut, je crois, établir le concours de trois grandes fonctions distinctes : la nutrition, la reproduction et l'estho-kinèse, (celle-ci correspondant à l'un des sens du mot irritabilité, et comprenant la sensibilité élémentaire, et le mouvement qui en est la réaction).

Ou bien, prenant l'organisme après son complet développement, considérer quels sont les grands appareils qui le composent, en admettant que chacun d'eux est l'instrument de perfectionnement de l'une des activités primordiales de toute cellule.

Cette manière de procéder aura l'avantage de faire apparaître la complexité par laquelle la division du travail, liée à la différenciation, arrive à assurer les fonctions primordiales des éléments du polyzoïsme.

En procédant de cette façon, on trouve :

1° L'appareil digestif, qui élabore les produits du milieu extérieur, ainsi que l'apareil respiratoire, du moins en ce qu'il fournit l'oxygène puisé à l'extérieur. Ces produits étant ceux de l'activité nutritive, les appareils qui les assurent sont destinés à la première des trois fonctions primordiales, la nutrition.

2° Le système des glandes closes, en y rattachant les glandes génitales, mais sous le rapport de leurs sécrétions internes seulement. Les organes de sécrétion interne peuvent être considérés comme fournissant, à certaines phases du développement ontologique, des produits incitateurs de l'activité proliférative, surajoutés au pouvoir de reproduction des divers tissus de l'organisme.

Cette manière de voir étant nouvelle, il convient d'en donner les raisons.

On peut reconnaître qu'aux diverses phases de l'évolution ontologique, il y a apparition successive ou prédominance de telles ou telles glandes à sécrétion interne, par exemple les effets de la sécrétion interne des glandes génitales se remarquent surtout au moment de la puberté.

La poussée de croissance qui marque cette époque de la vie et qui se prolonge pendant l'adolescence, où le corps croît en volume et en puissance, par la multiplication générale des éléments, apparaît nettement liée à l'évolution des glandes génitales, agissant sur la croissance par leurs sécrétions internes.

Les caractères sexuels secondaires, conséquences des sécrétions internes, sont marqués dans le sexe mâle par une activité proliférative entraînant la genèse de nouveaux éléments ectodermiques, dont la puissance plastique se traduit, chez les animaux, par l'apparition de poils, de plumes spécifiques, de cornes, atteignant le développement que l'on sait.

Dans le sexe opposé on observe en particulier une augmentation du volume des mamelles. Or il s'agit d'un remaniement histologique de ces glandes, par lequel apparaît une prolifération de cellules nouvelles et une néoformation d'acini-glandulaires. De plus, on voit que ce travail qui se fait par poussées successives, coïncide avec les périodes de la fonction ovarienne.

Il semble donc, que dans les deux sexes, les sécrétions internes aient, tout d'abord, une action proliférative et plus spécialement sur les tissus d'origine ectodermique, répondant à la puberté et se poursuivant ensuite avec continuité ou de façon périodique.

Parmi les dérivés de l'ectoderme se rangent aussi les cellules nerveuses et la névroglie.

Au moment de l'adolescence, les cellules nerveuses ont déjà perdu la faculté de se reproduire, mais non la névroglie. C'est pendant cette période que se développent de préférence les glyomes et qu'on pourrait considérer comme liés à des troubles par excès de ces mêmes sécrétions internes.

C'est à cette époque aussi qu'apparaît l'épilepsie, qui serait parfois en rapport avec la glyose, impliquant un travail de prolifération pathologique.

Ce sont autant de raisons pour admettre que les différentes sécrétions internes et les glandes qui les produisent, agissent plus spécialement à certaines époques et sur différents tissus ou organes, ce qui est aussi en rapport avec les époques, variables pour chaque sorte de glandes, où se fait leur régression, (thyroïde, thymus, etc...)

Enfin si, par opposition, l'on considère les atrophies pathologiques ou ce qui se passe dans l'extirpation expérimentale de ces diverses glandes, on peut reconnaître souvent des arrêts de croissance, que l'on devrait rapporter, en admettant la manière de voir exposée ici, à un défaut d'agent excitateur de la multiplication des cellules de l'organisme.

En développant ce sujet, on pourrait faire valoir tout ce que la pathologie a démontré relativement à l'influence des glandes closes sur les divers tissus, en indiquant que le trouble fonctionnel de ces glandes provoque un excès trophique ou inversement.

Que réunissant les différentes glandes closes, on puisse les considérer comme formant un vaste appareil, bien que discontinu, analogue à l'appareil digestif ou au système nerveux, cela n'a rien que de très logique.

D'après Pauliet (1), les glandes vasculaires sanguines représentent, chez l'homme, des vestiges de l'ancien appareil des branchies, et leur échelonnement se voit en correspondance avec les fentes branchiales, dont elles seraient un reliquat. En tout cas, chez l'homme, on les trouve formant un système dont les segments, placés de distance en distance, s'étendent le long du tronc, depuis la base du cerveau jusqu'à la pointe du coccyx.

Les sécrétions internes, envisagées en général, et comme issues d'autres glandes et de divers tissus, peuvent être considérées comme concourant au même but que celles des glandes closes proprement dites.

Comme conclusion, l'appareil de perfectionnement qui correspondrait à la propriété commune de reproduction des

(1) *Gaz. méd. du Centre*, 1912.

cellules du soma, serait celui des glandes et organes de sécrétions internes, dont les fonctions se surajouteraient, par périodes d'activité et de régression, au pouvoir individuel de multiplication des éléments anatomiques.

3° C'est le système nerveux, ayant son point de départ et d'arrivée au voisinage de tous les éléments, qui assurerait, dans l'organisme différencié, la fonction correspondante à l'estho-kinèse de la cellule envisagée comme unité vivante.

Avec la complexité de ses conducteurs et de ses centres superposés, l'encéphale y compris, il se trouve placé entre les protoplasmas pour lesquels la différenciation a dédoublé les deux termes de l'estho-kinèse.

Les organes des sens et les muscles, hautement différenciés, sont devenus les organes compliqués et distincts de la sensibilité et du mouvement, au point de pouvoir être considérés comme des extrémités et des dépendances des deux sortes de nerfs.

Après l'estho-kinèse de toute unité cellulaire, on connaît, dans la série animale, la cellule épithélio-musculaire, représentant en un seul élément une portion sensitive et une autre contractile. Puis, les deux portions séparées par un nerf unique sensitivo-moteur. Le système intermédiaire, croissant de plus en plus entre les deux éléments, devient ensuite l'immense édifice surajouté à l'estho-kinèse primordiale, **qu'il complique au degré de l'extrême division de travail** de ses centres hiérarchisés.

Arrivé à ce point, on peut conclure que les deux méthodes se confirment l'une l'autre, en montrant qu'aux trois fonctions de nutrition, de reproduction et d'estho-kinèse de la cellule, élément isolé, correspondent dans l'organisme, les vastes architectures des trois appareils de la digestion, des glandes closes et du système nerveux. Dans chacun d'eux la division du travail, prenant des proportions étonnantes, les fonctions qu'ils assurent apparaissent dans la complexité d'un perfectionnement admirable.

Sans doute, on peut admettre bien d'autres fonctions communes à côté des trois principales, mais qui ne sont que des conséquences de ces dernières. Par exemple, la mémoire cellulaire n'est que la répétition des actes assurés par la structure et par le milieu.

L'état de besoin ou l'appétition, que Glisson, auteur du polyzoïsme, place au premier rang, est la conséquence de la désassimilation, si elle est envisagée par rapport à la nutrition. Le pouvoir électro-moteur, qui diminue après la mort, n'est aussi qu'un épiphénomène de la nutrition.

De même du pouvoir trophique et conservateur, de l'autorégulation et du cycle cellulaire.

Comme aucune de ces fonctions n'offre dans l'organisme un système à part qui les assure, l'ordre secondaire où il faut les tenir, apparaît d'autant plus évident, par rapport aux trois fonctions principales, et dont l'importance capitale vient d'être établie par la raison inverse.

D'autre part, poursuivant l'examen des grands appareils de l'organisme, on en trouve encore d'autres, mais qui se rattachent moins directement à la triple fonction de toute cellule.

Notons d'abord le système vasculaire avec le tissu interstitiel et les autres dérivés du mésorderme (séreuses, cartilages, os, etc.), le mésenchyme donnant spécialement naissance aux tissus connectif et vasculaire. Or, le premier de ces tissus représente le milieu intérieur dans lequel vivent les éléments anatomiques ; le second, c'est-à-dire le système vasculaire, étant l'appareil de perfectionnement de ce milieu, comme représentant sa voie de transport afférente et efférente.

Par là apparaît la distinction entre le milieu intérieur fournissant les matériaux nécessaires aux trois fonctions primordiales, et ces fonctions elles-mêmes. Par là se montrent aussi, les analogies que comporte la différenciation pour le milieu intérieur, par rapport aux autres systèmes de l'organisme, suivant la même loi de division du travail et aussi l'enchaînement étroit des fonctions de l'ensemble.

Puis il faut citer le système des glandes qui éliminent les produits d'excrétion et qui se rattachent directement à la fonction du milieu, envisagé dans ses voies efférentes.

Enfin il reste à mentionner l'appareil génital, complètement distinct de l'appareil d'excrétion, malgré ses connexions anatomiques de voisinage et l'union qu'on en **fait** habituellement par les mots d'organes génito-urinaires. Il s'agit ici de l'appareil génital pris en dehors de ses sécrétions internes, dont le rôle a été fixé plus haut, et qui concerne les cellules du soma.

Or, réduit à ses autres fonctions, ce système a pour but d'assurer la survivance de la race et non la vie des cellules de l'organisme actuel.

Sa place est donc toute spéciale dans l'organisme, répondant au plasma germinatif qui est relatif à la race **par** opposition au soma qui est relatif à l'individu.

Certainement, toutes les divisions que l'on peut faire de l'organisme dans le but de l'étudier et de le comprendre offrent quelque chose d'artificiel, parce que chaque spécialisation concourt à l'unité du tout, et aussi et surtout parce que les diverses fonctions s'accomplissent accessoirement ici et là. Ainsi, par exemple, l'appareil respiratoire offre dans les poumons des organes chargés de fournir l'oxygène aux tissus et aussi de débarrasser le milieu de l'acide carbonique, ce qui permet de le classer diversement.

La persistance des propriétés communes, dans des tissus de degré de différenciation infiniment variables, a le même résultat dans l'organisme tout entier, de sorte que les séparations ne sont jamais complètes.

D'après les divisions et les rapports indiqués plus haut, on peut comprendre ce qu'est la vie commune à toutes les cellules du polyzoïsme, et comment cette vie se complique et se trouve assurée par des systèmes différenciés dans l'organisme parachevé.

En résumé, l'organisme comprendrait, suivant cette manière de voir, trois appareils constitués par le système digestif, l'ensemble des glandes closes et le système nerveux, superposés tous trois respectivement aux trois fonctions de nutrition, de reproduction et d'estho-kinèse communes à toutes les cellules envisagées comme unités isolées.

A côté d'eux se placeraient les systèmes issus du mésoderme, représentant les organes de soutien et le milieu intérieur dans lequel vivent les éléments autrement différenciés.

Le système vasculaire superposé à ce milieu en assurerait la fonction perfectionnée par ses voies afférentes et ses voies efférentes.

Les organes excréteurs, chargés d'éliminer les déchets puisés dans ce milieu, y seraient compris comme dépendances.

Il resterait alors, comme dernière division, le système génital envisagé en dehors de ses sécrétions internes, et dont la fonction, étrangère aux éléments de l'organisme, assure la reproduction de la race.

Il était nécessaire de distinguer et de définir les propriétés communes aux unités du polyzoïsme, pour fixer leurs rapports avec la différenciation qui les transforme en espèces différentes. Celle-ci se greffe sur celles-là.

Dans chaque tissu de l'organisme, les trois fonctions primordiales de la cellule se spécialisent et se modifient par une adaptation réciproque avec la vie spécifique.

La fonction nouvelle ne s'ajoute pas seulement à l'ancienne, elle la transforme.

Ainsi, suivant la comparaison de Cabanis, l'oxygène et l'hydrogène forment une combinaison nouvelle.

La corrélation est anatomique par la substance différenciée et physiologique par la fonction qu'elle remplit; la substance plastique et son mode fonctionnel étant, l'un et l'autre, le résultat d'une adaptation de la cellule aux caractères particuliers de l'espèce.

C'est ainsi que l'apparition de la différenciation s'accompagne de modifications des trois propriétés biologiques primordiales de la cellule ; répondant à une transformation de la nutrition, de la reproduction et de l'estho-kinèse dans un sens favorable à l'espèce.

L'activité, en se concentrant de la sorte, ne peut correspondre qu'à une seule fonction, car, s'il y en a plusieurs, la cellule tend à devenir un individu complexe et capable de se suffire, ce qui marque une évolution inverse pour les cellules qui ont atteint déjà la différenciation.

Dans le cancer, par exemple, notons le en passant, la cellule épithéliale, non seulement perd ses fonctions spécifiques, mais récupère une activité proliférative nouvelle, et avec l'estho-kinèse ancienne, la possibilité de devenir migratrice et aussi de se suffire à elle-même en vivant dans des régions quelconques de l'organisme.

L'apparition de la différenciation correspond donc à la diminution du pouvoir vital de l'élément, et dont le maximum est au début de la vie embryonnaire, et cela de telle sorte que les propriétés générales s'abaissent aux différents degrés où s'élève la spécificité dans les différents tissus.

Dans leur ensemble, ces faits se peuvent résumer brièvement, par les lois de corrélation et de balancement organique appliquées à la cellule elle-même (1).

Un dernier résultat doit être encore signalé relativement aux rapports dont il s'agit.

La perte ou la diminution relative des propriétés biologiques communes, plaçant les éléments dans l'impossibilité de vivre par eux seuls, entraîne, pour chacun d'eux, la nécessité du travail pour les autres parties, suivant la notion de fédération déjà indiquée.

Ces relations, qui unissent les éléments de l'organisme différencié, se trouvent définies par le consensus, la coordination et l'harmonie, qui font l'unité de l'individu complexe.

III

RAPPORTS DE LA DIFFÉRENCIATION
AVEC LA DIVISION DU TRAVAIL

Dans ses remarquables travaux, H. Milne-Edwards (1827-1834) a établi, en la généralisant, la loi de division du travail, qui se rattache à la différenciation des tissus.

---

(1) La loi de balancement organique a été formulée et admise par E. Geoffroy Saint-Hilaire, par Gœthe, par Darwin, par Spencer, par Van Tieghem, etc...

Le développement phylogénétique, suivant la loi biogénétique, bien que critiquée par Kölliker, montre la transformation d'organes passant d'un usage à des fonctions multiples par division du travail.

Comme application de ce principe, on cite les individus dont sont dérivés les ascidiens, individus soudés bout à bout et ayant primitivement la même fonction, puis spécialisés par division du travail en individus reproducteurs, préhenseurs, nourriciers, respirateurs, etc.

Les organes, en ce sens nouveaux, malgré la diversité des fonctions différenciées qu'ils exécutent, ont une parenté anatomique. De là le terme d'homologies (G. St-Hilaire).

Dans la différenciation progressive, on voit, dans la série animale, croître le nombre des organes associés pour l'accomplissement plus complexe de la même fonction.

On peut citer l'exemple de spongiaires, où l'appareil digestif, représenté encore par des cavités tapissées d'épithélium à cils vibratiles, reçoit également le courant d'eau nécessaire à la respiration. De là ce cumul physiologique, suivant l'expression de H. Milne-Edwards.

Ainsi, multiplicité d'organes au point de vue anatomique, et division du travail au point de vue physiologique : telle est l'une des lois qui préside à l'évolution et au progrès.

D'après la loi de Serres, de J. Müller, etc., les mêmes considérations s'appliquent au développement embryologique des animaux supérieurs et de l'homme, en ce que cette loi affirme ici la récapitulation phylogénétique.

La haute importance de cette doctrine a cependant été critiquée plus récemment par les frères Hertwig.

Si l'on ne saurait préciser exactement l'époque de la différenciation des cellules de l'embryon, on admet, avec Remak, que les cellules des deux feuillets offrent en tout cas la spécificité.

On sait que, d'après Haeckel, la gastrula et la blastula se trouvent à l'origine des vertébrés eux-mêmes.

Ces deux membranes, qui ont fait le sujet des études de Kovalevsky, issues des mêmes cellules, se trouvant ensuite, par leur situation respective, soumises à des milieux différents, subissent des différenciations en rapport avec des fonctions distinctes pour chacune.

La division du travail, d'abord dédoublée, va croissant ici et là jusqu'à la constitution des appareils les plus complexes. Les phases évolutives étant marquées par des degrés, relativement aux échelons des espèces animales et du développement de chaque individu.

Tandis que la même cellule respire et absorbe les matériaux digestifs, il y a dans un groupe suivant une cellule respiratoire et une cellule absorbante.

En second lieu, dans chaque spécialisation acquise, la différenciation, en se poursuivant, se complique d'espèces nouvelles, en rapport avec le perfectionnement de la fonction primitive. Et, ainsi, va en se mutipliant de plus en plus la division du travail.

Bichat, en fondant l'anatomie générale, et en reconnaissant dans chaque organe et système, un ensemble de tissus répondant à des fonctions différentes, a implicitement reconnu cette loi de complexité .

Une membrane muqueuse dont le revêtement épithélial comprend des cellules, qui de façon diffuse secrètent du mucus, se complique de culs-de-sac glandulaires simples ou bifides, puis de glandes en grappes, à conduits excréteurs spéciaux, fournissant des sécrétions d'une autre nature, en même temps qu'il y a tendance à la localisation en des points restreints de ces organes glandulaires spécialisés.

La glande lacrymale, par rapport à la sécrétion plus diffuse des cellules caliciformes de la conjonctive, les glandes à pepsine par rapport à la muqueuse gastrique, en offrent des exemples à côté de tant d'autres.

L'apparition des muscles au-dessous des membranes muqueuses, marque un point plus élevé encore de complexité fonctionnelle.

La membrane séreuse, destinée à un glissement opéré sur des cellules spéciales, complique encore d'un appareil nouveau la fonction motrice, dont elle est le complément.

Les choses vont au point que dans chacune de ces deux

membranes apparaissent encore des sous-divisions, dans la musculeuse par la disposition des fibres assurant d'autres mouvements, dans la séreuse, par des éléments producteurs de sécrétions lubrifiantes.

Un système nerveux, composé de fibres et d'une hiérarchie de ganglions et de centres, se superpose encore à ces tissus et à leurs fonctions respectives et les met en rapport les unes avec les autres.

Avec l'encéphale des animaux supérieurs, la complexité fonctionnelle est déjà considérable.

Avec le cerveau de l'homme, elle croît encore dans des proportions nouvelles.

On peut dire que toutes les fonctions sont plus complexes chez l'homme, en ce sens qu'elles tirent toutes les excitations d'une vie psychique infinie, par l'étendue des centres d'association, interposés entre le système de la sensation et celui des actes moteurs et dans lesquels l'acte réflexe, qui est la transformation d'un phénomène de sensibilité en un phénomène moteur, se ralentit par l'interposition d'association d'idées, de jugements et de déterminations volontaires.

Voici par exemple la sécrétion salivaire assurée déjà par l'impression des aliments sur la muqueuse et s'effectuant par la voie nerveuse la plus directe, puis répondant à l'action de centres nerveux superposés dominant la voie précédente. Dans cette sphère il y aurait même des variétés fonctionnelles, répondant à des sécrétions différentes salivaires et gastriques, adéquates à la nature des aliments, suivant les recherches de Pavlow.

Mais bien plus, les cellules de la vie mentale sont susceptibles de les provoquer par la fonction qui leur est propre.

La seule vue des aliments pourra provoquer la sécrétion correspondante. A leur tour la mémoire et l'imagination, en dehors de toute sensation actuelle, détermineront le mécanisme des sécrétions par des associations d'images et d'idées.

Ainsi, la fonction primitivement réduite à un simple

réflexe, peut éventuellement se compliquer par l'intervention des actes de la vie psychique, même jusqu'à devenir, pour ainsi dire, un acte volontaire.

Une évolution analogue superpose la vie mentale aux fonctions cardiaques et vasomotrices, par le ton affectif que comportent les sensations, par des phénomènes de l'émotivité et par la multitude des sentiments si variés que traduisent à tout instant des modifications circulatoires périphériques. Et par là, la fonction cardiaque est plus complexe chez l'homme que chez les animaux.

Il faut encore citer ici, d'un seul mot, ce que la vie psychique peut ajouter à des fonctions comme celles de l'appareil génital, dont l'influence est immense.

En ce qui concerne le système musculaire, la division du travail y atteint un degré extrême chez l'homme.

Non seulement par la complexité des mouvements que commande la volonté, mais encore par le fait de la non-équivalence des deux hémisphères cérébraux (1).

Tandis que chez tous les animaux la puissance et l'habileté sont à égalité dans les deux côtés du corps, la différenciation, chez l'homme, a établi des différences de degré entre le côté droit et le gauche ; les mouvements les plus attentifs, les plus délicats, et les plus puissants tout à la fois, relevant de l'hémisphère gauche, qui préside aussi plus spécialement au langage intérieur et à l'intelligence.

La plus grande complexité du cerveau, atteignant la plus haute différenciation, explique l'influence plus grande qu'il a chez l'homme.

Le progrès, a dit G. Cuvier, est la complexité de l'organe.

Or, d'après Milne-Edwards, le criterium de la complexité organique est la division du travail.

La division du travail, conséquence de la différenciation cellulaire morphologique et fonctionnelle, se rattache ainsi au perfectionnement des organismes vivants.

____

(1) J'ai démontré par des arguments multiples la non-équivalence des hémisphères cérébraux dans mon Mémoire sur ce sujet *Presse médicale*, 27 janvier 1898.

Dans cette progression, chaque organe devient de plus en plus apte à accomplir d'une façon plus parfaite un travail plus spécial.

Le plus haut degré de différenciation des éléments d'un organisme pluricellulaire sera celui dont l'acquisition est la plus récente, comme marquant une nouvelle complexité dans la fonction déjà existante.

C'est là un point qu'il ne faut jamais perdre de vue si l'on veut distinguer la différenciation la plus haute.

La vie psychique superposée aux diverses autres fonctions marque avec l'homme le dernier pas accompli en ce sens.

Le finalisme peut donc voir dans la différenciation la raison du but qu'elle sait atteindre.

Mais ne peut-on pas aussi faire intervenir la nécessité pour les cellules vivant en commun de se différencier, ce qui serait le point de vue des causes naturelles ?

On peut faire valoir cette nécessité en observant que le milieu commun, où vivent les éléments, est restreint. De là si tous les éléments avaient la même fonction, ils auraient aussi les mêmes besoins, d'où le milieu serait moins riche vis-à-vis du groupement que forme chacun d'eux.

Ainsi, à la notion de division du travail, condition d'un organisme parfait, faut-il du moins ajouter la notion d'utilité pour la vie des cellules qui le composent.

Cette nécessité apparaît donc comme l'une des conditions primordiales des espèces et la perfection organique peut paraître comme un résultat secondaire de cette utilité.

IV

RAPPORTS DE LA DIFFÉRENCIATION AVEC L'ÉVOLUTION
DE L'ORGANISME

La division du travail, marquant la complexité organique, a montré, comme on l'a vu plus haut, que la différenciation se rattachait à un progrès évolutif dans la série phylogénique des êtres vivants, aussi bien que dans le développement ontologique.

La différenciation se rattache ainsi à la doctrine évolutive.

On peut admettre que l'élément anatomique une fois différencié représente un certain âge, variant suivant les degrés de la différenciation pour les divers types.

Et, de plus, que cet âge lui est acquis du fait de l'hérédité.

C'est en réalité à cette question que se rattachent les rapports de la différenciation avec la sénescence.

1° La différenciation étant au degré de l'abaissement des propriétés générales et communes à toutes les cellules, il en résulte une diminution proportionnelle de la faculté de se reproduire, laquelle a cessé complètement dès la naissance, pour les cellules nerveuses de l'homme, marquant le plus haut degré de division du travail.

Par là le caractère spécifique apparaît comme l'indice d'une époque.

2° Les diverses substances différenciées, élaborées par le protoplasma vivant, étant renouvelées périodiquement ou entretenues par lui et étant aussi chimiquement distinctes des albuminoïdes, peuvent être considérées comme des substances non vivantes.

Par ce rôle, la fonction spécifique apparaît distincte de la vie proprement dite.

Boy-Tessier, définissant la différenciation, y introduit la notion de sénescence et de mort de la cellule.

Le Dantec exprime la même idée, en concluant que la vieillesse et la mort sont attribuables à la différenciation cellulaire .

On trouve déjà dans Lamarck une opinion conforme aux précédentes : « En se différenciant, chaque espèce de cellules, représente un âge différent de l'unicellulaire, car celui-ci perd la propriété de se reproduire à un certain âge. Par hérédité d'évolution les cellules naissent plus âgées les unes que les autres. Il en va ainsi des espèces en général, où nous voyons l'individu s'arrêter à un point d'évolution que d'autres dépassent (1). »

Au point de vue de la sénescence, il y a des différences, qu'il importe de préciser ici, par rapport à leur degré de complexité biologique.

Les êtres inférieurs peuvent avoir des mutations assez parfaites grâce à la régularité des échanges nutritifs, dans un milieu convenable pour y demeurer en équilibre.

Déjà, chez les métazoaires, on observe une évolution différente, liée à des échanges irréguliers, à la décroissance de l'absorption et de l'excrétion, aboutissant à la caducité et à la mort (2). La sénescence, pour certains auteurs, résultant d'une perte de substance, pour d'autres, comme Loisel, de l'accumulation de produits toxiques.

Dans l'organisme humain, les cellules les moins différenciées, comme les éléments sexuels et les globules blancs, seraient d'une durée permanente, si toutefois le milieu restait stable. Tandis que les autres cellules résistent d'autant moins que la différenciation les rend plus vulnérables.

Ainsi Weissmann dit que le *soma* (cellules somatiques) est mortel, et que le *germen* (cellules germinatives) est immortel, en ce sens que, s'il meurt d'accident, il ne saurait mourir de vieillesse.

L'évolution progressive des espèces a donc pour conséquence la sénescence et la mort.

Ces faits étant posés, il faut reconnaître que la sénescence et la mort, comme pouvant définir la différenciation, doivent être appliquées aux cellules considérées comme individus.

Et que la diversité des âges des éléments de l'organisme, nécessitée par la division du travail, est pour eux la condition de leur plénitude fonctionnelle et par conséquent de leur vie normale.

Considérés au point de vue de l'évolution générale, les différents tissus qui composent l'organisme, offrent des

____

(1) *Philosophie Zoologique*, p. 99.
(2) Voir Dastre, *La vie et la mort.*

degrés, les plus hauts répondant à une différenciation dans laquelle la fonction spécifique se parfait pendant que s'abaisse de plus en plus la labilité marquée surtout par le pouvoir reproductif de la cellule.

Aux deux extrêmes de la chaîne sont placés le leucocyte et la cellule nerveuse.

De plus, dans un même tissu, les éléments composants sont à des degrés évolutifs différents. Par exemple, pendant que les cellules du corps de Malpighi se renouvellent toujours, les éléments qui en naissent se transforment pour aboutir à la cellule cornée ou pilaire, qui ont perdu toute labilité.

Il est fort important, en particulier au point de vue de la pathologie, de classer les tissus et les éléments qui les composent ,suivant une hiérarchie de différenciation spécifique.

Ce sera l'œuvre de la biotaxie histologique.

Un autre caractère général, des plus importants, accompagne l'évolution différenciée.

Parallèlement à elle, les agents qui sont susceptibles de mettre en action la fonction qui lui correspond, deviennent eux-mêmes de plus en plus spécifiques, et en pourraient, en quelque sorte, donner la mesure.

1° Les excitants sont multiples vis-à-vis des différenciations d'un ordre relativement peu élevé. C'est ce qu'exprime la loi d'énergie spécifique de J. Müller et de Héring : l'excitation de la cellule différenciée produit une réaction correspondante.

Ainsi les agents chimiques, thermiques, électriques, mécaniques pourront donner tous lieu à un mouvement amiboïde, à une sécrétion spéciale de mucus ou de bile, à un mouvement de contraction musculaire, etc., suivant la fonction spécifique de la cellule sur laquelle on les fait agir.

2° L'évolution différenciée à un plus haut degré, modifiant de plus en plus la substance et la constitution moléculaire des tissus, les agents susceptibles d'éveiller leur fonction spécifique, deviennent eux-mêmes très spéciaux.

Alors que la rétine ne peut donner sous des influences

variées que des sensations très vagues, comme par exemple des phosphènes, la lumière en est l'excitant spécifique.

Bien plus, les différents rayons, compris dans la lumière blanche, sont spécifiques sur des points déterminés de la rétine.

Le contact est en rapport avec les papilles de la peau et même d'après certains auteurs, il y aurait, suivant que le contact est chaud, froid ou douloureux, des zones spéciales de perception, répondant à une mosaïque (1).

On peut répéter la même chose pour d'autres différenciations.

Les idées, les souvenirs qui président à la vie mentale, ne sont en réalité éveillés que par la mise en action de la conductibilité et de l'excitabilité, toutes deux spécifiques du cylindre-axe et de la cellule nerveuse.

On a souvent parlé cependant des substances et surtout des poisons, que l'on a qualifiés d'intellectuels en raison de la suractivité qu'ils peuvent produire dans la vie mentale, tels sont l'opium, le tabac, l'alcool, la morphine, etc.

Je crois qu'il faut interpréter ces faits comme relevant d'une action complexe, et non comme relatifs à la spécificité des substances en question sur la cellule nerveuse.

C'est en modifiant la cénesthésie, sensibilité d'un ordre très peu différencié; c'est aussi en anesthésiant un ensemble de sensations désagréables, opprimantes, et de malaises, que ces substances provoquent les phénomènes qu'on leur impute. C'est-à-dire qu'ils procèdent par le fait d'une action indirecte.

Or, avec cette interprétation, on peut admettre comme un fait exact qu'il y a parallélisme entre le degré de différenciation des éléments et la spécificité de plus en plus grande des agents adéquats qui peuvent en provoquer la fonction.

Comme conclusion générale il faut répéter encore que la différenciation spécifique se rattache nettement à la doctrine de l'Evolution.

_____

(1) Thèse de Dubuisson, Travaux de Goldscheder, de Frey, de Joteyko, etc.

CARACTÈRES PARTICULIERS
DE LA DIFFÉRENCIATION DANS CHAQUE SORTE
DE TISSUS

I

DIFFÉRENCIATION MORPHOLOGIQUE

On reconnaît dans l'organisme un ensemble de tissus dont les principaux sont l'épithélial, le nerveux, le musculaire, le conjonctif, le cartilagineux, l'osseux, le sanguin et le lymphatique, dont les divers organes sont partiellement composés.

Ces tissus ont des caractères les uns visibles à l'œil nu, les autres microscopiques, les uns physiques, les autres chimiques.

Les formations spécifiques qui les distinguent répondent à diverses substances chimiques, comme la kératine, la mucine, la musculine, la conjonctine, l'élastine, la chondrine, l'osséine, les différents produits des sécrétions, etc.

Tandis que le protoplasma est albumineux, les différentes formations spécifiques correspondent à des constitutions chimiques qui sont variables et caractéristiques des espèces.

Aussi bien le protoplasma est vivant; les substances élaborées par lui ne le sont pas en général. C'est là un fait sur lequel il faudra revenir, en raison des notions importantes qu'on en peut dégager.

Ce qu'il faut conclure dès maintenant, c'est que la différenciation peut, sous certains rapports, être réductible à la chimie et trouver par elle la définition des espèces.

Au point de vue physique, il est possible de saisir des distinctions très nettes. Celles-ci vont même plus loin qu'on ne saurait le supposer tout d'abord.

Des auteurs, qui sont déjà assez loin de nous, en avaient fait la remarque.

Dans un même genre de tissu, les espèces ont des caractères différents. Par exemple, les séreuses n'ont pas la même consistance, la même épaisseur ct leurs produits lubrifiants nc sont pas identiques; le tissu conjonctif de soutien des diverses muqueuses et des parenchymes n'a pas le même aspect.

Pour les muscles, la couleur est différente; on distingue chez certains animaux des muscles blancs et des muscles rouges, tranchant nettement par leur coloration dans une même région anatomique. Chez l'homme la couleur diffère quelque peu dans les composants du quadriceps crural.

Lordat (1) va jusqu'à faire remarquer que la chair des animaux n'a plus le même goût ici et là.

Pour les nerfs, le nerf optique se distingue de tous les autres par son aspect. De même pour le pneumo-gastrique. On sait l'usage que Galien a fait de la consistance du tissu nerveux pour établir la division des nerfs qui sont sensibles ou moteurs. Et Reil a prétendu qu'on les pouvait tous distinguer par quelques particularités.

L'exemple des dents sera plus typique encore, en ce sens que leurs formes répondent très visiblement à leur évolution différenciée.

Après que l'endothélium a rempli les fonctions de dents, on trouve chez les reptiles des dents très nombreuses, placées sur plusieurs rangs, servant à saisir la proie. Ces multiples dents semblables, en se différenciant dans la série des animaux, prennent des formes et des fonctions différentes : les incisives divisent la proie, les canines la maintiennent, les molaires la broient (2).

En même temps les mâchoires changent de forme et se raccourcissent; les dents compliquées, comme les molaires,

(1) Lordat. *Manière d'étudier l'anatomie et la physiologie*, p. 20.
(2) Laloy, *Rev. Scient.*, n° 19, 1907.

dérivent probablement de plusieurs autres par fusionnement et il y a réduction de la formule dentaire.

Les dentitions deviennent aussi moins nombreuses et l'organe vit plus longtemps en se reformant moins facilement. Enfin il y a aussi des localisations spéciales pour chaque espèce. Ces deux dernières particularités sont en rapport avec des caractères, sur lesquels j'ai insisté déjà, en montrant que la différenciation avait pour conséquences, la réduction des propriétés biologiques non spécifiques et la localisation organique.

On pourrait multiplier les exemples de changements morphologiques analogues. Ainsi le foie, les glandes salivaires, gastriques, pancréatiques ont des formes, des situations et des fonctions différentes, alors que toutes ont les mêmes origines que le tube digestif.

L'examen microscopique vient, de son côté, démontrer la structure différenciée, en faisant apparaître la richesse infinie des formes et des procédés par lesquels les fonctions multiples sont assurées. On a répété souvent que les moyens, dont se sert la nature, étaient admirables, en ce qu'ils offrent d'incomparable, d'ingénieux et de varié.

Le but prévu d'abord, puis exécuté par une intelligence supérieure suivant les finalistes, pourrait se justifier par l'œuvre de la différenciation; mais, d'autre part, des tâtonnements sans nombre, des perfectionnements poursuivis pendant des siècles, les adaptations au milieu et les corrélations expliquent, aux partisans des causes naturelles, le haut degré de perfection acquise.

La différenciation comprise et résumée dans l'hérédité est l'œuvre du temps.

C'est le rôle du protoplasma d'édifier des substances dont les arrangements et les architectures sont constitués chimiquement et physiquement pour répondre à une fonction déterminée.

Les matériaux élaborés par la cellule, qui les puise dans le milieu ambiant et les transforme en substances spécifiques, peuvent être disposés autour d'elle. C'est-à-dire autour du protoplasma.

Telle est la substance fondamentale du tissu conjonctif; telles sont aussi les membranes basales sur lesquelles sont disposés le épithéliums ou la chondrine au milieu de laquelle se trouvent ordonnées les cellules cartilagineuses, ou encore la substance osseuse fondamentale et calcifiée, enveloppant les cellules osseuses.

Il s'agit dans tous ces cas de substances unissantes et isolantes, de lames de soutien, de charpentes très délicates ou résistantes jusqu'à servir de leviers aux muscles.

La substance élastique, sous forme de lames, de faisceaux ou de réseaux composés de fibrilles, élaborée par des cellules d'origine mésodermique, elle aussi, est à la fois organe de soutien, de protection et de contention, en jouant le rôle mécanique, si important dans l'organisme, des substances de cette nature.

Les fibres du tissu fibreux, souvent réunies en faisceaux, se composent d'un noyau allongé plus ou moins volumineux, suivant le degré d'évolution de la fibre, parfois invisible ou nécessitant une technique histologique spéciale pour devenir apparent, et d'une substance différenciée, élaborée autour de lui. Les membranes fibreuses, les aponévroses, les ligaments démontrent le rôle mécanique, sous des formes très diverses, de la substance fibreuse.

Dans les séreuses la formation spécifique apparaît sous forme de plateaux, formant à la périphérie de chaque cellule des deux feuillets un organe de glissement, les plateaux de l'un et l'autre feuillet se trouvant juxtaposés.

Ailleurs la substance différenciée apparaît comme formant des organes à la fois de soutien et de perfectionnement compliqué.

Les cylindres-axe des nerfs sont entourés d'une gaine de myéline qui paraît jouer le rôle d'isolant vis-à-vis du courant nerveux, quelle que soit d'ailleurs sa nature.

Pour Ranvier la gaine de myéline est constituée par une série de cellules enveloppantes, placées bout à bout, dont les séparations sont marquées par les espaces interannulaires.

Les gros noyaux, trouvés de distance en distance, sont

ceux des cellules ainsi échelonnées, tandis que la myéline, substance analogue à la graisse, représente le contenu de ces cellules, comme la susbtance adipeuse pour les éléments conjonctifs.

On voit par là que le cylindre-axe, prolongement du protoplasma nerveux, et différencié comme tel, se trouve déjà entouré par une gaine spéciale qui sert à le protéger et à l'isoler.

De plus à leurs points d'émergence de la moelle, les faisceaux de tubes nerveux qui constituent les racines spinales, sont enveloppés par des prolongements des méninges, dont l'origine est mésodermique. Sur les troncs nerveux eux-mêmes et sur leurs branches périphériques le névrilème prolonge l'enveloppe pie-mérienne, avec laquelle il a des analogies.

Aux points de séparation des derniers ramuscules nerveux, leur névrilème disparaît et enfin aussi leur gaine de myéline, tandis que les tissus où ils se rendent, font office de soutien.

Ce qu'il y a de très remarquable, c'est que les faisceaux nerveux perdent définitivement leur névrilème à partir de leur entrée dans la moelle et sur tout le long trajet qu'ils parcourent jusqu'aux centres nerveux de la moelle et du mesocéphale lui-même.

Les fibres commissurales et d'association contenues en entier dans la moelle, et dans l'encéphale lui-même, ne représentent pas davantage de gaine fibreuse.

Il en résulte que l'organe de soutien névrilématique n'existe, que sur le trajet des faisceaux nerveux, à partir du moment où ils cheminent dans les racines et dans les nerfs périphériques.

Dans les centres nerveux, en effet, la différenciation de soutien se modifie, en offrant un autre mode et une autre architecture.

Ainsi l'archineurone moteur se trouve simplifié quant à la structure complémentaire, par rapport au téléneurone moteur, qui lui fait suite dans la fonction motrice.

Et cela, bien que le premier de ces neurones, qui va de

l'écorce cérébrale à la moelle, soit d'une différenciation plus haute que le second, qui va de la moelle au muscle, en marquant la voie diastaltique primitive dans son segment moteur.

La contradiction apparente, qui pourrait résulter de ce fait, disparaîtra complètement, si l'on considère que cette complexité de structure ne porte nullement sur la division du travail de la fonction nerveuse en croissance, mais sur un perfectionnement de structure pris en dehors de la multiplicité d'éléments concourant à un même but.

Il y a plus, la loi générale est la plus grande complexité de structure où la différenciation est la plus ancienne, par rapport à la plus récente.

Arrivé à ce point, il faut conclure que le tissu mésodermique est celui qui concourt le plus souvent à la formation des substances différenciées qui assurent des moyens de soutien, de stabilité, d'union et de séparation.

On pourrait citer quelques exemples, où cette règle générale ne se confirme pas.

Ainsi, les cellules de névroglie formatrices de fibrilles, jouent le rôle de supports dans les centres nerveux. Cependant, il s'agit d'une des différenciations des éléments de l'ectoderme, la névroglie et les cellules nerveuses elles-mêmes, étant d'origine ectodermique.

Par la disposition et la fonction des éléments névrogliques, on peut dire justement qu'ils remplacent, dans le système nerveux central, le tissu conjonctif, tant celui-ci est spécialisé, avec fréquence, à des usages analogues.

Avec les organes de sensibilité, les muscles et le système nerveux, qui est placé entre eux, la différenciation prend des caractères fort différents.

D'une façon générale les formations de substances spécifiques sont ici dans l'intérieur des protoplasmas qui les édifient. Ce seul fait pourrait marquer une différence fonctionnelle importante; en réalité les différences sont fondamentales.

A la périphérie, les extrémités des nerfs sensitifs se mettent en rapport avec des cellules neuro-épithéliales, et qui sont différenciées relativement aux excitants adéquats de chaque sorte de sensibilité.

Ces cellules ont été considérées comme des neurones, inclus dans les tissus, où viennent se ramifier les terminaisons d'un deuxième neurone.

Telle sont les cellules qui président à l'olfaction.

Ces cellules, incluses dans la muqueuse pituitaire et environnées de cellules épithéliales qui les soutiennent, vont jusqu'à déborder ce revêtement par une extrémité antérieure effilée, faisant suite à un corps cellulaire fusiforme, terminé lui-même par un effilement, qui se place en contact avec les éléments nerveux du bulbe olfactif.

Il faut admettre, en théorie, la présence dans les cellules olfactives d'une substance différenciée relativement aux particules odorantes.

Pour le nerf de la deuxième paire, on trouve dans la rétine des cellules, dites sensorielles, dont les extrémités en forme de cônes ou de bâtonnets, dépassent la membrane limitante externe. En arrière de ces éléments se trouvent deux neurones, dont le dernier, partiellement inclus dans la rétine, donne naissance, par ses prolongements axiles, aux fibres du nerf optique.

Les cellules sensorielles qui président à l'audition (nerf de la huitième paire), sont constituées au niveau des taches des crêtes et de la membrane de Corti par des éléments allongés terminés par des cils vibratiles. Des neurones issus de ganglions périphériques très proches viennent se ramifier à leur voisinage.

Dans les organes du goût, qui occupent les papilles caliciformes de la langue, on trouve, entourées de cellules de soutien à forme allongée, des cellules sensorielles, dont le cil vibratile apparaît au dehors, tandis que la base est en rapport avec les filets du nerf de la neuvième paire. Le centre du neurone d'où émanent ces filets, est dans le ganglion d'Andersch.

Les nerfs de la sensibilité cutanée se terminent dans l'épiderme par des renflements ovoïdes, entre deux cellules de soutien.

Dans le derme, ils se terminent par des arborisations semblables, placées entre deux cellules conjonctivales, de soutien, le tout étant entouré de lamelles imbriquées (corpuscules de Meissner).

Dans l'hypoderme ils se terminent par une arborisation très réduite, entre des cellules conjonctives de soutien, le tout étant entouré de lamelles imbriquées (corpuscules de Pacini).

Tels sont les organes et cellules périphériques différenciées, qui président aux sensibilités des cinq sens.

En comparant ces appareils entre eux on y trouve des différences notables :

1° Par rapport à la proximité ou à l'éloignement des neurones qui les mettent en communication avec les centres, le premier neurone périphérique pouvant être inclus dans les membranes sensitives elles-mêmes, où se trouver dans des ganglions périphériques plus ou moins éloignés, juxtaposés à ces membranes comme les ganglions de Corti, à une distance moyenne comme le ganglion d'Andersch, à une grande distance comme les ganglions spinaux.

2° Par rapport à leurs organes de soutien, de protection et d'enveloppement.

3° Et de là par rapport à l'action plus ou moins directe des agents spécifiques des sensations.

4° Par rapport à la forme des cellules dites sensorielles.

5° A côté de tous ces caractères, et c'est là le point le plus important, il faut admettre en théorie, que les substances élaborées par le protoplasma et dans le protoplasma lui-même, offrent des différences de constitution moléculaire et d'architecture, en raison du mode d'action spécial des agents excitateurs de chaque sensibilité.

L'étude des substances différenciées qui président aux diverses sortes de mouvements fera apparaître des différences chimiques et morphologiques à la fois remarquables et saisissantes.

On décèle le mouvement primordial dans les substances sarcodiques, suivant la dénomination de Dujardin (1841).

Parmi celles-ci se place la substance homogène contractile, gélatineuse pour les animaux, mucilagineuse pour les végétaux, admises par Lamarck, à l'origine des êtres vivants

A ce point de vue Remak (1842) et Schültze (1863) ont admis une similitude fonctionnelle entre le sarcode animal et végétal.

Le règne psychodiaire de Bory de Saint-Vincent et le règne des protistes de Haeckel offrent la même similitude.

Le terme de plasmodie a été dans la suite appliqué à des expansions ramifiées, contractiles, formant des réseaux communs à plusieurs individus.

Dans les cellules de l'organisme, les mouvements sarcodiques ou amiboïdes, que tous les protoplasmas présentent probablement, à une période du développement embryonlogique, s'effectuent grâce à une substance dite sarcodique, appelée encore hyaline.

Cette portion est distincte des granules protoplasmiques ou nucléaires, disséminés dans la cellule; distincte aussi de la paroi cellulaire, s'il en est, et des substances intracellulaires ou intrafibrillaires.

Le leucocyte qui demeure toujours migrateur, présente, comme l'amibe, des mouvements sarcodiques indispensables.

Mais il faut déjà faire intervenir ici la différenciation en ce que ces mouvements, pour les différentes cellules, ne répondent pas à la même constitution moléculaire et que les agents qui les provoquent ici et là sont différents, ce qui est l'un des caractères de la différenciation spécifique. Ainsi les milieux soit d'eau douce soit d'eau salée, où vivent les amibes, font cesser les mouvements amiboïdes des leucocytes.

Les mouvements des cils vibratiles, des flagellums, des rhizopodes, des infusoires, des spermatozoïdes sont déjà plus que le mouvement sarcodique simple.

La contractibilité de la fibre lisse et de la fibre striée est très distincte aussi des précédentes. Après que les courants forts ont déterminé l'état variqueux des prolongements de la susbtance sarcodique, l'électricité cesse d'agir sur eux.

Au contraire les fibres lisses et striées continuent à se contracter, si lentement que ce soit.

Même trois et six heures après la mort, les faisceaux striés se contractent encore avec lenteur sous l'électricité.

Tous ces mouvements sont donc distincts en ce qu'ils répondent à des différences de composition moléculaire et structurale, parce que les différents milieux et excitants agissent sur les uns et non sur les autres.

La substance hautement différenciée de la fibre lisse et surtout de la fibre striée offre des caractères morphologiques très particuliers.

La fibre musculaire lisse est composée d'un protoplasma souvent fusiforme et d'un noyau en bâtonnet. La substance différenciée élaborée dans le protoplasma, apparaît sous forme de filaments longitudinaux qui sont les agents de la contraction lente.

La fibre striée est d'une structure beaucoup plus complexe. Dans un protoplasma, dont la périphérie répond au myolemme, se trouvent disposées suivant un ordre régulier et parallèle de nombreuses fibrilles, marquant la substance différenciée, par rapport au protoplasma qui les environne et les sépare.

Ce protoplasma contient, de distance en distance, dans le myolemme et juxtaposés aux fibrilles, de multiples noyaux ou cellules musculaires.

D'après Ch. Robin, les fibrilles naissent, par genèse, autour d'amas de ces noyaux ou cellules. Pour Frédériq, elles sont une transformation du protoplasma lui-même, effectuée sous l'influence du noyau agissant comme centre d'activité.

Quoi qu'il en soit, ces fibrilles sont une substance définie et remarquable au point de vue morphologique, par la succession de disques alternativement foncés et clairs, en rapport avec la striation de la fibre, dans le protoplasma de laquelle les fibrilles sont juxtaposées.

La présence de ces parties foncées et claires est le caractère des substances dites anisotropes, et dont la propriété est d'être contractiles. Ainsi, lorsque le caoutchouc se trouve distendu, et que par conséquent il est susceptible de revenir par lui-même, on constate l'état anisotrope des fibres qui le composent, tandis que revenu sur lui-même, le tissu perd ce caractère en même temps que la propriété de se raccourcir par élasticité, avant d'avoir été étendu à nouveau (1).

On peut donc admettre que la structure de la substance musculaire différenciée est la marque de sa fonction contractile.

La motricité, envisagée dans ses formes diverses, sarcodique, amiboïde, vibratile, lente et rapide, apparaît en résumé comme le résultat de substances différenciées, d'architectures variées, incluses dans les protoplasmas, qui président à leur formation plastique, à leur réparation et à leur mise en activité fonctionnelle.

Comme les cellules sensorielles et les cellules motrices, les éléments nerveux qui les unissent, représentent également un vaste système à différenciation intérieure.

En laissant de côté leurs tissus de soutien, d'isolement, de perfectionnement décrits plus haut et qui sont extérieurs, les éléments nerveux se résument dans un centre cellulaire, émettant des prolongements et présentant à son centre un noyau. Cette cellule s'appelle un neurone. Un neurone peut être assez vaste pour aller de la substance grise de la moelle à l'extrémité du membre inférieur, assez ténu pour être compris dans une zone de l'écorce ou dans une membrane aussi mince que la rétine ; mais ses caractères généraux sont partout les mêmes.

Du centre cellulaire partent deux sortes de prolongements, les uns multiples, nommés dendritiques, très ramifiés, présentant des saillies épineuses, et des panaches terminaux. Les autres cylindres-axiles, grêles et uniques, donnant sur leur trajet quelques collatérales terminées par des saillies en forme de bouton ou des arborescences.

Les prolongements des deux ordres sont formés du protoplasma du corps de la cellule.

____

(1) Engelmann. Acad. de Berlin, 1906.

Les multiples saillies qu'ils offrent indiquent comment les neurones sont destinés à établir les contacts entre eux et au niveau des cellules sensorielles et motrices auxquels ils se rendent.

J'ai cherché à montrer que dans les maladies qui détruisent les neurones de l'écorce cérébrale et qui aboutissent à la démence, la destruction cellulaire se faisait tout d'abord au niveau de la partie la plus périphérique des prolongements des deux ordres, d'où la rupture des communications des neurones de l'écorce entre eux et de là l'isolement cellulaire, expliquant la désagrégation mentale et la démence, dont la progression est en rapport avec cette destruction.

Il s'agit là d'un processus pathologique destructif et définitif, la cellule cérébrale ayant perdu de bonne heure la possibilité de se régénérer, du fait de son haut degré de différenciation.

La théorie du sommeil qui a été émise plus tard par Mathias-Duval et qui est calquée sur la précédente, explique l'isolement cellulaire par la rétraction amiboïde des prolongements nerveux.

Cette théorie est une hypothèse peu vraisemblable, par le fait que l'amiboïsme disparaît dans la cellule avec la différenciation, et d'autant plus que celle-ci est plus haute. Il faut au contraire chercher les propriétés du neurone dans la conductibilité et dans l'excitabilité spécifiques.

Dans le neurone, les impressions suivent les prolongements dendritiques, quand elles sont cellulipètes et les prolongements neuraux quand elles sont cellulifuges, cela par rapport au corps cellulaire.

Il faut admettre en raison de cette loi invariable, que pour les cellules bipolaires des ganglions rachidiens, les prolongements dendritiques sont représentés par les nerfs sensitifs et les prolongements neuraux par les fibres, qui après avoir constitué les racines postérieures, se répandent dans les centres nerveux.

Ces faits étant posés, existe-t-il dans le protoplasma de la cellule nerveuse une substance différenciée répondant à sa fonction ?

On a décrit, dans le corps du neurone, un réseau fibrillaire très riche, duquel partent des fibrilles de même nature, se continuant dans les deux sortes de prolongements, dendritiques et neuraux, jusqu'à leurs extrémités. Ces prolongements étant ceux du protoplasma, les fibrilles sont partout environnées par lui.

Un protoplasma ramifié à l'extrême, contenant des fibrilles, résume donc la différenciation morphologique du neurone du système cérébro-spinal.

Le grand sympathique oppose à ce dernier la plus grande simplicité de sa structure, tout en étant constitué par des unités analogues.

Les substances différenciées, qu'il reste à examiner maintenant, sont celles qui forment les sécrétions et dont un caractère important et distinctif est d'être expulsé de la cellule qui les a formées, pour aller agir à distance.

Il y a des cellules qui cumulent la fonction d'absorber des substances, par exemple, dans le tube digestif, de les transformer et de les déverser dans la circulation.

Il n'est pas dans les usages, et il ne convient pas de faire rentrer ce cas dans les sécrétions, mais il s'agit d'un processus analogue, pouvant être effectué par des épithéliums et qui trouve sa place ici.

Ainsi les cellules de Lieberkühn contiennent des granulations réfringentes et homogènes, qui pour certains auteurs, ne seraient pas déversées au dehors, mais qui agiraient à l'intérieur du protoplasma, suivant le rôle des ferments, sur les produits de la graisse, au préalable dédoublés par les sucs intestinaux, en acides gras, glycérine et savon.

Les granulations en question représentent ici une substance différenciée du protoplasma de ces cellules.

Dans les organes de sécrétion proprement dits, les matières secrétées doivent être considérées comme des substances différenciées, analogues aux fibrilles musculaires, par exemple, bien que leur formation relève d'agents, eux-mêmes spécifiques, contenus dans le protoplasma et que leur action se fasse à distance.

D'ailleurs rien ne nous empêche d'admettre, que la

fibrille contractile elle-même, ne soit élaborée par des ferments spéciaux inclus dans le protoplasma de la fibre musculaire.

C'est un fait d'ordre général que la présence de ferments à action spécifique dans les cellules de l'organisme.

Leur rôle dans l'élaboration, et aussi dans la constitution des matières sécrétées, est particulièrement remarquable, ce qui peut tenir à ce que nos connaissances sont ici plus précises.

Là même où nous ignorons le ferment, il peut être considéré comme vraisemblable par la raison que les substances différenciées ne sont souvent pas préformées dans le sang.

Il n'y a rien de comparable pour les substances spécifiques avec ce qui se passe dans les eaux-mères pour le cristal, du moins en ce qui concerne la préformation de la substance.

Ainsi se trouve rendu vraisemblable, ou démontré, le double rôle des ferments pour beaucoup de substances sécrétées.

Les variétés de glandes sont en nombre très grand. Quelques exemples de leurs différenciations seront les suivants :

La cellule à mucus, la cellule caliciforme de la conjonctive est une petite glande mono-cellulaire.

La cellule à mucus offre une base protoplasmique avec un noyau, auquel se trouve superposé un sac formé d'un réticulum colorable et de masses réfringentes, ou substance mucigène, d'abord homogène et qui plus tard présente des vacuoles remplies de liquide aqueux.

La qualité physique de la substance sécrétée répond à la lubrification.

Dans certaines glandes plus compliquées, les cellules qui remplissent les culs-de-sac, après avoir élaboré leurs produits de sécrétion se fondent entièrement avec ces produits. Et de nouvelles cellules naissent pour les remplacer. Ranvier a donné à ces sortes de glandes le nom d'holocrines. Les glandes sébacées, et aussi la glande mammaire, pour le lait, en sont des exemples. Le terme opposé à holocrine est celui de mérocrine. Les glandes de cette dernière sorte sont les plus nombreuses, et pour prendre un exemple, au voisinage des glandes sébacées, on peut citer les sudoripares.

Les glandes des muqueuses digestives offrent à la fois les différenciations les plus variées par les substances qu'elles forment et aussi par leurs différents degrés de complexité structurale.

On trouve dans les parois du tube digestif des glandes assez simples, représentées par des diverticules en culs-de-sac et d'autres offrent la structure des glandes en grappes, comme les glandes pepsiques et les glandes de Brunner.

Les glandes salivaires, le pancréas, le foie ont une complexité très grande, tant par leurs produits de sécrétion que par les organes et tissus qui perfectionnent leurs systèmes de canaux excréteurs.

Il faut noter, à ce point de vue, des différenciations diverses dans un même parenchyme.

Sans compter que les produits de sécrétion ne sont pas les mêmes dans les diverses glandes salivaires, les corpuscules de Gianuzzi qu'on y trouve, auraient une activité sécrétoire particulière, probablement de nature séreuse (1).

A côté du système des sécrétions, se placent les différenciations des glandes qui éliminent les produits d'usure qui se trouvent dans le sang, comme l'acide carbonique et presque tous les produits qui composent l'urine. La différenciation comporte ici un choix.

Il faut noter dans certaines cellules du rein, la présence d'une substance différenciée au point de vue morphologique et représentée à la périphérie du protoplasma par la bordure en brosse. D'après Launois, les éléments qui la composent représentent une transformation d'organes vibratiles, marquant la perte d'une fonction ancienne, transformée suivant la division du travail.

Le système des glandes closes et des organes, dont les fonctions se compliquent de sécrétions internes, doivent

(1) Jouvenel. Th. de Lille, 1902.

être rangés aussi à côté des groupes précédents, tout en tenant compte des différences notables qu'ils offrent, en particulier d'être dépourvus de canaux excréteurs et de déverser leurs produits dans les réseaux vasculaires les plus voisins, d'où ils sont entraînés pour agir au loin des protoplasmas élaborateurs, en se diffusant dans l'organisme entier.

A la diversité des substances élaborées par les protoplasmas sécréteurs, se joignent donc des variétés de mécanismes, qui se rapportent au mode d'élimination et de diffusion de ces substances.

Le cumul physiologique et la division du travail, les différences et les analogies relatives, tant de nuances et de degrés permettent de reconnatre ici la grande loi que Linné a appliquée à l'organisme.

Ainsi Ranvier, rapprochant les produits de sécrétion de la substance de la fibrille striée, compare la cellule glandulaire à la cellule musculaire, le nerf sécréteur au nerf moteur.

L'un des caractères des substances des sécrétions est d'agir à distance, sous ce rapport d'autres produits que les sécrétions proprement dites peuvent en être rapprochées encore.

Le globule blanc, que Ranvier assimile à une glande mobile, peut se charger de produits qu'il élabore et qu'il pourra porter au loin, dans d'autres organes.

Plusieurs auteurs admettent que le globule rouge est un fragment ou un bourgeon détaché d'un protoplasma. Ainsi les globules rouges nés de cellules hématopoïétiques fixes, constituent des susbtances différenciées, qui contenant de l'hémoglobine, fixent l'oxygène et le transportent dans l'organisme tout entier.

Les spermatozoïdes, produits de cellules testiculaires, vont, dans la fécondation prendre contact avec l'ovule en passant d'un organisme dans un autre.

Enfin, suivant certaines théories, des particules formées dans chaque tissu, dont elles représentent la spécifité, iraient dans tout le cours de la vie, se fixer dans la cellule germinative, qui contient déjà, par hérédité, toutes ces différenciations.

De divisions précises et totales, il n'y en a pas dans l'organisme, tant sont étroits les rapports établis par la division du travail.

Les lignes précédentes ont montré la substance différenciée répartie en trois groupes principaux.

1° Des substances de soutien, d'union et de séparation. Leurs caractères sont d'être élaborées très habituellement par les tissus du mésoderme et de représenter des architectures disposées autour des cellules qui les ont édifiées.

2° Des substances différenciées relatives à la sensibilité et au mouvement. Les cellules sensorielles des organes des sens les plus différenciés et les neurones dont l'ensemble forme le système nerveux, sont issus d'éléments d'origine ectodermique, les muscles ayant des origines diverses.

Contrairement aux substances de soutien, les produits différenciés sont ici contenus à l'intérieur des protoplasmas.

3° Des substances de sécrétion, ayant pour origine les épithéliums de l'endoderme et de l'ectoderme et expulsées des éléments qui les ont formées, pour agir à distance.

Différenciation isomorphologique.

On peut poser en principe que chaque différenciation et que chaque variété d'une même espèce correspond à une structure différente. Cependant un même tissu étant partout de pareille structure morphologique, pourra présenter des modalités fonctionnelles quelque peu différentes. C'est donc ce mode seul qui permet de supposer une diversité structurale correspondante.

Telle est la différenciation, à laquelle convient le terme d'isomorphologique, ou de physiologique, ou de fonctionnelle. On peut dire encore qu'elle est *cyto-énergétique* en réservant le terme de *bioplastique* à l'autre différenciation.

Par exemple un muscle du pharynx, ou de l'œsophage supérieur, qui présente la structure des muscles striés, composé qu'il est de fibrilles anisotropes, offrira un mode de contraction qui se rapprochera de celui des muscles à fibres lisses.

Ainsi la différenciation isomorphologique établit des transition entre les espèces et les variétés d'un même genre de tissu, en multipliant les anneaux de la même chaîne anatomique. Elle prolonge donc la différenciation morphologique.

D'après les rapports qui existent entre les modifications corrélatives des propriétés communes et de la différenciation spécifique, on est tenté d'admettre, pour expliquer les degrés de la différenciation isomorphologique, que les propriétés communes s'abaissent d'autant moins que le mode fonctionnel se rapproche davantage d'un type inférieur.

Dans cet ordre d'idées, Bottazi a exprimé une manière de voir fort ingénieuse en ce qui concerne les muscles.

Chaque fibre musculaire est formée de deux substances, toutes deux contractiles : le sarcoplasma et la substance fibrillaire. La contraction élémentaire est le produit de la contraction de ces deux substances.

La fibrille striée est plus excitable et sa contraction est plus rapide. Le sarcoplasma offre des caractères opposés ; il provoque surtout des modifications du tonus qui sont plus lentes et plus stables.

Or les deux substances ne seraient pas de quantités égales pour chaque muscle. De là, par exemple, les différences de contractibilité qu'il y a pour les muscles rouges et les muscles blancs d'un même animal.

La vératine agirait spécialement sur le sarcoplasma et par conséquent sur ceux des muscles où prédomine cette sorte de substance contractile.

En réalité, cette façon d'interpréter les différences de contractilité dans les divers muscles striés correspond à une différence de structure, définie du moins pour le degré d'importance ou d'étendue du sarcoplasma, sinon pour la structure fibrillaire.

Il faudrait d'ailleurs arriver à démontrer l'existence de cette prédominance pour les divers muscles.

Certes, on doit admettre que pour chaque degré de différenciation, il y a des caractères de structure spéciaux, cette structure fût-elle simplement moléculaire.

Mais en raison de l'insuffisance de nos moyens actuels, le terme de différenciation isomorphologique se trouve justifié en ce que, en dehors des modes fonctionnels, il nous serait impossible de connaître tant de degrés et de pouvoir mesurer l'étendue de la différenciation et par là son importance.

On sait que la morphologie des cellules, qui composent une même glande est parfois variable, et on admet comme démontré que ces différences morphologiques entraînent des différences de sécrétion correspondantes.

Pour certains auteurs, il y a plus, l'ensemble des cellules anatomiquement semblables, d'une même glande, auraient dans des lobes entiers ou dans des lobules des fonctions différentes.

Il s'agit là plutôt d'hypothèses vraisemblables que de faits démontrés.

La question se pose ainsi : la fonction est-elle homogène pour chaque élément glandulaire, le total de la sécrétion résultant du produit identique de chaque cellule?

Existe-t-il, au contraire, des différenciations fonctionnelles multiples pour des éléments de même structure histologique, le produit de sécrétion total étant composé de produits divers, élaborés chacun par d'autres éléments?

Sans entrer dans d'autres détails, il suffira de rappeler ici les récents travaux sur le rôle physiologique séparé des lobes du foie.

Il est permis, je crois, de poser la même question en ce qui concerne des glandes parfaitement symétriques.

Par exemple, les glandes closes et les organes symétriques à sécrétion interne.

Il y a des raisons de croire que les sécrétions internes d'organes symétriques sont assez différentes pour avoir une action spéciale sur le côté du corps qui correspond à leur situation. Jusqu'ici les modifications pathologiques unilatérales ont été basées, il est vrai, sur l'intervention du système nerveux et non sur un état humoral.

Les sensibilités diverses dont la peau est le siège, permettent aussi de reconnaître une évolution différenciée dépassant les limites de la structure appréciable par nos moyens d'investigation.

Les différentes régions cutanées offrent des degrés variables relativement au contact, à la pression, au poids, à la température, à la douleur et, pour cette dernière, il y a aussi une différence par rapport aux deux côtés du corps.

En cela, il s'agit seulement de degrés.

Pour certains auteurs, la peau comprend quatre sortes de sensibilité : le contact, le chaud, le froid et la douleur.

Et en sorte que ces sensibilités sont en rapport avec des corpuscules différents, ou avec des régions différentes dans lesquelles se terminent les nerfs qui correspondent à ces sensibilités. Pour les corpuscules, ils différent entre eux par une différenciation anatomique très nette, qui pourriat être en rapport avec la diversité des sensibilités. Cependant on les considère jusqu'ici, non comme l'analogue des cellules sensorielles, mais comme représentant de simples tissus de soutien et dont la morphologie a été décrite plus haut.

Les terminaisons nerveuses elles-mêmes sont plus ou moins ramifiées, mais on ne trouve pas de différence structurale permettant d'établir des distinctions fonctionnelles.

Pour d'autres auteurs, les nerfs périphériques seraient communs à toutes les sensibilités et la distinction des voies qui les conduisent, n'existeraient que plus haut. Or, dans la moelle, les neurones ne présentent pas non plus de distinctions morphologiques, révélant des fonctions spéciales.

Entre les organes du mouvement représentés par les fibres lisses, par les fibres anastomosées du myocarde, et par les fibres striées, on trouve des transitions purement fonctionnelles et il en est même dans chacun de ces systèmes pris en particulier.

Chez les animaux qui n'ont que des fibres lisses, on observe des modalités de contractions différentes, suivant les muscles qui assurent les fonctions végétatives et ceux qu'ils utilisent pour les mouvements de la vie de relation. Dans ce dernier cas, la contraction offre, en effet, la rapidité qui est chez l'homme le caractère de la fibre striée.

La différenciation morphologique de la fibre lisse comporte donc des modalités de la différenciation striée, si l'on examine la fonction qu'elle remplit.

Sans doute, la complexité des centres nerveux superposés à l'action de la fibre lisse dans la vie végétative et dans la vie de relation, offre elle-même des degrés différents. Mais la fonction différenciée par division du travail, doit être ici envisagée dans son ensemble et dans les adaptations réciproques qui s'y rattachent.

On peut admettre aussi que d'une façon générale, et chez l'homme, les fibres lisses des artérioles et même la contraction des cellules des capillaires subissent une évolution adaptative en rapport avec la différenciation des organes auxquels se rattachent ces éléments anatomiques.

Leurs réactions seraient subordonnées à la fonction de chaque organe et aux produits de fatigue de cette fonction.

On cite également des affinités spéciales de telle ou telle toxine pour les capillaires d'un organe, à l'exclusion d'un autre. Hill et Macleod ont montré qu'il n'y avait pas de contraction pour les capillaires de l'écorce cérébrale par l'application directe d'extrait de capsule surrénale (1).

On sait aussi qu'une même excitation à distance peut provoquer, dans des artérioles de deux régions voisines, ici la contraction et là la dilatation vasomotrices.

Les différentes régions du cœur présentent des modes de contraction variés, se rapprochant davantage soit de la contraction rapide, soit des mouvements plus lents des fibres lisses.

Ces différences sont encore marquées par le processus de la mort successive des diverses régions du cœur.

(1) *Journ. of Phys.*, 1901.

En passant aux muscles striés, on trouve de par le mode fonctionnel et de par les excitations expérimentales, des transitions évolutives entre les deux genres strié et lisse. Par exemple les muscles pharyngo-œsophagiens qui sont constitués par des fibrilles striés se rapprochant des fibres lisses par leur mode de construction.

« A la seule inspection de la fonction d'un muscle, écrit Weiss, on peut déduire très approximativement la période latente, la longueur de la secousse, la facilité avec laquelle on produit le tétanos (1). »

Les variations dans le système strié portent sur la vitesse de la réaction, sur le temps perdu, sur le rapport entre la phase de contraction et de décontraction, sur l'influence plus ou moins grande des centres réflexes ou de la volonté.

Si les différences sont déjà très appréciables dans la série des muscles striés, la différenciation paraît devoir être poussée plus loin, en ce que pour un même muscle les différentes fibres ne paraissent pas égales.

La pathologie et l'expérimentation démontrent que dans la section d'un nerf mixte, isolant le muscle du système nerveux, il y a toujours des fibres qui ne s'atrophient pas. On doit admettre que cette indépendance relative et cette possibilité de vie indépendante est en relation avec une différenciation moins évoluée.

D'après les numérations que j'ai faites, confirmées par d'autres auteurs, les fibres musculaires striées dont se compose un muscle des membres de l'homme, sont en nombre supérieur au moment de la naissance à ce qu'elles seront plus tard. Il y a donc des fibres qui sont destinées à disparaître avant leur croissance en volume. Et, sans doute, il y en a d'autres dont l'évolution se doit effectuer suivant des stades divers, les unes restant à des phases que d'autres ont dépassées. De là la possibilité de résister, ou de se régénérer pour certains éléments d'un même muscle.

L'ordre successif dans lequel les narcotiques en action sur le système nerveux paralysent les différents muscles,

____

(1) Weiss. Soc. de Biologie (1901).

depuis les différenciations striées les plus hautes, jusqu'aux fibres lisses et cardiaques, est aussi de nature à établir d'importantes distinctions dans des groupes de même structure.

De même, des affinités spéciales des toxiques, pour les muscles ou pour leurs nerfs. Ainsi l'intoxication saturnine et l'intoxication alcoolique, lorsqu'elles ne dépassent pas un certain degré, ont des localisations différentes, la première sur les membres supérieurs, la seconde sur les inférieurs.

La pathologie démontre d'ailleurs un grand nombre de faits analogues, qui trouveront leurs places plus loin.

Chez l'homme, la différenciation isomorphologique atteint un degré tout à fait remarquable en ce qui concerne la division du travail des plus hautes fonctions de l'encéphale.

Sous le nom de non-équivalence, des deux hémisphères j'ai cherché à établir l'ensemble des différences fonctionnelles qui distingue le cerveau gauche du droit, posant en principe que cette distinction, absente chez tous les autres animaux, était le caractère de l'homme même.

Il ne paraît pas qu'aucun animal, si habile et si agile soit-il, ait spécialisé les membres d'un côté du corps à tout travail nécessitant le plus haut degré de force ou d'adresse.

Chez l'homme, l'hémisphère gauche, qui correspond à des fonctions d'un ordre supérieur, en commandant l'action des membres du côté droit, est aussi très particulièrement spécialisé à la fonction du langage. Non seulement du langage extériorisé par la parole, mais du langage intérieur. La pensée, chez l'homme, s'effectuant en sa perfection avec des mots, le plus haut degré des manifestations intellectuelles appartient à l'hémisphère gauche, sinon exclusivement, du moins avec une prédominance certaine.

La symétrie des organes de la vie de relation, opposée par Bichat à l'asymétrie de ceux de la vie végétative, est une notion exacte en morphologie, non en physiologie.

Le plus haut degré de différenciation est marqué chez l'homme par cette asymétrie fonctionnelle, réalisant chez lui un nouveau pas dans la division du travail, qui est la marque du progrès évolutif (1).

En conclusion des faits précédents, il faut répéter encore que la différenciation isomorphologique prolonge la différenciation que nous pouvons apprécier par des différences plastiques.

LA FONCTION DIFFÉRENCIÉE.

D'après ce qui vient d'êtres exposé, on peut distinguer trois ordres de phénomènes par lesquels s'accomplit la fonction différenciée.

1° Un protoplasma élaborateur d'une substance différenciée.

2° Cette substance elle-même, qu'elle soit disposée autour des éléments formateurs, qu'elle demeure en eux, ou qu'elle en soit explusée pour agir à distance.

3° L'action mécanique, chimique, biologique, etc., de cette substance qui remplit une fonction déterminée dans l'organisme.

C'est-à-dire un organe élaborateur, une substance élaborée et une action de cette substance.

D'ailleurs ces distinctions s'imposent en raison des notions précédentes.

Cependant, un esprit scientifique comme Cabanis, faute de les avoir connues, a pu commettre une erreur, qui me servira à souligner leur importance.

On répète habituellement que Cabanis, exprimant un principe général dans une courte formule, a écrit cette phrase : « Le cerveau sécrète la pensée comme le foie sécrète la bile. »

Tout d'abord, je dois reconnaître qu'il m'a été impossible de retrouver cette maxime dans son œuvre.

Probablement est-ce une des ces formules lapidaires par lesquelles se résument parfois les vues doctrinales d'un auteur.

(1) Klippel, *loc. cit.*

Mais en suivant le texte de Cabanis, on y trouve l'équivalent.

Après avoir comparé la fonction du cerveau à celle de l'estomac, à celle du foie, qui, dit-il, filtre la bile, à celles des glandes salivaires, qu'il énumère au nombre de trois, il conclut : « que le cerveau fait organiquement la sécrétion de la pensée », et dans un autre volume, « que le cerveau est le sécréteur, ou digesteur spécial de la pensée ».

Ce que sécrètent, ce que préparent ou édifient les protoplasmas, ce sont des substances; la pensée est une fonction. Le cerveau, ou, pour parler notre langage actuel, la cellule cérébrale, ne sécrète pas la pensée.

Pas plus que la cellule caliciforme de la conjonctive ne sécrète la lubrification, mais elle sécrète une substance, le mucus, dont la propriété physique est la condition de la lubrification.

Pas plus que la cellule musculaire ne sécrète le mouvement; mais la cellule musculaire sécrète ou élabore une substance, la fibrille anisotrope, dont la propriété est la condition du mouvement.

Pas plus que la cellule conjonctive ne sécrète l'élasticité; mais cette cellule élabore une substance, dont la propriété physique est de revenir sur elle-même, après que son équilibre a été détruit.

Pas plus que la cellule osseuse ne sécrète la solidité squelettique; ce que cette cellule élabore, c'est une substance disposée autour d'elle, qui est l'osséine calcaire.

Ce que la cellule cérébrale sécrète ou élabore, ce n'est pas une fonction, qui est la pensée, c'est une substance, dont la double propriété mécanique suffit à nous rendre compte des phénomènes de la vie mentale, envisagée comme un mécanisme.

Ainsi, le protoplasma élaborateur, la substance différenciée et sa fonction sont trois choses différentes.

CHAPITRE IV

GENÈSE ET NATURE DE LA DIFFÉRENCIATION

Comme on l'a vu, la différenciation des éléments de l'organisme a pour résultat la formation d'espèces de cellules et de tissus, qui sont distincts par des caractères anatomiques et physiologiques.

La genèse et la nature de la différenciation soulèvent des problèmes délicats et des hypothèses nombreuses. Elles comportent aussi des faits précis et des notions certaines.

Elles sont le fond même du sujet et les conclusions qu'elles entraînent sont relatives aux questions les plus diverses que posent les organismes vivants.

A. — ÉPOQUE D'APPARITION ET DE FIXITÉ
DE LA DIFFÉRENCIATION.

La différenciation des éléments anatomiques, une fois acquise, est-elle définitive au point que chacun d'eux, en se multipliant, ne pourra donner naissance qu'à des éléments de même espèce? A ce sujet, il y a deux doctrines, répondant de façon contraire à cette question. Il faut prendre garde tout d'abord que l'une et l'autre affirment l'existence de la différenciation et que le point où elles diffèrent est seulement relatif à la question qui vient d'être posée.

La doctrine de l'indifférence cellulaire affirme que toutes les cellules, mais particulièrement celles qui sont issues du mésoderme, peuvent reproduire, au cours de leur vie, toutes les espèces de tissus.

La doctrine de la spécificité pose en pirncipe qu'une fois l'espèce acquise par un élément anatomique, il y a impossibilité pour lui de reproduire une autre espèce.

La première de ces doctrines est la plus ancienne. Elle a été défendue par Kœlliker. Elle est générale; elle s'applique à tous les êtres vivants, l'homme y compris.

Ainsi chez l'homme, d'après elle, un leucocyte, une cellule conjonctive peut donner naissance à une cellule épithéliale, à une cellule musculaire lisse, même à une cellule musculaire striée, même à une cellule nerveuse et régénérer en tous temps les tissus correspondants.

A fortiori, en ce qui concerne les végétaux et les animaux inférieurs.

La manière de voir de Kœlliker implique que la différenciation est le résultat constant de l'adaptation d'une cellule aux conditions de vie, en rapport avec sa situation, avec le milieu dans lequel elle évolue, et que ces conditions sont suffisantes à sa détermination spécifique.

La seconde doctrine, celle de la spécificité, a été nettement formulée par Bard. Elle admet qu'à un moment rapproché des premières divisions par bipartitions répétées de la cellule germinative fécondée, la différenciation spécifique se fait définitive. Une espèce ne pourra se reproduire que sous la même forme.

Dans l'organisme parachevé, en se multipliant par retour à l'état embryonnaire, chaque cellule reproduira son espèce primitive. A ce point de vue le milieu sera sans importance décisive.

Sans entrer dans les détails. ce bref résumé suffit à établir une opposition précise entre les deux manières de voir.

Pour saisir la part de vérité que chacune peut contenir, il faut rappeler quelques faits qui ont pu être démontrés.

Dans le règne végétal, on connaît le résultat du bouturage. Pour expliquer que toute partie d'une plante est susceptible de reproduire l'individu tout entier, Weissmann a admis que chaque cellule contenait une portion du plasma germinatif, correspondant à la substance héréditaire, c'est-à-dire aux particules représentatives de tous les tissus.

D'après les expériences faites chez différents animaux, on a vu que si l'on retranche une moitié ou une partie de l'œuf, un blastomère, par exemple, il peut naître un être complet dans ces conditions.

Après le développement parfait, la perte d'un membre peut être régénérée dans tous ses tissus.

Toujours chez les animaux inférieurs, on a pu voir des régénérations des muscles de l'œsophage par les cellules d'autres feuillets que ceux dont ils dérivent.

Il faut conclure de là que dans certains cas et chez certains individus, les cellules peuvent facilement retourner à l'état indifférent et que les aptitudes à former ensuite tous les tissus persistent dans les cellules différenciées.

En ces circonstances, la loi de Kœlliker se trouve justifiée.

En formulant la doctrine de la spécificité cellulaire, telle qu'elle résulte de la lecture de l'œuvre de Bard, on voit que cet auteur a visé particulièrement les animaux supérieurs et surtout l'homme. Or si l'on examine quel est l'état de nos connaissances chez ce dernier, on peut sans doute discuter à partir de quel moment du développement ontologique la différenciation est acquise. On peut se demander si un retour en arrière peut s'effectuer plus ou moins tardivement, si la différenciation date des trois feuillets du blastoderme, ou si elle est antérieure. On peut encore poser la question de savoir si une cellule aussi peu différenciée que le leucocyte ne peut pas, en tout temps, donner naissance à une fibre fusiforme dans certaines conditions.

Mais l'on peut affirmer, je crois, qu'il n'y a aucun fait pouvant laisser croire qu'une cellule mésodermique puisse donner naissance à toutes les espèces de tissus. Il semble au contraire, que la différenciation est acquise, au point qu'une cellule fut-elle transportée en dehors de son milieu, ne peut pas être le point de départ d'un autre tissu, de structure histologique normale.

On sait, par exemple, que la couche ostéogène du périoste, si elle est transplantée, n'est apte à produire que de l'os dans son milieu nouveau (Ollier).

Qu'un leucocyte puisse donner naissance à une fibre striée ou à une cellule nerveuse, phénomène compris dans là doctrine de Kœlliker, c'est ce que l'histologie pathologique n'a jamais pu établir.

La doctrine de la spécificité comporte donc des faits très justes et de la plus grande importance.

Le seul reproche que l'on puisse faire à la doctrine de la spécificité est de n'être point générale.

Ainsi, l'une et l'autre doctrine sont vraies, suivant les êtres considérés et suivant la période du développement où ils sont parvenus.

D'un autre côté, on reconnaît en pathologie humaine que certaines cellules différenciées, même à un haut degré, peuvent revenir à l'état embryonnaire, non à l'état indifférent, et reproduire des formes et des activités multiples et variées.

Il y a en cela une distinction qu'il convient de souligner.

B. — ÉVOLUTION EMBRYONNAIRE DE LA DIFFÉRENCIATION.

Suivant la loi formulée par Serres, par J. Muller, par Agaziz, l'évolution ontogénique récapitule la série phylogénique.

Chaque cellule se transforme en espèce distincte au cours de son évolution.

Il est intéressant de se demander quelles seraient les phases qu'elle traverse, en ce cas, ne fût-ce qu'à titre d'ébauche théorique, ou de·construction schématique, répondant à une hypothèse logique.

La cellule la plus simple est celle où la substance nucléaire n'apparaît pas sous forme d'un noyau distinct, comme pour le plasson de Van Beneden et d'autres protoplasmas.

D'après Haeckel, le noyau de la cellule germinative disparaît d'abord après la fécondation, entraînant l'aspect de la monère d'un protiste, et pour faire bientôt place à un noyau de nouvelle formation. Avec lui apparaît la première différenciation, celle de la substance nucléaire.

Cette différenciation est acquise aux cellules qui apparaissent dans une seconde phase, remarquable par le pouvoir vital d'éléments capables de se suffire à eux-mêmes, possédant la triple fonction de reproduction, de nutrition et sans doute d'esthokinèse, et par là se rapprochant du protozoaire, qui réunit en lui des aptitudes multiples, suffisantes à sa vie propre, avec la possibilité de s'adapter au milieu par différenciation.

Une troisième phase devrait représenter l'aspect le plus simple de la colonie des cellules qui forme un métozoaire, colonie comprenant des cellules semblables, vivant ensemble, mais parmi lesquelles une différenciation apparaît en ce que certaines de ces cellules se détachent pour produire un être nouveau.

Il faudrait admettre que cette phase comportât, pour l'embryon, une distinction entre les cellules somatiques, qui formeront le corps de l'individu, et les cellules du germe, qui seront destinées à la reproduction de l'espèce. A cela d'ailleurs, il n'y a pas de difficultés, puisque les auteurs, et en particulier Weismann, admettent que cette distinction se produit en tout cas de bonne heure.

Dans une quatrième phase, la différenciation se poursuivrait sur les cellules du soma, conformément en cela à ce qui se passe, suivant la loi biogénétique, pour des cellules d'abord pareilles, placées bout à bout et s'étant transformées dans l'évolution philogénétique, en organes locomoteurs, digestifs, préhenseurs, respiratoires, etc.

D'où dans cette quatrième phase schématique, l'apparition des diverses différenciations morphologiques des cellules de l'organisme.

Arrivé à ce point, il importe encore de considérer les éléments un peu avant leur distinction histologique plastique, afin de la pouvoir comparer, dans ses rapports, avec la fonction correspondante.

C'est le moyen de rencontrer une nouvelle difficulté d'interprétation, mais qui est inévitable, en raison des faits précis de l'observation.

Sans doute, il faut le répéter encore, on doit admettre que toute fonction spéciale exige aussi une structure spéciale.

Cependant, ce que montre l'observation, c'est que la fonction précède la différenciation morphologique parfaite.

Tout en progressant, l'anatomie et la physiologie de la cellule ne se montrent pas à nos yeux suivant des étapes nettement superposables. Dans l'évolution fonctionnelle, certains modes précèdent la différenciation plastique. Aussi bien, comme il a été dit plus haut, la morphologie, une fois acquise, la fonction la dépassera visiblement.

Ainsi le cœur se contracte déjà à une époque où le système nerveux n'existe pas encore et où lui-même ne présente en rien la structure caractéristique qu'il aura plus tard. A ce moment, comme l'a montré Botazzi, les poisons ont sur lui une action différente de ce qu'elle sera dans l'avenir, certains de ces poisons ayant une action efficace actuelle et que d'autres auront plus tard.

Pour ce qui est de l'action de certains poisons, on peut comprendre qu'avant l'apparition du système nerveux, ceux d'entre eux qui agissent sur lui spécialement, n'aient point leurs effets habituels en ce temps. Et aussi si le cœur est isolé et soumis à l'expérimentation.

De même, Kouliabko a montré que le cœur du fœtus se comporte à sept ou huit mois, vis-à-vis de l'adrénaline et de la digitaline, comme le cœur des animaux à sang froid.

Ces faits sont de nature à démontrer que le mode fonctionnel et la structure ne sont pas superposables. Fait sur lequel Cl. Bernard aussi a attiré l'attention, en ce qui concerne le cœur, au cours du développement. Les choses se passent comme si la fonction faisait croître la différenciation morphologique.

Les contractions du cœur, sous un mode rapide en dehors de la striation, qui est le caractère de sa différenciation, sont chose d'autant plus remarquable, que le mode de contraction change complètement chez certains animaux hivernants, au moment où leurs muscles perdent la striation, ce qui est en rapport avec des contractions lentes.

Pour le cœur fœtal, les choses se passent comme si la fonction faisait apparaître et croître la différenciation morphologique.

Sans doute, les auteurs qui se sont occupés de ces questions, ont pu expliquer la fonction, en admettant que sous un aspect uniforme, les cellules doivent présenter une composition moléculaire différente. C'est ce qu'a fait Ch. Robin. C'est ce qu'ont dit Tourneux et Hermann, en s'exprimant ainsi : Ce sont des phénomènes biochimiques, indépendants jusqu'à un certain point de l'évolution morphologique concomitante, auxquels nous devons rapporter, en dernière analyse, la différenciation physiologique. Avec cela la fonction précède la différenciation définitive.

On serait tenté de répéter que la fonction fait l'organe, ou la crée, s'il était possible d'exprimer raisonnablement que l'effet précède la cause. Il a déjà été dit plus haut que la fonction ne créait pas l'organe, mais qu'elle le développait, le fortifiait, ou l'entretenait.

C'est le milieu qui fait l'organe, c'est l'organe qui fait la fonction, c'est la fonction, c'est-à-dire l'exercice, qui développe l'organe.

Il faut donc se résoudre à chercher une autre explication. On peut admettre, au moins avec quelque vraisemblance, que la substance différenciée des divers protoplasmas se trouve tout d'abord à l'état de diffusion.

Cette façon d'interpréter des faits d'un ordre général apparaîtra peut-être avec plus de force, si l'on songe que, dans de simples protoplasmas, sans noyau apparent, la substance nucléaire n'en existe pas moins à l'état de diffusion et que, grâce à elle, la cellule n'a pas perdu ce qui est transmis par hérédité.

Un degré de différenciation de plus, et la substance nucléaire se localise en un certain point du protoplasma.

Il en serait de même de la substance différenciée des autres fonctions que de celle de la reproduction.

De la sorte, les substances des fonctions spécifiques, tout

d'abord à l'état diffus, n'en assurent pas moins les fonctions correspondantes, dont elles sont les organes. Ensuite elles se localiseraient en devenant apparentes.

N'est-ce pas une loi commune, que le plus haut degré de différenciation tend à entraîner une localisation de substance et, par conséquent, de fonction ?

C. — LA DIFFÉRENCIATION PARACHEVÉE.

Il importe maintenant de poursuivre l'étude de la différenciation, jusqu'à l'acquisition morphologique parfaite, en indiquant les phénomènes qui se produisent simultanément dans l'ensemble de l'élément anatomique.

Ce sujet a déjà été quelque peu développé en montrant les rapports des fonctions différenciées avec celles du protoplasma, considéré comme cellule vivant isolément.

En cet état d'élément autonome, la cellule présente une triple modalité fonctionnelle : la reproduction, la nutrition et l'esthokinèse, sur lesquelles se greffent, comme perfectionnement, les trois appareils des organes à sécrétion interne, du tube digestif et du système nerveux.

Avec la substance différenciée et la division du travail qu'apportent les grands appareils superposés aux fonctions primordiales, l'élément cellulaire se modifie dans son ensemble.

*_**

La cellule germinative est, avant la fécondation, en état de vie latente. Au moment où elle est fécondée, sa vie active est marquée par une prolifération, dont la progression n'est pas continue et comparable à une ligne droite en continuité, car cette ligne revient sans cesse sur elle-même. Les premières cellules, après avoir donné naissance à d'autres éléments, disparaissent, tandis que ceux-ci poursuivent leur développement.

Dans l'organisme parachevé, il existe, pour les divers tissus, des différences notables en ce qui concerne la reproduction de leurs éléments.

On peut dire que plus la différenciation est élevée, plus le pouvoir reproducteur va en décroissant. Tel est le rapport entre le pouvoir vital général et la spécialisation du protoplasma.

Il y a, par le fait, des degrés qui divisent les divers tissus de l'organisme.

Ces degrés de labilité, inversement proportionnels à la hauteur de la différenciation, doivent être la base d'une biotaxie, ou classification des tissus, envisagés à ce point de vue.

Dans l'adaptation du protoplasma avec le noyau, celui-ci ne paraît pas n'avoir qu'un seul rôle, celui de la reproduction. Le noyau semble agir comme un centre directeur sur la fonction du protoplasma. La fraction du protoplasma que l'expérimentation sépare de la partie qui conserve le noyau, cesse de vivre et se désagrège.

Ce fait a une importance très grande en neuropathologie. La cellule nerveuse et son·prolongement neural, qui devient la partie importante de la fibre nerveuse, sont un même protoplasma.

La section d'un nerf entraîne la dégénérescence des fibres dans leur partie qui se trouve séparée du centre cellulaire qui contient le noyau, le bout central ne présentant qu'un léger degré d'atrophie simple.

Ce phénomène est donc comparable à une expérience de mérotomie, telle qu'elle vient d'être indiquée.

Ainsi, dans la cellule nerveuse cérébro-spinale de l homme, qui perd de très bonne heure la faculté de reproduction, l'importance du noyau demeure cependant par sa corrélation avec le protoplasma.

Avant d'abandonner les rapports qui unissent le protoplasma au noyau, il faut rappeler que la division cellulaire a deux modes. La division appelée mitose, qui, d'après la majorité des auteurs, représente l'état physiologique le plus parfait. La division par amitose, décrite par les premiers cytologistes, ne répondrait le plus souvent qu'à la régression du protoplasma et pourrait même apparaître comme marquant la mort définitive de la cellule comme individu et comme descendance. Ce fait demanderait à être précisé.

**

L'esthokinèse représente l'irritabilité dans le sens par lequel certains auteurs ont défini ce terme. C'est par elle que se développe la différenciation sensitivo-motrice dans les cellules où cette fonction se spécialise et se développe par superposition des fibres nerveuses et des centres nerveux.

Avant cette différenciation et après elle, là où la différenciation demeure incomplète, la cellule qui possède l'esthokinèse est apte, à un certain degré, à conduire et à transmettre de proche en proche les impressions dont elle est le siège.

On peut admettre, pour expliquer cet effet, que toute cellule, quelle que soit son espèce, contient quelques particules, qui sont le propre des éléments nerveux une fois différenciés comme tels.

Par là, toutes les cellules, loin d'être isolatrices, seraient conductrices d'impressions sensitives, motrices et trophiques ; de là une fonction correspondante unissant l'ensemble des éléments qui composent l'embryon.

Plus tard, les cellules nerveuses, superposées à cette fonction, la spécialisent.

Les cellules nerveuses différenciées ont en effet, pour double caractère, d'être excitables et d'être conductrices.

L'excitabilité et la conductibilité, la sensibilité et le mouvement seraient le résultat de la modification et de l'adaptation en ce sens de l'irritabilité commune esthokynétique.

La division du travail étant marquée ici par des cellules spécialisées les unes à la sensibilité, d'autres au mouvement, d'autres aux actes diastaltiques intermédiaires, aux transformations comprises dans ce cycle, depuis le centre réflexe, transformant un phénomène sensitif en phénomène moteur ou sécrétoire, jusqu'à l'ensemble des phénomènes de la vie mentale centrale, interposée entre la sensation et le mouvement volontaire.

*
* *

Le processus de perfectionnement qui aboutit à la formation des substances différenciées, dérive, lui aussi, d'une activité primordiale de la cellule, la nutrition.

La nutrition modifiée est créatrice des substances spécifiques.

La formation de ces substances représente une phase de la nutrition ou phénomène qui est sa conséquence.

Selon Weigert, il existe une force bioplastique comprenant la nutrition et la reproduction, et une force catabiotique ou de fonction spéciale ; l'une étant caractérisée par le renouvellement et l'augmentation de la matière vivante, l'autre par la consommation de cette matière.

La différenciation, en formant les substances de fonction, ne se substitue pas à la nutrition, elle la complique.

On distingue généralement deux phases dans la nutrition, l'une d'assimilation, l'autre de désassimilation, qui en constituent le double mouvement.

Cependant les deux prétendues phases se résument en réalité dans une double action, dont les deux termes sont simultanés.

Dans cette manière de voir qui est acceptable pour certaines substances différenciées, il n'y aurait pas un moment où ces substances seraient détruites, d'où la nécessité d'un autre moment pendant lequel elles seraient reformées. Il n'y aurait donc jamais épuisement de la substance même, et l'arrêt fonctionnel serait seulement la conséquence des conditions du milieu cellulaire.

Si la substance spécifique de certaines cellules, comme les poils, formés d'éléments ayant perdu toute labilité, devient caduque, il y a à côté d'elles d'autres cellules en pleine activité formatrice. Ainsi dans la mue saisonnière des animaux, un pelage décroît, pendant que l'autre se constitue.

Mais on observe dans la formation de beaucoup de substances difffférenciées un cycle d'activité, dont l'une des phases est marquée à la fois par l'élaboration et l'utilisation, l'autre par les mêmes phénomènes, mais sous un mode atténué, la nutrition se ralentissant dans la période de repos relatif.

En ce dernier stade, l'usure serait constante en ce que la même activité persiste.

L'organisme n'a pas conscience de l'emploi ou du non emploi des matériaux qu'il produit ; il est seulement incité à les produire ou à les user.

On pourrait distinguer des produits différenciés stables, à usure insensible. Des produits éliminés et reformés au complet par les mêmes cellules. Des produits avec lesquels se fond et se détruit définitivement le protoplasma formateur.

Dans les trois processus, il y a corrélation avec les phénomènes de la nutrition.

La cellule trouve dans le milieu des matériaux qui sont différents des substances différenciées qu'elle élabore en les modifiant, qu'elle décompose et recompose diversement. Ainsi, par exemple, il n'y a dans le sang ni musculine, ni chondrine, etc...

Avec des matériaux communs, des cellules forment des substances spécifiques, suivant leurs propres espèces.

Le rôle des ferments, eux-mêmes spécifiques, est ici à la base d'une théorie chimique de la différenciation.

Si l'on voulait pousser jusqu'à ces dernières conséquences la notion qui résulte des lignes précédentes, à savoir que la formation plastique différenciée résulte entièrement de la nutrition, on pourrait dire que les matériaux différenciés représentent des déchets de la nutrition du protoplasma.

Cela étant le cas non seulement des produits différenciés des sécrétions, mais aussi de ceux qui demeurent dans le protoplasma à titre de substances différenciées.

Le terme de déchet peut se trouver justifié en ce qu'il

est appliqué à des résidus qui ne sont pas utiles à la vie propre de la cellule et qui sont le résultat de sa nutrition.

Mais s'il en est ainsi au fond, il n'y a pas moins un abus de langage à appliquer ce terme à des produits nécessaires à la vie de l'organisme, alors que ce même mot s'applique à des substances qui sont éliminées comme lui étant inutiles et nuisibles.

Les produits de différenciation fonctionnelle en activité constante dans l'organisme, ainsi que ceux que l'on réunit sous le nom de réserves, en ce que leurs usages sont différés, ne peuvent être considérés comme des déchets que par rapport à la cellule qui les forme, envisagée à titre d'élément isolé.

⁎⁎

CONCLUSIONS

Ce qu'il faut conclure, c'est que la substance différenciée apparaît comme un produit élaboré par la nutrition, modifiée en ce sens, par un élément vivant.

Cela fait, il faut partir de ce point pour préciser les différences qui existent entre le protoplasma formateur et la substance différenciée.

Ces différences vont, peut-être, jusqu'à celles qui séparent la vie de la mort.

Le protoplasma est constitué par des albuminoïdes qui, suivant nos connaissances, doivent être considérés comme substance vivante.

Les substances différenciées sont de constitutions chimiques variables et très multiples.

Le protoplasma de la cellule vivante résiste défensivement aux matières colorantes, pendant que les enclaves, ou les substances différenciées, fixent des colorants spéciaux.

Après la mort générale de l'organisme, les albuminoïdes s'altèrent très rapidement, suivant la remarque de Weigert, tandis que les substances différenciées conservent encore un temps leurs fonctions ; temps variable pour chacune d'elles, sous l'influence d'excitants mécaniques. Et de plus, résistent parfois indéfiniment à la putréfaction. Les cellules mortifiées qui composent la différenciation pilaire, l'osséine calcifiée, disposée autour de la cellule osseuse, qui préside à son élaboration, en tant qu'élément vivant, les substances dentaires élaborées par des cellules vivantes sont entre beaucoup d'autres, des exemples significatifs.

Mais l'on songera peut-être aux diastases, qui sont les produits différenciés de certaines sécrétions.

Si l'on doit considérer ces ferments comme vivants, ou analogues aux êtres vivants, il faut répéter encore que des divisions dans l'organisme, il n'y en a encore que de théoriques, et que leur justification ne s'établit que sur le rapport de la généralité.

Dans la cellule, le cytoplasma et le caryoplasma représentent la vie ; les substances différenciées à la formation desquelles ils président, en sont les matériaux.

D. — LES THÉORIES DE LA DIFFÉRENCIATION CELLULAIRE

En examinant les différentes théories de la différenciation des cellules, on s'aperçoit que le problème qu'elle pose n'est souvent résolu qu'à un point de vue particulier et qu'en réalité l'une de ces théories ne peut être donnée de façon exclusive.

C'est ce qui apparaîtra par la revue succincte que voici.

THÉORIE DE LA MÉMOIRE HÉRÉDITAIRE

La différenciation est actuellement le fait de l'hérédité, après avoir été acquise au cours de longues séries phylogénétiques.

Si l'on admet la mémoire cellulaire, on peut aussi bien la trouver dans le fait de cette récapitulation de phases, qui représente le développement ontogénique.

Suivant l'idée qu'on se formera de la mémoire proprement dite, ou ensemble des souvenirs de la vie mentale, on devra considérer la mémoire cellulaire comme la plus vague des comparaisons, ou comme comportant des analogies étroites avec l'objet comparé.

Lorsqu'un centre ganglionnaire répond par le même mouvement à une même impression extérieure, on est fondé à admettre un acte de mémoire.

La mémoire psychique n'est que le retour des mêmes phénomènes sous des incitations de même espèce et ne correspond sans doute pas à autre chose qu'à un arrangement de particules intracellulaires.

Ce que le polyzoïsme nous a appris, c'est à considérer les fonctions des unités cellulaires comme la représentation de celles de l'organisme entier.

Ici le *microcosme reflète le macrocosme.*

Envisagée ainsi, la mémoire héréditaire n'est pas un vain mot, mais un déterminisme acquis, aussi fatal que les lois du pendule, et où les dérogations ou modifications ne surviennent que si les conditions du phénomène sont différentes de celles de l'état normal.

On peut admettre que la mémoire héréditaire, en tant que mécanisme déterminé, est un cas particulier d'une propriété générale, applicable aux fonctions de toute cellule, après le développement individuel parachevé.

Les mêmes figures de caryocinèse qui se reproduisent en succession avec constance, font apparaître la vie comme une continuité de mouvement héréditaire.

Dans cette théorie, la différenciation cellulaire se réduit à un mécanisme récapitulant l'évolution ancestrale.

Mais ce n'est là qu'un des aspects où l'on peut envisager sa genèse.

THÉORIE DES PARTICULES REPRÉSENTATIVES.

Suivant la théorie de Hanemann, de Naegeli, de Hertwig, de Weissmann, de W. Roux, les diverses tendances héréditaires sont réunies sous forme de particules représentatives dans la cellule germinative et se transmettent ensuite de cellule en cellule au cours de leurs divisions.

Le noyau cellulaire renferme cette substance héréditaire.

Après les premières divisions cellulaires, et plus tard, même dans des êtres parachevés, comme les végétaux par exemple, toutes les cellules, conservant avec intégrité ces tendances, seraient chacune suceptibles de reproduire l'individu tout entier (Weissmann).

Les particules représentatives ont reçu des noms très divers depuis Buffon, ce grand initiateur, jusqu'aux auteurs les plus récents.

On les nomme souvent idioblastes, avec Hertwig, Weiss-mann, etc.

Toutes les tendances héréditaires se trouvent représentées par les idioblastes dans le noyau cellulaire. Pour telle ou telle cellule, un certain nombre d'idioblastes restent seuls en activité, comme le veut Naegeli, ou bien quelques-uns d'entre eux sortent seuls du noyau et pénètrent dans le cytoplasma, où ils se développent en vue de la fonction spécifique de la cellule.

On reconnaît, par l'action exclusive de certains idioblastes, comment se développe une espèce correspondante de cellule à l'exclusion des autres espèces.

Le noyau contient toutes les tendances ; le protoplasma n'en développe qu'une seule ; de là la spécificité.

On pourrait considérer les représentants différenciés, évoluant dans le protoplasma, comme des parasites. C'est par l'intermédiaire du protoplasma qu'ils se nourrissent ; c'est à ses dépens qu'ils vivent, c'est un milieu favorable à leurs espèces respectives qu'ils s'approprient et d'où ils tirent les incitations qui sont nécessaires à leur développement, ayant pour résultat la substance différencielle.

C'est aussi dans ce milieu qu'ils se divisent pour se reproduire et croître à la façon des êtres vivants. On les a comparés à des ferments. Une fois formés ils demeurent dans le protoplasma ou émigrent en partie comme produits de sécrétion, tandis que d'autres se divisent et se multiplient à leur place. Ou bien le milieu cellulaire épuisé se liquéfie, laissant la place à un autre protoplasma qui évoluera de la même façon.

Avec cette théorie, le protoplasma est un milieu convenable pour certaines particules vivantes à l'exclusion d'autres déterminants qui y périssent. Avec elle on peut dire aussi, d'une façon très juste, que la différenciation se greffe sur les propriétés communes du protoplasma.

En expliquant la différenciation par les idioblastes, Wilhelm Roux (1) y a fait concourir la sélection darwinienne. Il y a, dans chaque cellule, lutte pour l'existence entre les substances qui la composent. Celles de ces parties qui sont le mieux placées, par rapport aux fluides nutritifs, se développent davantage. Le développement se fait ainsi par réaction de fonction nutritive sur telle partie de la cellule, d'où sa plus grande croissance par activité de fonction.

LA THÉORIE CHIMIQUE

Bien qu'attribuée généralement à Hamburger, on en trouve déjà l'indication dans Ch. Robin.

Il est facile, en suivant sa pensée, de voir comment il y est arrivé.

Ce qui l'a frappé, c'est que la constitution de la cellule embryonnaire était déjà spéciale avant toute distinction de différenciation morphologique ; c'est que la fonction cardiaque apparaissait dans l'embryon avant la présence de fibres striées dans le myocarde ; c'est que les mouvements amiboïdes, ceux des cils vibratiles, et d'autres encore, se montraient avec des caractères fonctionnels et sous des excitants distincts pour chacun d'eux, alors que la structure du protoplasma ne permettait pas d'établir de distinctions morphologiques correspondantes.

De ces faits, Ch. Robin a conclu à des constitutions moléculaires spéciales, à des différences chimiques.

J'ai déjà cité ces faits plus haut et j'ai conclu, de mon

(1) Leipzig, 1905.

côté, qu'il fallait admettre l'existence de la substance différenciée elle-même dans ces protoplasmas, mais n'existant encore qu'à l'état diffus et invisible pour nos moyens d'investigation. Cette hypothèse m'a parue préférable par la raison, qu'avec elle, la fonction ne précède pas l'organe, mais le développe et fait ainsi apparaître la substance différenciée, visible et localisée dans le protoplasma. Ainsi, pour Ch. Robin, la composition moléculaire prime la morphologie et la structure.

D'après Hamburger et Le Dantec, les espèces animales et aussi les espèces de cellules, sont le résultat de l'architecture de la molécule d'albumine. De la sorte, ce n'est plus le substratum morphologique, mais la constitution chimique, dans laquelle se résument le genre, l'espèce et même l'individu. Cette notion est donc établie d'après le protoplasma vivant, et non d'après la substance différenciée qui en est le produit.

Avec Armand Gautier, les agents de la différenciation sont des ferments. Les ferments sont spécifiques par rapport à l'espèce.

« La cellule, dit A. Gautier, réalise ses molécules spécifiques au moyen de transformations élémentaires qu'elles font subir à quelques-uns des matériaux ambiants, qu'elles réunissent, dissocient, transforment, isomérisent, grâce à l'action d'agents spécifiques existant en chaque espèce de cellules et qui ne sont autres que des ferments. »

Ces ferments spécifiques seraient transmis par la cellule aux éléments qui en naissent par division, d'où l'hérédité d'espèce.

Il faut faire remarquer, en terminant, ce qui touche à cette théorie, que le facteur chimique peut expliquer la formation de molécules.

La différenciation comporte encore la structure, l'organe de fonction, la disposition de la substance, les rapports de cette substance avec le protoplasma dans ses propriétés physiologiques, les corrélations et les adaptations réciproques des parties, etc., etc.

LA THÉORIE ÉVOLUTIVE.

En prenant pour base le développement phylogénétique appliqué à l'individu, la doctrine évolutive explique la différenciation de la façon la plus complète.

Devenue héréditaire, la différenciation se développe actuellement chez l'embryon, en un temps très court, après avoir été acquise à la suite d'une longue série d'ancêtres, marquant des phases intermédiaires et après avoir été peu à peu fixée chez eux par adaptation.

Au cours de l'évolution ontogénique, on peut noter, à l'occasion de la différenciation, les influences du milieu, des corrélations, de l'adaptation, de la sélection darwinienne, de la division du travail, etc..., tout un ensemble de phénomènes qui ont été indiqués et interprétés dans les chapitres précédents.

Il en a été de même des résultats acquis de la différenciation et marqués dans chaque tissu par un degré correspondant à un stade ou à un âge évolutif.

Avec cette théorie, l'influence du milieu devait apparaître particulièrement importante.

Tout en reconnaissant cette importance, je crois qu'il est juste de la préciser,en fixant la limite de son action. De ce que la différenciation est héréditaire actuellement, l'influence du milieu, tout en étant nécessaire, est restreinte d'autant. L'évolution ontologique permet de reconnaître des milieux successifs. Le milieu primitif de l'embryon, à la fois plastique et humoral, avec les excitations de la sensibilité primordiale de cellule à cellule.

Puis, la complication de ce milieu, par le développement du système circulatoire. En dernier lieu, la superposition du système nerveux, établissant de nouveaux rapports anatomiques et physiologiques des éléments entre eux.

On remarquera aussi, que dans cette succession prénatale, le milieu postnatal est déjà représenté en partie par l'apport, puisé au dehors, de la circulation maternelle.

Le milieu, croissant en complexité par ces modifications successives, est fixé suivant un cycle régi par l'hérédité.

Sauf accident mécanique, pathologique ou autre, où son intervention est modificatrice, le milieu apparaît seulement indispensable en ce qu'il maintient les conditions nécessaires de développement fixé par hérédité.

Si la théorie évolutive de la différenciation est la plus complète, il faut ajouter qu'elle réunit encore les autres théories, auxquelles on peut donner plus ou moins d'extension, mais qui envisagent surtout le même problème à des points de vue particuliers.

La théorie de la mémoire héréditaire accorde à peu près tout à l'hérédité, en reculant en quelque sorte la question qui se pose au sujet de la genèse et de la nature de la différenciation.

La théorie des particules représentatives a une place, importante d'ailleurs, dans l'explication évolutive.

La théorie chimique y rentre aussi par la constitution croissante en complexité de la molécule albuminoïde composant le protoplasma vivant, à mesure qu'on s'élève dans l'échelle des êtres, tandis que prise isolément elle demeure une explication insuffisante.

On peut dire de toutes ces théories partielles, qu'elles ne s'opposent pas entre elles, et que l'interprétation évolutive les enveloppe les unes et les autres.

CHAPITRE V

LA BIOTAXIE HISTOLOGIQUE

La différenciation ayant pour résultat la formation d'espèces de cellules et de tissu, et impliquant, par elle-même, une évolution progressive, il est possible de tenter d'établir une hiérarchie de ces espèces, en les rangeant par degrés de différenciation croissante et décroissante.

Une telle classification doit porter le nom de biotaxie histologique.

L'anatomie générale, la physiologie et peut-être surtout la pathologie, pourront tirer profit de cette connaissance.

En examinant les tissus, dont les différences sont extrêmes par rapport à leur degré évolutif, on peut mesurer aisément la distance qui les sépare.

Que l'on compare entre eux le soma et le germen, qui divisent l'organisme en deux parties, dont l'une répond à la vie de l'individu et l'autre à la reproduction de la race.

Dans le germen, il n'y a point d'autre différenciation que celle du protoplasma d'avec le noyau qui constitue la substance héréditaire.

Dans ce noyau sont contenus les représentants de tous les tissus du soma.

Sous ce rapport, la cellule reproductrice ne peut avoir aucune différenciation, destinée qu'elle est à la genèse de toutes les espèces qui composeront le nouvel individu.

Le naturaliste Beard, allant jusqu'à considérer le germen comme un être distinct, en fait une sorte de protozoaire, et Weissmann lui-même le compare à un parasite vivant dans le soma.

En opposition avec le germen, le soma, dans ses cellules et ses tissus multiples, ne montre que des espèces.

Si, considérant ensuite ce dernier, on en compare les séries spécifiques extrêmes, on reconnaît l'ensemble des différences profondes, qui sous le rapport du degré de différenciation, sépare le leucocyte de la cellule nerveuse.

La base du degré de différenciation étant la division du travail entre différentes espèces, le leucocyte apparaît, au contraire, comme réunissant en lui les plus multiples et les plus diverses activités.

Ranvier, en le comparant à une amibe, c'est-à-dire à un être capable de se suffire à lui-même par la multiplicité de ses qualités vitales, a résumé d'un mot ses caractères principaux (1) : « C'est une masse sphérique de protoplasma contenant un noyau. »

Il y a d'ailleurs des races de leucocytes déjà reconnues par Ranvier et que Ehrlich a établies à son tour sur les réactions colorantes diverses des granulations du protoplasma.

Comme l'amibe et le protée, le leucocyte émet des prolongements, se rétracte, se moule sur les corps qu'il absorbe en les enveloppant, par exemple des fragments de globules rouges, des granulations de vermillon, des microorganismes.

Il est contractile à l'état de diffusion, son noyau apparaît au moment où il revient à la forme ronde.

Il se rapproche, du fait qu'il ne constitue pas de tissu limité, des éléments anatomiques des spongiaires et des polypes qui sont disséminés çà et là dans une masse amorphe relativement considérable, chacun de ces éléments exerçant les fonctions qui lui sont propres, comme s'il s'agissait d'individus complètement séparés les uns des autres.

Le leucocyte est l'élément autonome de l'organisme. Ne formant pas de tissus localisés, il est apte à vivre dans des milieux très divers.

(1) Ranvier. *Système musculaire*, p 452.

On peut dire qu'il n'est même pas, à proprement parler, un élément du sang qui le propage dans l'organisme, mais qu'il y trouve seulement un milieu spécial, marqué par le mode de reproduction, particulier aussi, qu'il y affecte.

Comme l'amibe, ses propriétés lui permettent des fonctions en rapport avec différents milieux, et il est susceptible de s'y adapter avec ou sans changements notables de sa morphologie.

A l'état normal, en dehors du sang et de la lymphe, on le rencontre presque partout : à la surface de toutes les muqueuses, les bronches, la bouche, l'intestin où il porte certains produits, dans le rein, dans l'épiderme, dans la synovie, dans le péritoine, dans le tissu interstitiel, dans les humeurs de l'œil, dans le liquide céphalo-rachidien, dans le colostrum, etc..., etc...

Ainsi, il est le seul élément qui soit en contact avec tous les organes, le globule rouge lui-même demeurant dans les capillaires. Quinton l'appelle très justement « le témoin du milieu vital. »

Son degré de labilité se révèle encore dans les milieux artificiels et pathologiques. Dans le milieu salé, Jolly l'a trouvé vivant jusqu'à la dixième heure (1).

Quinton l'a observé encore vivant au bout de vingt heures dans l'eau de mer. Les caractères de la vie du globule étaient : la réfringence, l'invisibilité du noyau, l'émission de pseudopodes, le passage du corps protoplasmique dans le corps du pseudopode, son déplacement dans le champ du microscope sur le plateau inférieur de la chambre à air, où il restait adhérent, etc...

Le globule blanc des animaux à sang froid, transporté en milieu artificiel, vit encore plus longtemps.

Dans les milieux que créent les agents pathogènes, le leucocyte, non seulement vit, mais se multiplie d'une façon remarquable, ainsi qu'il sera dit plus loin.

(1) Jolly. *Soc. de Biol.*, 17 juillet 1897.
(2) Quinton, *Soc de Biol.*, 30 avril 1898.

Dans les différents milieux, normaux ou anormaux, par lesquels passent les leucocytes, dans lesquels il se fixent éventuellement, les fonctions qu'ils remplissent, sont encore d'une diversité étonnante.

Par ses propriétés amibiennes, le leucocyte s'incorpore ou absorbe différentes particules, produits désagrégés de l'organisme, matières introduites accidentellement dans le milieu interne, etc...

Robert a montré l'absorption du fer, Stassano du mercure, Besredka de l'arsenic, Lombard de la strychnine.

Vulpian et d'autres pathologistes ont décrit le mécanisme par lequel les exsudats pathologiques ou des masses nécrosées, comme les infarctus du poumon, du rein, de la rate étaient absorbés, morcelés et incorporés dans le protoplasma leucocytaire. Metschnikoff a insisté sur la même fonction, en ce qui concerne les macrophages, et a créé le terme de phagocytose, qui résume la doctrine de ses prédécesseurs.

Une fois incorporées, ces matières organiques, minérales, microbiennes, sont ou bien transformées, en quelque sorte digérées dans le leucocyte, ou bien transportées à distance et versées dans l'intestin, le rein, etc. Il faut noter encore particulièrement, le transport de matériaux propres à la régénération des tissus, d'après certains auteurs.

Ces fonctions relèvent surtout des propriétés amiboïdes et de migration du leucocyte. Il en est d'autres très intéressantes qui résultent de l'élaboration, en quelque sorte des sécrétions du leucocyte, que Ranvier a comparé sous ce rapport à une glande monocellulaire, comparaison que justifient les travaux de multiples auteurs. Formées dans l'intérieur du protoplasma, ces substances sont ensuite mises en liberté ici ou là par désintégration du leucocyte. Par exemple les cytases admises par Büchner, Denys, Bordet, le fibrine-ferment de Schmidt, la plasmase de Duclos, qui sont des coagulants, le ferment glycolytique, étudié par Arthus ; les oxydases ou ferment oxydant de Portier, marquent un rôle très spécial et très important de l'activité leucocytaire.

Hélier a étudié la mise en liberté de ce ferment oxydant,

en concluant que les déchets de la vie anaérobie des cellules étaient détruits dans les zones oxydantes, où vivent les leucocytes.

On connaît l'importance des substances supposées, dites sensibilisatrices, des antigènes spécifiques, élaborés aussi par le leucocyte et ayant pour fin la destruction, ou neutralisation des produits, même des cellules vivantes introduites dans l'organisme, et de l'action inverse des toxogénines, de l'anaphylaxie de Ch. Richet et de Portier. La part que le leucocyte peut prendre dans ces phénomènes demanderait d'ailleurs à être précisée. Le rôle des globules blancs en pathologie apparaît notable, non seulement par ses fonctions en ce qu'elles sont antitoxiques actuellement, mais aussi par ce qu'elles contribueraient en partie à l'immunité à longue échéance, ou définitive.

Certainement, il y a une part d'hypothèses en ce qui concerne la présence de beaucoup de ces substances échappant aux constatations précises de la chimie, mais que l'on est autorisé à admettre, en raison de la façon dont les choses se passent.

Après tout cela, ce qui reste à dire du leucocyte et ce qui est son caractère le plus important au point de vue de la biotaxie histologique, est la facilité et la durée indéfinie de ses multiplications, au cours de la vie entière de l'organisme.

Si les leucocytes, ou certains leucocytes, atteignent un âge définitif et cessent à ce moment de se reproduire, la facilité de multiplication et la durée de celle-ci est chez eux un trait dominant.

Leurs divisions, qui s'opèrent dans tous les milieux où ils vivent, ont deux modes physiologiques.

Dans le sang et dans le lymphe, on admet que la division est directe, sans comporter de signification de sènescence. C'est ce qu'ont démontré Klein et Ranvier.

C'est aussi le mode de leur division rapide, ou d'urgence, indiquée par Balbiani et Henneguy.

Ailleurs leurs divisions sont indirectes ou par mitose,

comme dans les ganglions lympathiques, la rate, la mœlle des os et aussi, d'après Jolly, dans la lymphe du péritoine.

La multiplicité des agents qui sont capables de provoquer leurs divisions, sont également pour marquer leur faible degré de différenciation. Car plus la spécificité s'accuse, plus se restreint le nombre des agents capables d'en provoquer les manifestations fonctionnelles.

Les conditions variées de la leucocytose pathologique démontrent que des causes très différentes par leur nature provoquent souvent des multiplications notables, parfois considérables, depuis les suppurations, les phlegmasies, jusqu'aux infections non inflammatoires et aux intoxications de tous genres.

On sait aussi que suivant les degrés des infections ou leur nature spécifique, ou leurs phases, ce sont d'autres races leucocytaires qui se multiplient en prédominance.

S'il s'agit souvent de phénomnes transitoires, on sait aussi que les troubles hémoleucocytaires peuvent persister des mois et des années après les maladies qui les ont produits. Sacquépée a observé ce déséquilibre prolongé dans la scarlatine et dans la pneumonie (1).

Ces multiples réactions que démontre la pathologie, sont en relation avec des propriétés de cellules très peu différenciées et en opposition avec ce qu'offrent d'autres éléments, dont les réactions sont restreintes comme l'unique fonction qu'ils ont acquise par un plus haut degré de différenciation.

En résumé le leucocyte réagit tout à la fois par amiboïsme comme les muqueuses à cils vibratiles, c'est-à-dire par des mouvements ; en second lieu par la production de cytases, c'est-à-dire par formation ou sécrétion de substances, ainsi que les épithéliums ; en troisième lieu par multiplication, comme le font les éléments anatomiques, mais dépassant même les réactions analogues du tissu conjonctif interstitiel.

Ces activités offrent pour le leucocyte une continuité qui

____

(1) Ann. de *Méd. Exp.* et d'*Anat. path.*, 1902.

s'éloigne des cycles fonctionnels observés dans les cellules d'un plus haut degré de différenciation.

Placée en parallèle avec le leucocyte sous le rapport où il vient d'être envisagé, c'est-à-dire le degré de la différenciation, la cellule nerveuse offre des caractères opposés.

Bien plus, si l'on envisage dans la vaste hiérarchie des éléments nerveux, la cellule des zones d'association du cerveau de l'homme, qui doit être prise ici comme terme de comparaison avec le leucocyte, les caractères les plus contraires apparaissent avec la plus grande netteté, en ce que la cellule psychique occupe le sommet de la hiérarchie cérébro-spinale.

Chez elle, la perte de l'amiboïsme est extrêmement précoce, amiboïsme que certains auteurs considèrent comme présidant à ses migrations pour constituer, au cours du développement embryonnaire, les couches superposées de l'écorce cérébrale.

De là la constitution d'un tissu comprenant des localisations et un milieu définitifs, contrairement à l'aptitude à se déplacer et à vivre dans l'organisme entier que présente le leucocyte.

Ensuite il faut citer la spécialisation à une fonction unique et marquée encore par le plus haut degré de division du travail. Et comme conséquence de cette spécialisation de fonction, la spécification correspondante des agents adéquats susceptibles de la provoquer.

On peut admettre que l'unique agent d'activité est ici l'incitation que provoque l'éveil des souvenirs des sensations, par l'action du monde extérieur ou des organes sur les cellules sensorielles centrales.

Sans doute on a parlé de poisons intellectuels, dont le principal serait la morphine, mais en tout cas en nombre restreint. D'après cette manière de voir, ces substances produiraient l'activité intellectuelle indéniable de l'opium, l'alcool, etc., par action directe sur les éléments nerveux corticaux.

Pour ma part, je donne de ces activités une interprétation toute différente. Les manifestations intellectuelles exallées par l'emploi de telles substances, ne seraient que le résultat indirect de leur action sur la cénesthésie, opérant par suppression de sensations désagréables ou pénibles, de celles de la fatigue, des mille préoccupations et soucis, qui à l'état plus ou moins conscient, nuisent à la pleine expansion du travail de la vie mentale centrale. C'est donc à travers une sorte de bien-être et par une action qui est toute factice, en même temps qu'indirecte, que l'on devrait parler de poisons de l'intelligence.

Le dernier progrès, acquis par la vie mentale de l'homme, demeure encore en évolution jusqu'à un âge assez avancé, tandis que la perfection est acquise très rapidement pour d'autres fonctions et que pour celles des centres nerveux, les autres animaux les apportent à la naissance à un plus haut degré d'achèvement. C'est ainsi que pour l'homme, le rôle de l'éducation et de la culture personnelles ont une importance particulière, tandis que ces acquisitions tardives sont loin de passer dans l'hérédité.

Ainsi le plus haut degré du progrès se continue chez l'individu de façon plus longue. La moindre différenciation en comportant une adaptation plus facile, est acquise de meilleure heure et demeure aussi plus stable dans le milieu normal.

La spécialisation de la cellule nerveuse corticale est telle, que toutes les autres propriétés s'effacent, ou se fondent en elle.

La nutrition se résume dans l'unique entretien de l'architecture nécessaire à la fonction spécifique. Les phénomènes de la vie mentale ne semblent pas nécessiter de dédoublement et de consommation de substances, chimiquement appréciables. D'où la théorie par laquelle Gautier a cherché à expliquer le mécanisme de la fonction du cerveau.

La perte complète et définitive de la reproduction est ici tout à fait remarquable, non seulement dans le milieu physiologique mais sous l'influence du milieu pathologique.

Tandis que la fonction spécifique doit ici durer la vie entière de l'organisme, la reproduction prend fin de très bonne heure, au cours même de la vie prénatale.

Si l'on connaît en pathologie les cérébromes, ou tumeurs constituées par des cellules cérébrales nerveuses, ceux-ci datent de la vie de l'embryon.

D'après Fürstner, Friedmann, Ziegler, Tirelli, les cellules encéphaliques des animaux supérieurs ne se reproduisent pas. Ce fait serait en relation avec le peu d'abondance de la nucléine dans ces cellules. Au contraire, d'après Lévi, chez les animaux inférieurs, la nucléine, par son abondance et sa disposition, a les mêmes caractères que dans les cellules nerveuses de fonctions inférieures et des cellules de la névroglie (1).

L'étude des encéphalites de l'homme n'a pas permis de constater de multiplication. Mondino, expérimentant sur le cobaye, a observé des figures de caryocinèse ; Cohn, après l'action de l'aiguille chauffée au rouge, a constaté que le caryocinèse ne dépassait pas le stade de spirème.

Vitzou a cependant pu admettre la régénération de l'écorce chez le singe. Lévi a vu, au complet, les phases du processus de la mitose et pense avoir été à l'abri d'une erreur portant, soit sur des cellules de névroglie, soit sur des leucocytes. Mais la mitose aboutit-elle à la division complète? C'est fort douteux. La cellule du cerveau chez l'homme dure donc comme individu, tandis que sa vie, en tant qu'espèce, est définitivement éteinte, même dans les conditions pathologiques où la vitalité des leucocytes atteint des degrés extrêmes.

Ce que font les infections et les intoxications, c'est surtout d'entraîner des réactions dépressives, dans les sphères élevées du télencéphale, ou dans les cas extrêmes des dégénérescences et des nécroses définitives, mais non de nouvelles genèses. Dans la mort progressive des éléments de l'organisme, la cellule corticale associative est aussi la première à succomber définitivement.

(1) Ann. *Médico-psych,*, 1898, p. 477
(2) Ann. *Médico-psych* , 1902, p. 106

Enfin il faut compléter le parallèle en inscrivant l'opposition entre le leucocyte et la cellule psychique par ce qui a trait au cycle de l'activité cellulaire. Pour cette dernière cellule, c'est pour le moins, un tiers de la vie, qui se passe dans l'inconscience du sommeil, c'est-à-dire dans un degré d'activité extrêmement réduit.

La vitalité dans ses manifestations multiples est en raison inverse de la différenciation spécifique.

LES BASES DE LA BIOTAXIE HISTOLOGIQUE.

D'après ce qui précède, le principe qui doit servir de base à la biotaxie des tissus, est le degré de leurs différenciations respectives. Ce degré lui-même peut être précisé à l'aide de plusieurs caractères qui d'ailleurs se confirment les uns les autres.

La règle bionomique de choix est sans doute la diminution de la faculté de reproduction qui apparaît, au cours de l'évolution, en des temps différents pour chaque espèce de tissus. La perte plus ou moins rapide de la reproduction des éléments histologiques, étant en rapport avec la diminution des propriétés communes de leur vie et par conséquent avec leur degré de spécialisation.

Ainsi la cellule de l'écorce cérébrale de l'homme a perdu toute multiplication avant la vie post-natale ; le leucocyte la possède durant toute la vie de l'organisme dont il fait partie, ainsi qu'on vient de le voir.

Cette règle posée, il faut entrer dans quelques généralités relatives à la durée des éléments par rapport à leur labilité.

Il existe pour les organismes, envisagés dans leur ensemble, une évolution de labilité générale.

Dans les végétaux et les animaux inférieurs, les genèses et les régénérations organiques sont liées à l'activité de la phase de leur vie qui correspond à la croissance.

Le maximum d'intensité vitale existant pendant le développement embryonnaire et allant ensuite en décroissant de plus en plus jusqu'à la vieillesse. Ainsi, chez certains animaux un blastomère peut suffire, à un moment donné, à la genèse de l'individu tout entier.

La spécifité étant acquise, au degré où elle l'est chez l'homme, on peut distinguer des cellules qui, en se reproduisant toute la vie, réédifient à chaque génération leur architecture spécifique ; d'autres, qui sans se reproduire, entretiennent constamment leur substance spécifique et la refont aux degrés des pertes fonctionnelles. D'autres cellules, mais spécialement en pathologie, sont susceptibles de proliférer en restant incapables de reconstituer les matériaux de leur fonction spécifique. Parfois elles la reconstituent incomplètement, et, dans d'autres cas, suivant les modifications du milieu, leur morphologie se transforme.

L'étude des néoplasmas, des modules de prolification inflammatoire, étudiés par rapport aux lois de la différenciation, ferait paraître ces modalités diverses.

Un point capital est d'établir encore, en ce qui touche au principe de la biotaxie, ce qu'il faut entendre par la durée de la vie d'un élément histologique, en montrant que la vie de l'individu et de l'espèce sont choses distinctes.

La longévité de la cellule, en tant qu'individu, est relative à la durée de sa fonction ; celle de la cellule en tant qu'espèce, à la durée de la faculté de se reproduire.

Pour reprendre l'opposition indiquée plus haut, la cellule cérébrale demeure indéfiniment en fonction sans se reproduire ; le leucocyte, les cellules de la moelle des os, celles de l'épiderme, les épithéliums du tube digestif, les cellules des glandes holocrines, qui se détruisent du seul fait de leur fonction, vivent moins de temps et se reproduisent constamment.

Entre les extrêmes, se place toute la série des degrés qui marquent la hiérarchie biotaxique.

La plus parfaite constance du milieu apparaît comme la condition de la vie cellulaire individuelle, la condition contraire comme la base de la multiplication éventuelle et de la vie en tant qu'espèce.

On pourrait souvent conclure à ces deux modes biologiques, en considérant la façon dont les cellules sont protégées, ou exposées dans leurs milieux respectifs, par rapport aux modifications de l'état normal et aux accidents.

Les cellules épidermiques, dont la prolifération est constante, sont directement en contact avec le milieu externe mobile et changeant. Les épithéliums du tube digestif sont soumis à la nature et à l'action variables des aliments puisés au dehors.

Les muscles qui doublent ces membranes sont déjà mieux protégés.

Et les cellules de l'axe cérébro-spinal se trouvent dans des conditions encore plus favorables, en ce que leur milieu humoral, participe de la plus grande constance du seul milieu intérieur.

Ces conditions et ces définitions relatives à la vie des éléments étant précisées, revenant à la durée de la reproduction des divers tissus, on peut les classer tout d'abord, à ce point de vue, en trois groupes principaux, établis par Bizozzero.

1° Des tissus à *éléments labiles*, qui continuent à se multiplier pendant toute la vie de l'individu, donnant ainsi lieu à une régénération continue. Tels sont la rate, la moelle des os, les glandes lymphatiques, sources de leucocytes ; l'ovaire, les testicules, qui produisent des éléments morphologiques ; les épithéliums de revêtement et leurs replis glandulaires, comme les fossettes mucipares de l'estomac, les glandes tubuleuses de l'intestin et de l'utérus, les glandes sébacées, etc.

2° Des tissus à *éléments stables*, qui se multiplient jusqu'à la naissance, ou même plus tard, après leur différenciation complète. Tels sont le foie, le rein, le pancréas, les glandes salivaires, lacrymales, albumineuses, dont les produits de sécrétion sont amorphes ; le tissu conjonctif, le tissu cartilagineux, le tissu osseux dont la mitose se prolonge jusqu'au développement complet du squelette, le tissu musculaire lisse, etc.

3° Des tissus à *éléments perpétuels*, dont la mitose cesse déjà à une période précoce de la vie embryonnaire, avant

même que la différenciation morphologique soit atteinte.
Tels sont le tissu musculaire strié, et le tissu nerveux (1).

Bizozzero fait remarquer que la triple division précédente ne répond pas à l'origine blastodermique des éléments, puisqu'on trouve par exemple des cellules épidermiques et des cellules nerveuses, de même origine embryonnaire, dans les deux groupes extrêmes. Rien n'est plus juste, et cette réflexion est en conformité avec tout ce qui a été dit plus haut. ·

L'auteur ajoute ensuite que ces divisions ne correspondent pas non plus aux degrés de différenciation des éléments. Je ne saurais souscrire à cette manière de voir par la raison que j'ai établi plus haut la définition des degrés de différenciation, en la basant sur la division du travail et sur la différence qu'il faut faire entre la vie d'un élément en tant qu'individu et la vie de cet élément sous le rapport de ses multiplications, en ce qu'elles assurent la vie de l'espèce par la reproduction.

Dans sa remarquable thèse, Hillemand, après avoir cité la loi de Spencer, conclut justement : « Les organisations où l'intégration et la différenciation de matière ont été poussées le plus loin, sont celles où le chiffre de la multiplication est tombé le plus bas. »

Si le temps pendant lequel persiste la multiplication, correspondant au degré de différenciation, est la base principale de la biotaxie histologique, elle peut être établie et confirmée en se fondant sur d'autres principes bionomiques.

On peut prendre en considération le degré de croissance, marqué par le volume des éléments des divers tissus, au moment de la naissance, puis le temps dans lequel ils arrivent à acquérir leur volume définitif dans le cours à la fois de la vie embryonnaire et post-natale.

Dans mes recherches sur « l'atrophie numérique des tissus », j'ai démontré que les fibres musculaires striées étaient, au jour de la naissance, chez l'homme, en nombre

(1) Congrès de Rome, 1894.

égal ou même supérieur à celui qu'ils atteindraient après la fin de la croissance de l'individu.

J'ai, en effet, trouvé un nombre égal ou supérieur de fibres musculaires dans le rond pronateur du fœtus à terme, par rapport à celui trouvé dans le même muscle, à l'âge adulte.

Ce qui fait donc la différence entre le volume de ce muscle, comparé à ces deux époques, ce n'est pas le nombre des fibres, mais le volume de chacune d'elles, qui est notablement plus petit à la naissance.

Ainsi toutes les fibres striées qui existeront plus tard sont apportées à ce moment. Et, pour le dire en passant, ce qui fait l'atrophie numérique, ce n'est pas un arrêt de développement portant sur la multiplication, mais une disparition d'un certain nombre d'éléments, ceux qui restent atteignant un volume égal dans le côté lésé à ceux du côté sain. Cela dans tous les tissus, muscles, nerfs, moelle, os, etc.

D'autre part, que l'on considère le volume d'autres éléments, moins différenciés que la fibre striée, et l'on verra que leur volume à la naissance est déjà pour les uns, pour les leucocytes par exemple, ce qu'il sera dans l'avenir et que pour d'autres ce degré de croissance, pour devoir augmenter encore, est relativement supérieur à ce qu'il est pour la fibre striée.

Il y aurait lieu d'ailleurs de préciser par une étude, qui n'a pas été faite, ce qu'il en est à ce point de vue pour les diminutions relatives de chaque espèce histologique.

On peut dresser également un schéma de la biotaxie histologique en considérant le temps, relatif pour chaque espèce, de l'activité fonctionnelle et par conséquent du degré d'usure des substances différenciées qui y concourent. Ce degré d'activité est indiqué par les phases du cycle cellulaire.

En suivant ce principe bionomique, on trouve tout au bas de l'échelle l'activité constante du leucocyte, pour ainsi dire l'absence complète de rythme en deux phases distinctes.

Ensuite se place l'activité cardio-vasculaire dont le temps

de repos est marqué nettement, mais très court, dans chaque révolution cardiaque.

L'activité à peu près continue des épithéliums et des fibres lisses du système digestif, présentant des phases de recrudescence, mais s'exerçant aussi bien pendant le sommeil que pendant la veille de la vie mentale.

A l'autre extrême se placent les fibres striées et les cellules sensorielles, avec les neurones de la vie mentale centrale.

Ces derniers offrent un degré plus tranché comme cycle en la longueur de ses phases. On sait que chez les animaux supérieurs la station debout est souvent compatible avec le sommeil. Pour l'homme, Galien a insisté sur la possibilité de marcher en état de sommeil, en citant son exemple personnel, et l'on sait qu'en général la marche est plus ou moins automatique. Ainsi, bien qu'il y ait une pensée rudimentaire dans le sommeil, il y a une extrême différence entre les cycles possibles de l'activité musculaire automatique, et de l'activité en phases plus tranchées et plus longues de la cellule psychique.

On ne manquera certainement pas de remarquer la contradiction offerte par le cycle de la vie génitale dont les phases, même chez les animaux supérieurs, sont marquées par une intermittence infiniment plus prolongée.

On pourrait sans doute répondre à cette objection, en rappelant que les fonctions génitales sont relatives à l'espèce et non à l'indivdu, établissant par là une séparation exclusive sous le rapport où les cycles sont envisagés. Ce serait déjà un argument en faveur de l'opinion défendue ici.

En réalité, la vie oscillante et la vie latente sont choses distinctes du cycle cellulaire dont il s'agit. Si l'on prenait ces modalités de la vie comme base de la biotaxie, on verrait bien vite qu'il faudrait inverser la formule. C'est-à-dire que plus les espèces sont aptes à la vie oscillante et latente et moins leur différenciation est élevée.

Pendant l'hibernation, ce sont les cellules de l'encéphale et les fibres striées volontaires qui s'altèrent le plus et sont le moins aptes à supporter ce genre de vie. Les modifications des fibrilles nerveuses et des striations musculaires ont été décrites en ces circonstances.

D'autre part, si l'on examine ce qui se passe dans les tissus en général, on y trouve des éléments, les moins différenciés parmi ceux qui composent un même tissu, vivant à l'état normal d'une vie latente. L'activité de ces éléments et leur évolution biologique peuvent être réveillées dans certaines conditions, et l'on sait le rôle que leur fait jouer Grawitz dans les processus inflammatoires. Il y a aussi les degrés de la différenciation isomorphologique, décrite plus haut, et dont la fonction est réservée.

Ainsi dans chaque tissu, pour eux-mêmes et pour les éléments qui les composent, la vie oscillante et latente de l'état normal appartient aux moins différenciés.

Une autre façon d'établir la biotaxie des tissus, est relative à la résistance des éléments anatomiques dans les milieux artificiels.

Le leucocyte, d'après Ranvier, demeure mobile après plusieurs jours passés dans différents milieux, et présente encore des mouvements amiboïdes, après trois ou quatre mois, s'il est conservé dans la glacière.

Les expériences plus récentes de Carrel lui ont montré que les éléments des tissus embryonnaires et de certaines tumeurs se multiplient plus vite et persistent plus longtemps que les tissus adultes, dans les milieux artificiels. D'après lui aussi, les fibres conjonctives fusiformes se multiplient dans ces conditions avant les cellules épithéliales diverses, sauf pour celles du corps thyroïde.

Les éléments ne meurent pas tout de suite après avoir été séparés de l'organisme, et les degrés de vie qu'ils manifestent semblent inverses, en valeur, à leur degré de différenciation.

Le terme de *culture*, employé par Carrel, pour désigner les phénomènes qu'il a observés, est sans doute critiquable et devrait être remplacé par celui de *survie* (1).

---

(1) Voir pour les détails la critique faite par Jolly.

Si au lieu d'être placés en dehors de l'organisme, des tissus ou des organes sont greffés ou transportés dans d'autres régions, les éléments qui les composent se modifient, en raison du milieu nouveau, de façons diverses les uns par rapport aux autres, et s'adaptent en se transformant, ou en se multipliant, suivant leur degré évolutif.

Au sujet de cette base de classification bionomique, il faut dire, comme pour le cas précédent, que nos connaissances ne permettent pas un catalogue complet des différents tissus. Cependant la classification s'élargit par la distinction de ce qui advient des tissus musculaires striés et nerveux, s'ils sont transplantés.

Cl. Bernard a divisé les tissus en ceux qui sont composés d'éléments passifs, os, tissus de soutien, tissu conjonctif, et ceux qui sont composés d'éléments actifs, divisés en deux groupes : les éléments muqueux, épithéliaux, glandulaires, qui appartiennent à la vie végétative, et les éléments musculaires et nerveux qui relèvent de la vie de relation. Les fibres musculaires et les cellules nerveuses meurent lorsqu'elles sont déplacées, de même qu'elles sont moins aptes à se régénérer dans leur propre milieu.

Une base de classification plus large, mais aussi beaucoup plus complexe, serait tirée de la façon dont réagissent, en pathologie, les différents tissus, lorsqu'un agent pathogène est en action sur l'ensemble de l'organisme.

Le rôle de la pathologie a déjà été indiqué sommairement en ce qui concerne la confirmation qu'elle donne à la base de la biotaxie, cherchée dans la persistance et la facilité de la prolifération d'après leurs degrés pour chaque espèce.

Il faudrait y ajouter les autres modes de réactions fonctionnelles pathologiques, les phénomènes exaltatifs et dépressifs, en ce qu'ils se produisent les uns dans des tissus de moindre différenciation, les autres dans des espèces plus élevées. Puis, l'ordre dans lequel s'exaltent, ou l'ordre dans lequel se paralysent les différentes fonctions, sous l'action d'une même substance toxique.

Et encore la hiérarchie que peut établir la mort successive des éléments de l'organisme.

Mais la pathologie doit plutôt s'inspirer de la biotaxie normale que contribuer à la former.

Quoi qu'il en soit, les différentes méthodes qui viennent d'être exposées pour constituer la base d'une biotaxie des tissus, sont confirmatives les unes des autres. Cela par la raison que toutes se fondent sur l'un des caractères propres à établir le degré de différenciation des espèces.

Avec ces données, la biotaxie classe les différents tissus chacun à son rang.

Maintenant, il reste à indiquer la hiérarchie non moins importante des différents éléments qui composent chacun des tissus, depuis les cellules qui sont destinées à les rénover, jusqu'à celles qui marquent le plus haut degré de l'évolution propre à chacun d'eux.

Outre la morphologie, qui peut accuser ces degrés dans les différentes lignées cellulaires, on retrouve encore ici le caractère de la persistance et de la facilité de reproduction, qui me servira encore de guide pour atteindre le but poursuivi. Dans chaque tissu, quelle que soit la place qu'il occupe dans la biotaxie générale, on reconnait des degrés extrêmes.

Si les leucocytes, disséminés dans le sang et les humeurs, par conséquent dans l'ensemble de l'organisme, ne représentent pas un tissu homogène et fixe, on peut constater, dans les zones de leur naissance et de leur développement, l'existence d'une hiérarchie évolutive, et qui du moins ressort nettement des descriptions de certains auteurs.

Parmi ces descriptions, il faut citer, en particulier, celle qui a été faite par Jolly (1).

On trouve dans la moelle des os des globules blancs semblables aux leucocytes du sang, formés d'un noyau bourgeonnant et d'un protoplasma granuleux. D'autre part, des cellules plus grandes, à noyaux arrondis et à protoplasma, soit homogène, soit granuleux, qui sont des myélocites.

____

(1) Voir Jolly, *Bull. de la Soc. de Biologie*, 28 nov. 1902, n° 32.

Ces derniers sont des formes mères : en effet, on y voit des mitoses et des protoplasmas où se développent des granulations, et l'on y peut observer une série de transitions significatives entre le noyau rond de ces grandes cellules et le noyau contourné des leucocytes.

Ces mêmes transitions sont observées au cours des myélocythémies dans la moelle rouge et dans le sang. Il reste douteux que les leucocytes ainsi nés et différenciés puissent se reproduire dans le milieu normal, après être parvenus dans la circulation.

Quelques auteurs ont reculé l'origine du leucocyte plus loin, en la plaçant dans une cellule plus petite que le myélocyte et analogue au lymphocyte.

Ce qui expliquerait que la moelle se transforme facilement en tissu lymphoïde (Ranvier et Newmann).

En résumé, le tissu qui est l'origine des leucocytes libres, compris dans toute son extension, serait composé par l'évolution suivante :

1° Une cellule ronde, petite, de la moelle des os, analogue au lymphocyte.

2° Une cellule plus grande, ou myélocyte, à protoplasma amorphe.

3° Les myélocytes granuleux, variables quand aux granulations, mais donnant naissance à des cellules-filles, dont les granulations sont fixes.

A ces deux derniers stades, on observe également des figures de mitose.

4° Les leucocytes types.

Les degrés de différenciation apparaissent dans le testicule par des lignées cellulaires très nettes, marquant une évolution d'éléments de plus en plus différenciés que Jolly a comparée à l'évolution leucocytaire précitée et à la genèse des cellules de l'épiderme (1).

On trouve d'abord des spermatogones, dont la prolifération donne des spermatocytes, formant de trois à quatre assises.

____

(1) *Loc. cit.*

Les spermatocytes, proliférant à leur tour, offrent des noyaux à tous les stades de la caryocinèse.

De ces cellules naissent par transformations des spermatides, et de ceux-ci, par le même mode, les spermatozoïdes.

Les cellules basales, qui sont petites, se chargent de matières nutritives, augmentant ainsi de volume, et se multipliant avec rapidité.

Dans l'épiderme, la différenciation progressive est marquée également par des couches successives, pour ce qui concerne l'homme.

L'épiderme est le siège d'une rénovation continue, dont le point de départ est dans la multiplication des cellules basales de Malpighi. Les cellules ainsi formées parcourent des stades successifs, allant de la forme cylindrique à la cellule superficielle, réduite à une lamelle desquamante.

Testut fait remarquer, au sujet de ce processus, qu'on ne peut s'empêcher de songer aux périodes évolutives de l'animal tout entier : « la vie embryonnaire, la jeunesse, l'âge mûr, la sénilité et la décrépitude. »

Le tissu muqueux présente des éléments analogues à ceux de l'épiderme, tant pour les cellules de revêtement que pour celles des glandes multiples qu'on y trouve, en rapport avec les fonctions les plus diverses, et marquant de nombreux degrés de différenciation, depuis la forme holocrine. Et de plus, dans certaines glandes, il y a des cellules de morphologie et de fonctions différentes, marquées par un pouvoir vital correspondant.

Les greffes de muqueuses stomacales, pratiquées par Carnot (1), ont démontré que les éléments à mucus deviennent prédominants, alors que les cellules principales et bordantes, n'apparaissent pas dans les parties nouvelles, et disparaissent dans les anciennes. La muqueuse subissant ainsi une tranformation mucoïde, analogue à celles qu'on note au cours des gastrites, et marquant, de la sorte, la vitalité plus grande des éléments à mucus.

Dans les muqueuses à cils vibratiles, la mitose n'existe

____

(1) Soc. de Biol., oct. 1904.

que dans les cellules basales, donnant naissance aux éléments ciliés.

Dans les tissus d'origine mésodermique, la multiplicité des formes et des activités cellulaires n'est pas moins variée, depuis les cellules restées embryonnaires, et celles qui sont en état de vie latente, jusqu'aux cellules étoilées, aux différentes fibres et aux formations de fibrilles et de lames élastiques du tissu conjonctif.

Dans les os, on connaît le rôle du périoste dans la croissance et dans la régénération, et qui représente le tissu embryonnaire, par rapport à la cellule osseuse, et à l'osséine qui l'entoure.

Dans les tissus formés de fibres musculaires lisses, la rénovation comporte également des éléments jeunes, susceptibles de proliférer ou de s'accroître en volume, comme les fibres de l'utérus pendant la grossesse, c'est-à-dire même en dehors de l'état pathologique.

Dans les muscles striés, qui ont perdu de bonne heure la faculté de se multiplier à l'état physiologique, le protoplasma indifférent, qui dans certaines conditions devient régénérateur des fibrilles, est constitué par la masse amorphe interfibrillaire, dans laquelle se trouvent disséminés des noyaux ou cellules musculaires. C'est après leur multiplication et dans leurs protoplasmas, ou autour d'eux, que naissent les fibrilles nouvelles.

La hiérarchie biotaxique du système nerveux ne peut être établie, ainsi qu'en pathologie, mais, de plus, ici, la régénération n'est possible, chez l'homme, que pour les neurones les plus périphériques, ceux dont les corps cellulaires donnent naissance aux cylindres-axe des nerfs périphériques de la sensibilité générale et du mouvement. Cette régénération se fait au niveau de l'extrémité du nerf sectionné qui reste attenante au corps de la cellule nerveuse.

Pour les neurones centraux, ou les neurones de différenciation plus haute, de régénération il n'en existe pas même dans les conditions exceptionnelles qu'offre la pathologie de l'homme.

Ainsi, la biotaxie, après avoir classé les différents tissus, se complète en établissant dans chacun d'eux des divisions basées sur le même principe, c'est-à-dire le degré de différenciation des éléments qui les composent respectivement.

On pourrait conclure encore, relativement à cette seconde partie que comporte l'étude de la biotaxie, que les tissus offrent en chacun d'eux une série d'éléments marquant non seulement des âges différents, mais pouvant représenter des lignées de gonades et de somas, les premières de ces lignées concernant la race, les secondes concernant l'individu, par rapport à la double division de l'organisme en son entier,

LES

RAPPORTS DE L'ÉVOLUTION ORGANIQUE

AVEC LA PATHOLOGIE

INTRODUCTION

La différenciation cellulaire, avec l'ensemble de ses conséquences, permet d'envisager les rapports de la pathologie
générale avec l'évolution organique. Les applications de la
différenciation cellulaire et de la biotaxie à la maladie, apparaissent à la fois comme nombreuses et comme susceptibles
de fournir des éclaircissements et des explications, qui, sans
leur concours, laisseraient les problèmes sans solutions.

La vie des éléments anatomiques ne commence pas à la
naissance.

L'être récapitulant l'évolution ancestrale, des accidents
pathologiques, eux aussi, ont pu s'inscrire dans la trajectoire de cette évolution.

L'étiologie d'une maladie, dite accidentelle, se complique
des causes antérieures, qui ont été en action chez les ascendants, ou au cours du développement intra-utérin, ou encore
chez l'individu après sa naissance. Par là l'étiologie d'une

maladie doit apparaître souvent comme un enchaînement, dans lequel la cause dernière se détache en toute prédominance ou au contraire comme tout à fait insuffisante par elle-même.

La doctrine évolutive, appliquée à l'étiologie des maladies, rend un compte plus précis de faits, dont l'observation, en médecine, est séculaire.

Au jour de la naissance aussi, les différents tissus de l'organisme et des éléments qui les composent, ont atteint un âge différent les uns des autres, marqué par la différenciation cellulaire, effaçant, plus elle est prononcée, le degré de leur vitalité générale, au profit de la fonction spécifique.

Au cours de la vie intra-utérine, l'acquisition de cet âge relatif implique des phases évolutives différentes pour les espèces histologiques et pour les variétés d'un même tissu, phases pendant lesquelles les agents pathogènes peuvent agir ici et non là, suivant les degrés de différenciation de chacune de ces espèces. Les troubles héréditaires de la différenciation seront à l'origine des prédispositions, mais aussi des maladies possibles à des époques variables de la vie de l'individu.

Dans la vie post-natale, les substances différenciées entraînent chimiquement des affinités pathologiques, dont elles sont la condition.

La vulnérabilité des éléments qui concourent à une même fonction, change en raison de la spécificité structurale liée à la division du travail des organes ou des centres superposés, qui y prennent part.

Par là la hiérarchie, indiquée par la biotaxie histologique, explique comment un même agent pathologène, un même toxique, en action sur l'organisme entier, provoque dans les tissus des réactions différentes par leur temps d'apparition, et par les doses nécessaires pour chacun d'eux.

C'est ainsi, suivant les degrés de conservation de la vie générale, par des éléments anatomiques, inversement proportionnels à leur différenciation, qu'il y a un ordre de paralysie et d'exaltation fonctionnelles, et que la paralysie et l'exaltation apparaissent à la fois, l'une ici et l'autre là.

C'est dans les fonctions de la vie générale, et par conséquent dans les éléments de moindre différenciation, qu'il
faut chercher les réactions actives, qui se manifestent dans
la maladie, tandis que les fonctions acquises, les dernières
et les moins utiles à la vie de l'ensemble, s'effacent en quelque sorte, en diminuant la complexité organique.

Ainsi, en disant que la maladie était le trouble des fonctions normales, la médecine, dite physiologique, en a donné
une notion qui est imprécise, sinon inexacte.

Ce n'est pas la fonction totale qui entre en jeu contre les
causes qui tendent à altérer l'organisme. C'est la fonction
réduite, telle qu'elle apparaît dans le milieu normal, pour
conserver la santé.

C'est aux modalités du sommeil, de l'émotion et de la
fatigue, comme expression de cette vie réduite et simplifiée,
que la maladie emprunte ses réactions.

CHAPITRE I

ORDRE GÉNÉRAL DE L'ALTÉRATION PROGRESSIVE
DES TISSUS

LA NARCOSE CHLOROFORMIQUE
ET L'ORDRE DE PARALYSIE PROGRESSIVE

En dressant un schéma général de l'ordre dans lequel le chloroforme paralyse les fonctions, on peut s'assurer qu'il correspond exactement, dans ses grandes lignes, à l'ordre biotaxique, marqué par les degrés de la différenciation histologique.

En étudiant ensuite le détail de chaque fonction, on reconnaît ce même ordre de narcose pour chacune des divisions de la fonction complète.

Cependant au début des inhalations, il existe une période d'excitation, relevant de l'action locale du chloroforme : sensation de chaleur et de fourmillement, au niveau des muqueuses des voies respiratoires supérieures, irritation de ces muqueuses, ayant pour conséquence un renforcement des battements cardiaques, par action réflexe sur les nerfs d'arrêt du cœur, ainsi que Paul Bert l'a admis.

Ces phénomènes sont le résultat d'une action locale, et doivent être exclus de l'ordre biotaxique, à ce point que l'excitation réflexe bulbo-cardiaque peut aller jusqu'à causer la mort subite aux premières inhalations, c'est-à-dire au moindre degré d'intoxication, alors que, dans l'action toxique progressivement croissante, le cœur est le dernier à subir l'action chloroformique.

Ces faits étant écartés, il faut reconnaître encore que la narcose elle-même est partout précédée d'un certain degré.

d'excitation, par la raison que les poisons, qui sont dits paralysants, exaltent tout d'abord la cénesthésie d'une façon
plus ou moins appréciable.

Cette exaltation est en particulier manifeste en ce qui
concerne l'état vertigineux, les troubles vasculaires, la constriction thoracique, les spasmes intestinaux, l'état exaltatif
qui précède l'abolition des réflexes moteurs, etc.

En ne considérant que l'ordre de la narcose, qui est tout
à fait prédominante, on constate que le chloroforme agit
d'abord sur la vie mentale, en arrivant, par degrés, jusqu'à
l'abolition complète des phénomènes psychiques, des sensations conscientes et des mouvements volontaires.

Puis, c'est la vie des centres spinaux et bulbaires qui sont
en rapport avec les fonctions de relation, la narcose étant
marquée à ce stade par l'abolition des réflexes sensitifs, puis
tendineux. Si l'anesthésie est poussée plus loin, les fonctions
de la vie végétative sont intéressées à leur tour, d'abord
la respiration et ensuite le cœur.

Au moment où la mort survient, le leucocyte n'a pas
encore subi la narcose.

Tel est l'ordre de la succession des paralysies envisagées
dans leur ensemble, tandis que dans le retour progressif,
les fonctions renaîtront en sens inverse.

Ce que montre une étude du détail de ces divisions générales, confirme encore, avec une précision remarquable, ce
que laissait prévoir la loi biotaxique.

Pour se rendre compte de l'action du chloroforme sur
l'écorce du cerveau, il faut s'en rapporter aux observations
des malades.

En traduisant leurs impressions en langage médical, cette
action a pour effet un état cénesthésique, à base exaltative,
et presque en même temps, l'obnubilation de l'intelligence,
accompagnée de la décroissance paresthésique des sensibilités spéciales, de la sensibilité générale et de l'engourdissement des mouvements volontaires, phénomènes qui précèdent la disparition complète de tout événement conscient.

On reconnaît dans ces traits ce que Gerdy appelle « engourdissement général », ce que Blandin désigne sous le

nom de « demi-sommeil » ce que Chassagnac compare à un « demi-réveil » etc.

Il ne va pas sans quelques difficultés de préciser l'ordre dans lequel s'évanouissent les sensibilités des cinq sens, en cet état d'ivresse somnolente, où la conscience s'obscurcit de plus en plus. Les auteurs ne sont pas arrivés à des résultats identiques, ni sans doute tout à fait certains.

Un fait important ressort cependant de ces opinions diverses, à savoir, que la douleur disparaît avant toutes les autres sensibilités, ce qui est constaté par les malades eux-mêmes, soit dans la période initiale de la narcose, soit pendant le réveil partiel au cours d'une opération. Par exemple le contact des instruments est perçu, tandis que toute impression de douleur fait défaut. De même dans l'ordre de régression la douleur est la dernière à reparaître parmi les sensibilités conscientes. L'ouïe disparaîtrait après la vue et après le contact.

Quoi qu'il en soit, l'abolition de la douleur précédant celle des autres sensibilités est conforme à l'ordre biotaxique, comme on le verra par l'étude des syndromes sensitifs.

La disparition des sensibilités précède la paralysie des muscles de la vie de relation.

Ceux-ci sont atteints à un degré qui ira en croissant dans l'ordre suivant : d'abord ceux des membres, ensuite ceux du tronc, ensuite ceux de la nuque. R. Bonneau (1) a fait de ce dernier signe le critérium d'arrêt de la chloroformisation. En tout dernier lieu, les masséters sont paralysés et suivant les constatations de Simonin, ils sont les derniers à récupérer leur fonction.

On verra plus loin que cet ordre est l'opposé de celui qui se produit sous l'influence des agents exaltatifs, par rapport aux différents muscles.

A ce moment, le sommeil de la vie mentale est complet.

Dans le domaine de la sensibilité consciente, l'anesthésie

____

(1) *Journal des Praticiens*, 15 nov. 1902.

précède l'abolition des réflexes sensoriaux et sensitifs, la paralysie de la volonté précède l'abolition des réflexes tendineux.

Et, dans l'ensemble, les réflexes sensoriaux et sensitifs sont abolis avant la reflectivité musculaire par la percussion des tendons et la perte de la contractibilité par action périphérique.

Les centres sensitivo-moteurs de l'écorce sont ainsi paralysés avant les centres spinaux et les noyaux bulbaires de la vie de relation.

Ce qui se passe du côté de la réflectivité pupillaire comporte certainement une très haute importance dans la pratique chirurgicale de la chloroformisation.

Les phénomènes pupillaires, étudiés au point de vue biotaxique, n'en sont pas moins d'une interprétation très difficile, et il faut reconnaître qu'il y a là des phénomènes d'une extrême complexité.

Voici tout d'abord les constatations que l'on peut faire :

1° Au début de l'anesthésie la pupille commence à se rétrécir.

2° Avec la progression de la narcose, elle se rétrécit en myosis, avec abolition du réflexe pupillaire.

3° Si l'anesthésie est poussée plus loin, ce qui doit être évité, on observe une dilatation nouvelle atteignant et dépassant le degré de l'état normal.

4° La mydriase s'accuse encore et la mort est alors imminente.

Les deux degrés de dilatation qui viennent d'être indiqués se distinguent de la dilatation qui accompagne le réveil, en ce que le réflexe pupillaire demeure aboli, tandis qu'il reparaît s'il y a tendance au réveil. Le réflexe est donc le signe distinctif entre l'intoxication actuelle et le retour à la normale.

Ces faits d'observation étant donnés, il faudrait pouvoir en préciser la genèse, ce qui serait pouvoir répondre aux questions suivantes.

Le rétrécissement est-il le résultat de l'exaltation de la

sensibilité ? Ou est-il le résultat de l'action directe du chloroforme sur les centres moteurs ? Et, dans ce cas, le rétrécissement est-il l'effet des constricteurs de la pupille, ou de la paralysie des dilatateurs ? Comme le myosis n'est pas extrême et que, malgré cela, il y a abolition du réflexe pupillaire, il est logique d'écarter l'idée d'une exaltation de la sensibilité, ce qui doit encore être fait pour d'autres raisons.

Et ensuite, les deux phases de dilatation marquant la croissance de l'intoxication, quelle en est la genèse ?

Sont-elles liées à l'intoxication chloroformique, en marquant l'anesthésie complète du nerf optique ? Comme le réflexe est déjà aboli dans l'état du myosis, cette interprétation n'est pas non plus rationnelle.

Mais, du fait que la mydriase apparaît à un haut degré d'intoxication, la respiration est déjà compromise à ce moment et, par là, il est possible d'attribuer ces derniers phénomènes pupillaires, non au chloroforme, mais à l'acide carbonique.

Tels sont les faits, et tels sont, je crois, les problèmes qu'ils posent et la façon de les résoudre suivant la vraisemblance.

Les autres réflexes sensitifs cutanés sont abolis avant les réflexes tendineux et osseux. Les recherches de Lauréys, de Crocq, de Guellot démontrent nettement cette règle en ce qui concerne le réflexe cornéen, le cutané abdominal, le crémastérien.

Un degré d'intoxication de plus est marqué par la perte du réflexe des centres moteurs spinaux et bulbaires. A cette période, les réflexes moteurs de la vie psychique, marqués par des gémissements et l'excitabilité électrique des centres moteurs corticaux, n'existent déjà plus.

Mais, avant la perte de l'excitabilité diastaltique tendineuse, il y a une période marquée par des phénomènes d'exaltation musculaire, et qui coïncide avec la perte des réflexes sensitifs, ou qui la suit immédiatement. Les réflexes tendineux et osseux sont légèrement exaltés et bien que la tonicité réflexe des muscles aille en décroissant, on peut provoquer, d'après Lannois et Clément (1), un clonus du pied.

A cette période exaltative fait place l'abolition complète des réflexes des tendons et du périoste, des patellaires, du mentonnier, etc.

Mais le muscle demeure encore excitable directement, et longtemps après que le nerf moteur a perdu l'excitabilité, ainsi que l'ont observé Joteyko et Stéphanovska (2), et si l'on sectionne le muscle, il se rétracte.

D'une façon générale, il faut une anesthésie plus profonde pour abolir la sensibilité des muqueuses et des réflexes qui en sont le point de départ, que pour le tégument externe et les réflexes correspondants.

On sait que pour les opérations sur la vessie, la narcose doit être poussée très loin.

De même pour le réflexe de la muqueuse anale, dont la persistance a pu provoquer des accidents graves.

Le réflexe du lingual à la sous-maxillaire est habituellement aboli en même temps que celui de la cornée.

L'anesthésie des muqueuses, comme pour la peau, précède l'abolition de leurs réflexes.

Les expériences qui ont été faites par Camus sur la sécrétion pancréatique, lui ont démontré sa longue persistance.

Wertheimer fait observer que le réflexe pancréatique peut être provoqué longtemps après que la sensibilité de la cornée a disparu. Cependant, contrairement à ce qu'on observe avec le chloral, le chloroforme, à certaines doses, n'épargne pas complètement la sécrétion du pancréas, provoquée par excitation du sciatique.

La respiration et le cœur, exaltés au début de la narcose, se paralysent en dernier lieu.

D'abord la respiration. Cependant les réflexes ganglionnaires persistent encore, d'après Wertheimer, après l'arrêt de la respiration.

Durant l'anesthésie, on note l'abaissement de la tension

<hr>

(1) *Revue Neurol.*, 30 mai 1905
(2) Académie des Sciences, 1900.

vasculaire. On reconnaît aussi, d'après Vulpian, que l'électrisation des pneumogastriques entraîne plus vite leur paralysie.

Mais le cœur est paralysé en dernier par la narcose.

L'activité des leucocytes y échappe. Au début de l'anesthésie, il y a hyperleucocytose neutrophile avec augmentation des mononucléaires et quelques heures après polynucléose (1).

Le chloroforme peut donc être pris comme le type des agents paralysants pour lesquels l'ordre de paralysie, reproduit de haut en bas l'ordre de la biotaxie histologique, telle qu'elle a été établie par le degré de différenciation.

Nota. — On peut entrevoir l'ordre biotaxique dans le sommeil naturel, alors qu'ici le sommeil n'atteint ni l'intensité, ni la netteté des phénomènes de narcose. Si le sommeil normal se produit de façon lente, l'assoupissement de l'intelligence permet encore de constater, dans le demi-éveil de la conscience, l'évanouissement paresthésique des sensations du monde extérieur. Puis les constatations faites sur l'homme endormi démontrent la persistance, même la légère augmentation des réflexes spinaux, l'intégrité des mouvements respiratoires et des pulsations cardiaques, dont les fonctions se poursuivent, ainsi que les actes digestifs, alors que toute conscience sensorielle, motrice et idéale a disparu.

D'autres anesthésiques ont une action analogue à celle du chloroforme. Tels sont par exemple, l'éther étudié par Joteyko, et jusqu'à un certain point le chloral.

Mais il y a entre les toxiques certaines différences, qui sont en relation avec leurs affinités spéciales.

D'une façon générale, les anesthésiques qui atteignent l'ensemble du système nerveux, procèdent dans le même ordre que le chloroforme. Vulpian et François Franck ont

(1) Loevy et Paris, Soc. de Biol., 1902.

étudié l'excitabilité des zones corticales motrices, sous l'action des anesthésiques généraux, et, par comparaison, avec l'excitabilité des troncs nerveux. Les excitations de l'écorce sont sans résultat à un moment où celle des troncs nerveux provoque des mouvements très vifs et où l'excitabilité directe des muscles est conservée.

La règle générale se confirme dans bien d'autres circonstances et dans des affections de nature très différente de l'action des toxiques.

Après la section d'un nerf qui sépare le bout périphérique et le muscle du centre spinal, le nerf a perdu son excitabilité au bout de quatre jours, le muscle au bout de plusieurs semaines.

Dans la ligature de l'aorte, après un quart d'heure, il n'y a plus d'action sur le nerf moteur avec des excitants qui font contracter le muscle pendant deux heures et quart (1).

Ainsi, des agents anesthésiques, des ischémies, des sections de nerf démontrent le même phénomène, dans chacune des sphères où leurs effets se font sentir.

B. — ORDRE DE RÉSISTANCE DES DIFFÉRENTS TISSUS ÉTABLI PAR ISCHÉMIE PROGRESSIVE

L'ischémie peut s'appliquer à l'étude des différents tissus de l'organisme et aux échelons du système nerveux, rangés suivant la hiérarchie biotaxique.

Cette étude a été faite par Sand, qui a catalogué les organes suivant un ordre de résistance croissante, marqué par le temps d'apparition des lésions dégénératives, qui se produisent du fait de l'ischémie.

D'une façon générale, la résistance va décroissante pour le cerveau, la moelle, les noyaux bulbaires, les nerfs, les muscles striés. La série se termine par les cartilages, les épithéliums, et en tout dernier lieu, les leucocytes.

(1 Legros et Onimus, *Art. musculaire*, Dict. de Dechambre, p. 682.

Entre ces extrêmes l'ordre qui est dégénératif, s'écarte de la succession observée dans la narcose et le cœur se trouve placé à peu près au centre des organes ainsi catalogués.

D'ailleurs, l'importance que le sang a dans une fonction comme celle du myocarde, pourrait expliquer les perturbations plus précoces apportées par un tel procédé d'investigation.

La suppression de l'action nerveuse réalisée dans diverses conditions, diffère, en effet, notablement d'une modification aussi profonde du milieu humoral.

La comparaison du temps d'altération des éléments nerveux de l'axe cérébro-spinal permet une appréciation sous un mode d'action uniforme vis-à-vis de ces éléments.

Les cellules motrices sont partout moins altérées que les cellules sensitives.

L'ordre d'altération est le suivant : cellules de Purkinge, cellules sensitives de l'écorce, puis du thalamus et du noyau lenticulaire ;

Puis, les cellules motrices de l'écorce et du noyau caudé :

Puis, les cellules sensitives du bulbe de la moelle, de la colonne de Clarke, des ganglions nerveux intracardiaques, de l'olive bulbaire ;

Enfin, les cellules motrices de la moelle et du bulbe, le noyau du pneumogastrique représentant la partie la plus résistante du système nerveux cérébro-spinal.

Sand a encore étudié l'ordre des lésions des différentes parties de la cellule nerveuse.

La conclusion de ces faits est que l'ordre biotaxique est respecté d'une façon très générale, mais non complète, en pareil cas.

C. — ORDRE SUIVI PAR LA MORT ÉLÉMENTAIRE APRÈS LA MORT GÉNÉRALE

La vie de l'individu commence à la naissance et se termine au moment de l'arrêt définitif du cœur.

Cette définition ne correspond pas à la vie des tissus qui composent l'organisme dont la naissance correspond à des phases diverses de la vie prénatale et dont la mort se fait par succession, après la mort générale.

Ainsi, au cours du développement, l'excitabilité du muscle apparaît avant celle du nerf moteur et la disposition se fait en sens inverse après l'arrêt du cœur.

L'affaiblissement des facultés intellectuelles et la diminution du tonus vasculaire précède habituellement la mort et tout de suite après l'arrêt du cœur, Vulpian a constaté l'inexcitabilité des zones corticales motrices.

Tant de paroles célèbres qu'on a fait prononcer aux mourants, sont de pure invention, ou n'ont point été dites à ce moment.

En même temps que cet affaiblissement dans le domaine de la vie de relation, on observe des phénomènes d'exaltation dans la sphère de la vie végétative, où ils apparaissent comme le résultat de l'action des fibres nerveuses et des ganglions, ou des centres qui commandent aux activités des fibres musculaires lisses ou des épithéliums et non pas comme liés à la suractivté de ces tissus eux-mêmes.

On connaît les contractions péristaltiques et antipéristaltiques, le volvulus produit par ces contractions, les sueurs, les sécrétions trachéo-bronchiques, la sialorrhée, etc. ou encore le myoïdème observé sur le cœur de certains animaux, au moment où le myocarde est près de s'arrêter.

Les contractions des fibres lisses se continuent encore après la mort.

La preuve qu'elles se font sous l'influence du système nerveux, c'est que si l'on a soin de sectionner les nerfs avant la mort, ceux de la rate par exemple, on n'observe plus la rétraction de cet organe.

Une fois que le cœur est arrêté, l'excitabilité du nerf moteur du muscle strié disparaît avant l'excitabilité du muscle. A ce moment le myoïdème s'accuse par une persistance plus longue, d'après les recherches de Toulouse et Vurpas.

Le fait est donc le même que celui qui se produit par

section d'un tronc nerveux, auquel cas l'excitabilité du nerf moteur disparaît longtemps avant celle du muscle. Le nerf meurt plus vite que le muscle dans les deux ordres de faits.

D'après les expériences de Legros et Onimus chez les suppliciés, les muscles de la face perdent leur contractilité deux heures et demie environ après la mort. Le masséter est le muscle qui réagit le plus longtemps.

L'excitabilité des extenseurs se perd une heure environ avant celle des fléchisseurs. Or cinq à six heures après la mort les muscles du tronc sont encore contractiles. Et plus tard encore les muscles abdominaux.

D'après Ch. Robin, la contractilité persiste longtemps après la mort du système nerveux dans les fibres cellules et aussi après que le cœur a cessé de battre (intestin, vessie, uretères, etc.) (1).

La contractilité peut-être ici masquée par un certain état de contracture. Ainsi après l'action de l'eau chaude, elle reparaît pour les fibres lisses, alors que les fibres striées demeurent inexcitables par ce procédé. (Ch. Robin.)

Si de l'homme on passe aux animaux, on trouve que la contractilité disparaît d'autant plus vite que leur température est plus élevée et que leurs mouvements sont plus rapides.

On sait que la différenciation est ici d'autant plus élevée que les mouvements sont plus rapides.

Les mouvements de la respiration s'éteignent avant ceux du cœur.

Dans le cœur lui-même, l'oreillette qui présente la moindre différenciation, est l'ultimum moriens.

Les mouvements des cils vibratiles, ceux des leucocytes sont longtemps persistants.

Les phénomènes qui se produisent dans une période plus avancée, telle que la rigidité cadavérique, sont le résultat d'un autre processus, la nécrose de coagulation, par arrêt de la circulation, et n'ont pas leur place ici.

____

(1) Ch. Robin, *Art. musculaire*, du Dict. de Dechambre, p. 516.

Par toutes ces considérations, la règle formulée plus haut, se trouve confirmée.

La contractilité disparaît d'autant plus vite, après la mort générale, que l'organe est plus élevé dans la série biotaxique du tissu neuro-musculaire.

CONCLUSION

Les faits précédents, envisagés dans leur ensemble comportent les conclusions suivantes :

Les agents qui paralysent progressivement les différents tissus suivent en général l'ordre établi par la biotaxie histologique, suivant une marche qui est en rapport avec le degré de la différenciation du plus haut au plus bas.

Si au cours de ce processus, il se produit des phénomènes exaltatifs appréciables, ils apparaissent dans un ordre inverse au précédent, soit dans l'ensemble de l'organisme, soit dans un système considéré à part.

Les réactions des tissus les plus différenciés sont plus particulièrement le mode paralytique, tandis que le mode exaltatif appartient plus spécialement aux moins différenciés. De là avec un même agent, l'apparition des deux modes réactionnels, ici et là, soit dans l'organisme tout entier, soit dans les différentes sphères d'activité spéciale.

C'est dans ce sens qu'il faut comprendre que les agents pathogènes et toxiques, ou les médicaments paralysent en excitant.

L'ordre de retour à la normale est marqué, d'une façon générale, par une réapparition en sens inverse des paralysies.

CHAPITRE II

LES SYNDROMES MUSCULAIRES

L'étude précédente de la narcose chloroformique a déjà permis d'établir l'ordre de paralysie des différents muscles de l'organisme.

L'étude des atrophies musculaires progressives peut montrer à son tour dans quel ordre s'atrophient très habituellement les muscles.

Elle fera connaître, en particulier, que dans les atrophies qui deviennent héréditaires, après avoir été acquises durant la vie intra-utérine, la marche est inverse à celle de l'atrophie progressive non familiale. Ici la loi bionomique fournira des éclaircissements qui ne sont pas sans importance.

Il restera ensuite à fixer l'ordre suivi dans le cas où les agents pathogènes sont exaltatifs.

Ici, contrairement à l'ordre de paralysie, établi par la narcose chloroformique, ce sont les muscles du système strié les moins différenciés qui sont touchés les premiers.

A. — LES ATROPHIES MUSCULAIRES PROGRESSIVES

Il ne s'agit point ici de décrire les atrophies progressives des muscles, mais seulement de faire remarquer l'ordre dans lequel les muscles sont successivement lésés.

Parmi les variétés d'atrophie progressive, on trouve que l'ordre d'atteinte est dans les unes descendant, dans les autres ascendant, par rapport au degré de différenciation.

Les premières de ces variétés, où l'ordre est descendant,

sont plus tardives au cours de la vie, et échappent très habituellement à l'hérédité familiale similaire.

Il faut rappeler tout d'abord, pour se rendre compte de l'ordre biotaxique des différents muscles, que la différenciation isomorphologique prolonge, dans le système strié, la différenciation qui est marquée par des différences appréciables de structure.

C'est-à-dire qu'il faut faire appel à des modalités fonctionnelles dans la série des muscles de même structure.

Ces distinctions sont relatives à la vitesse de transmission nerveuse, au temps perdu et à la durée de la secousse.

D'après la première de ces données, Chauveau a établi l'ordre suivant : muscles striés volontaires, muscles striés soustraits à la volonté, muscles lisses splanchniques, muscles lisses vasculaires.

François Franck établissant le rapport entre la durée du temps perdu et celle de la secousse, a conclu que dans les muscles striés la secousse était brève, que le temps perdu était court et que pour les fibres lisses la secousse était lente et que le temps perdu était long.

On peut établir par là que les muscles de l'œsophage, ceux qui sont striés, établissent une transition chez l'homme avec les fibres lisses et l'on peut admettre théoriquement des différences entre les muscles du tronc, de la nuque, de la racine des membres et de la main. Mais cet ordre de différenciation progressive est établi plus complètement par la complexité des fonctions qui président à la contraction de ces muscles, c'est-à-dire par la division progressive du travail.

Ainsi les muscles de la main apparaissent comme liés aux fonctions psychiques les plus élevées, aux mouvements artistiques, en particulier ceux de la main droite.

Cette notion apparaît avec une évidence décisive, si on compare les mouvements des membres supérieurs à ceux des membres inférieurs.

Or, dans le type d'atrophie musculaire progressive, dont la marche suit la hiérarchie de haut en bas, c'est précisément les muscles de la main qui sont en défaut les premiers.

Peu importe, à ce point de vue, l'idée que l'on peut se faire de la localisation primitive, nerveuse ou musculaire, du type Aran-Duchenne, c'est par les muscles de la main qu'il débute.

L'examen médical et les constatations des malades concordent sur ce point.

L'ouvrier remarque que la main ne peut plus tenir le marteau, avant que le bras ou l'épaule aient perdu la force nécessaire à l'effort.

L'inspection montre l'atrophie des éminences thénar et hypothénar, ainsi que des interosseux, longtemps avant que les membres inférieurs soient atteints.

C'est la main droite qui est habituellement prise la première. Mais il y a des exceptions ; chez le forgeron, par exemple, dont la main gauche fournit un effort statique constant et très fatigant.

Dans les membres, l'atrophie en progressant remonte des extrémités vers la racine. Les muscles de la mâchoire ne seront en défaut que beaucoup plus tard, ainsi que ceux du tronc, de la respiration et du diaphragme.

Il est très probable que tous les muscles sont en même temps sous l'influence de la cause pathogène et que la succession de leur atteinte lésionnelle, marque le degré de leur résistance respective.

Dans la sclérose latérale amyotrophique, la même marche peut être observée, mais elle est plus rapide. Les étapes y sont moins tranchées.

C'est ici que devrait se poser la question de l'interprétation au point de vue de la loi biotaxique, des cas où l'atrophie de même nature que les précédentes, se localise primitivement sous forme de paralysie glosso-labio-laryngée. Mais, pour en juger, il importe d'examiner d'abord ce que sont les myopathies héréditaires.

D'une façon générale, on a opposé les variétés précédentes aux myopathies, pour la raison que ces dernières sont héréditaires et que les premières seraient des maladies acquises.

Par un côté il y a là, je crois, une erreur. Le type Aran-Duchenne, la paralysie glosso-labio-laryngée progressive ne peut pas s'expliquer uniquement par des causes pathogènes accidentelles. Dans le cas où il en existe, il est nécessaire d'invoquer ce qu'on appelle une prédisposition, mot vague, mais qui implique une tare apportée à la naissance. Or cette tare apparaît comme l'élément capital de la maladei, d'autant plus que les maladies accidentelles qui causent des atrophies musculaires, comme l'alcoolisme, le saturnisme, etc., entraînent des types morbides très différents des précédents. Ce n'est donc pas l'hérédité qui distingue quant à leur origine, les myopathies des autres atrophies progressives, c'est le fait qu'elles sont familiales, en même temps qu'héréditaires.

Dans ces conditions ce qu'il faut se demander, c'est ce qui distingue, par le fond, la tare héréditaire des unes et des autres. Voici comment on peut répondre à cette question.

Pour comprendre la pathogénie des myopathies, il faut remonter au premier membre atteint de la famille, sans quoi, en invoquant l'hérédité, on ne fait que reculer le problème, sans le résoudre.

Une maladie accidentelle, survenue au cours du développement, a déterminé les lésions musculaires, qui chez ce premier sujet se manifestent sous une cause banale, vers l'âge de quinze ans et a, secondairement, entraîné dans le germen des altérations correspondantes qui seront transmises aux descendants.

Elles seront transmises avec une telle constance, pour la raison que la maladie du sujet primitivement atteint, a évolué à une époque plus rapprochée au cours du développement embryonnaire. Ce qui est une condition de la transmission la plus assurée des malformations en général.

Le type Aran-Duchenne, au contraire, échapperait au cas de l'hérédité fréquente, ou constante dans la même famille, pour des raisons contraires.

La question de l'importance de l'hérédité serait donc jugée suivant que le sujet primitivement atteint, l'aurait été à une époque plus précoce, ou plus tardive, au cours du développement ontologique.

La contre-épreuve de cette affirmation sera faite en considérant d'abord à quelle époque de la vie embryonnaire a dû se développer la maladie d'où résulte la myopathie.

L'ordre biotaxique établit la plus grande vulnérabilité des muscles d'un système qui sont les plus différenciés.

Dans les myopathies, les muscles les plus atteints, suivant la marche des lésions, sont ceux du tronc, de la face, de la racine des membres et en dernier lieu des extrémités des membres.

Or c'est précisément l'ordre de différenciation, sinon de croissance, dans lequel se développent les muscles. Ceux du tronc apparaissent en tout cas avant ceux des membres.

Une maladie sévissant à un moment précoce de la vie intra-utérine, trouve donc les muscles du tronc à un plus haut degré de différenciation que ceux des membres.

De là leur atteinte primitive dans l'évolution des myopathies, impliquant une maladie plus précoce au cours du développement.

Il faut insister sur ces faits pour montrer l'importance de la loi biotaxique en ce qu'elle donne une interprétation satisfaisante de phénomènes qui, à première vue, semblaient même devoir être placés en dehors d'elle.

En réalité, l'ordre biotaxique dans les myopathies correspond à celui du degré de différenciation, puisqu'il faut faire remonter l'action pathogène à une époque où les moins différenciés de l'avenir avaient atteint ou étaient en voie d'acquérir, une différenciation que les autres ne possédaient pas encore.

En d'autres termes l'ordre d'acquisition, au cours du développement, se fait en raison inverse du degré qui sera acquis définitivement.

Ainsi les muscles du tronc sont déjà capables de produire des mouvements de flexion latérale, à un moment, où ceux des membres ne sont pas encore différenciés En particulier les muscles de la main, car il faut prendre garde de ne pas confondre l'ordre de croissance avec celui de l'âge évolutif.

Puis, pour les membres eux-mêmes, il y a une évolution successive pour les différents groupes musculaires.

Ch. Bernard a montré que l'action des poisons était variable pour les muscles blancs ou rouges du lapin, impliquant par là des syndromes différents. Or on sait que ces colorations impliquent des degrés de différenciation. Leathes est arrivé à la même distinction en étudiant le contenu en graisse de ces mêmes muscles.

Ainsi est-il possible qu'on arrive à juger, pour chaque myopathie, de l'époque à laquelle ont dû se faire les lésions, d'après les muscles, qui après la naissance s'atrophieront les premiers.

On connaît sous ce rapport des types multiples et jusqu'à ceux, rares il est vrai, où l'ordre d'atrophie va des extrémités des membres aux muscles de la racine et du tronc. Tels sont les cas décrits par Tooth, Charcot, Marie, etc., où des atrophies familiales revêtant certains caractères des types myopathiques, débutent habituellement par les petits muscles du pied et par les péronniers et ensuite aux membres supérieurs, par l'extrémité distale.

L'époque de la vie intra-utérine, où s'est développée la maladie chez le premier des sujets atteints, peut être rapportée à une période plus tardive que pour les myopathies de la forme commune.

Il faut encore considérer, pour s'expliquer l'ensemble des cas et en particulier la localisation primitive glosso-labio-laryngée, que la vulnérabilité la plus grande est présente au moment même où débute et s'établit la différenciation.

En réduisant l'ordre biotaxique à une affinité biochimique de l'agent pathogène, son action sera particulièrement puissante à un moment où la substance différenciée est en voie d'élaboration progressive.

Ce qui vient d'être dit du tissu musculaire, peut sans doute être admis pour les neurones moteurs, sous le rapport du temps de leur différenciation.

C'est avec ces données que s'expliquent les cas à marche diverse, mais progressive, que peut offrir la clinique en ses multiples variétés, dans les myélopathies, dans les myopathies· et aussi dans les myasthénies de Erb-Goldflam, qui se rapprochent de ces dernières, et dans beaucoup d'autres maladies.

Un phénomène assez curieux pourrait être cité ici, comme analogue aux faits pécédents et comme pouvant aussi en souligner la signification.

On sait que si l'on fait agir sur les œufs d'une même ponte des agents pathogènes, physiques ou chimiques, les mêmes pour chacun des œufs, les anomalies qui en résultent, offrent des diversités.

Or les œufs d'une même ponte ne sont pas identiques par le degré d'évolution et tandis que les uns sont au stade de morula, les autres sont à celui de gastrula.

Les faits précédents comportent encore des conclusions relatives à l'enfance et à l'adolescence.

La période pendant laquelle se fait le développement évolutif d'un tissu, marquant le plus haut degré de vulnérabilité, on peut observer après la naissance, à l'occasion d'une maladie accidentelle ou constitutionnelle, l'atteinte particulière des éléments d'un tissu dont le développement est en voie de se parachever, alors que les plus anciens offrent une résistance, qui peut être complète.

Pour citer comme exemples des cas extrêmes, on sait comment peuvent s'altérer les dents qui sont en voie d'évolution chez l'enfant.

Et l'on sait que dans l'adolescence, les cellules des zones d'association du cerveau, d'ailleurs sans doute vulnérables du fait de l'hérédité, s'altèrent sous des influences morbides banales, en donnant lieu au syndrome de la démence précoce.

CONCLUSION

Pendant la vie intra-utérine chaque tissu et chaque variété histologique d'un même tissu se différencient tour à tour,

Lorsqu'une maladie générale survient au cours de ce développement, elle frappe ces tissus en proportion de leur degré évolutif, pour la raison que la différenciation implique une constitution chimique, régissant elle-même des affinités spéciales.

Or les portions différenciées les premières, parmi les variétés d'un même tissu, sont, pendant la vie intra-utérine, celles qui, en définitive, atteindront le moindre degré évolutif.

De là, ce sera la preuve qu'une tare héréditaire aura été acquise tardivement pendant la vie intra utérine, si la marche des lésions suit l'ordre biotaxique descendant. Et réciproquement ce sera le caractère d'une tare congénitale acquise de façon précoce, si l'ordre d'altération se produit en sens inverse.

Ce dernier cas est celui des myopathies progressives, où les muscles striés les moins différenciés définitivement, sont atteints les premiers.

Et pour ces différents types, les tares congénitales qui sont latentes, comportent aussi l'évolution à la fois topographique et progressive de la maladie qui les révèlera plus tard.

B. — LES SYNDROMES MUSCULAIRES PARALYTIQUES, EXALTATIFS ET RIGIDES.

D'une façon générale, l'ordre biotaxique a une marche de haut en bas quand les causes sont paralysantes et de bas en haut lorsqu'elles sont exaltatives, entraînant soit la contracture, soit la rigidité.

La paralysie progressive par le curare offre très nettement l'ordre paralytique du plus haut degré de différenciation du moindre degré.

L'action du curare est analogue à celle du chloroforme en ce qui concerne le système musculaire, mais contrairement au chloroforme, il se localise plus spécialement sur le seul tissu neuro-musculaire.

Pour cette raison il en faut parler à l'occasion des syndromes musculaires.

On doit admettre que la localisation initiale du curare est au point où se fait la communication physiologique entre la fibre nerveuse motrice et le faisceau musculaire primitif. (Vulpian.)

La motilité volontaire est abolie avant la motilité réflexe.

Les muscles atteints les premiers par la paralysie sont ceux des membres postérieurs chez les animaux. Il faut rappeler que chez ceux-ci on n'observe nullement la différence de différenciation qui existe chez l'homme entre le membre supérieur et l'inférieur ; au contraire, chez les animaux, les membres postérieurs ont plus d'importance que les antérieurs.

Ensuite ce sont les membres antérieurs qui sont paralysés, puis le cou, puis le tronc, puis la face, puis le peaucier dont les fibres sont striées.

A ce moment, l'ensemble des fonctions vitales se fait régulièrement et l'intelligence paraît intacte.

La localisation est donc nettement sur l'ensemble du système strié dans un ordre significatif.

Les muscles respiratoires ne sont pris que plus tardivement encore, les muscles expirateurs qui sont les plus faibles, avant les aspirateurs et ceux-ci avant le diaphragme.

A ce moment, le muscle cardiaque est indemne et on n'arrive à sa paralysie qu'avec des doses très fortes. Au moment où la respiration est déjà intéressée, il y a même conservation de l'action des nerfs d'arrêt du myocarde.

D'autre part, que se passe-t-il dans la sphère motrice du grand sympathique? Du côté des vaso-constricteurs, on note une certaine diminution fonctionnelle, mais avec conservation, au degré près, de l'excitabilité.

Il y a conservation de l'action des vaso-dilateurs, en prédominance sur les vaso-constricteurs, marquée par des troubles thermiques et abaissement de la pression sanguine.

Les réactions vaso-dilatatrices persistent, même après paralysie de la pupille, par excitation du bout central du nerf.

La faradisation au cou des nerfs vagues ne montre aucune

modification anormale portant sur les muscles de la partie inférieure de l'œsophage et sur ceux de l'estomac.

Au contraire, il y a paralysie des muscles de la partie supérieure ainsi que de ceux du pharynx et du larynx.

La biotaxie du système musculaire a montré que les muscles œsophagiens supérieurs, dont les fibres sont striées, pouvaient être considérés comme marquant par leur degré de différenciation isomorphologique, la transition entre le système des fibres striées et des fibres lisses.

Il faut noter encore la conservation de l'action d'arrêt des nerfs splanchimiques sur les contractions persistaltiques de l'intestin.

Et aussi l'exagération de la sécrétion des larmes, de la salive, de l'urine, etc.

Les actions réflexes de la moelle sur les fibres lisses sont conservées.

Sur l'embryon le curare n'est pas suivi d'arrêt du développement ni des nerfs, ni des muscles striés, mais il y a suppression de l'action de ceux-ci sur ceux-là.

L'ordre de retour, qui se fait en sens opposé de celui des paralysies, n'offre pas moins de régularité dans la récupération successive des fonctions, le tout se superposant nettement à la série différenciée du tissu musculaire.

On peut rapprocher de l'action du curare la progression observée dans d'autres agents toxiques ou pathogènes.

La paralysie familiale périodique en est un exemple.

Il y a dans les cas de ce genre des particularités qui rappellent le mode d'action du curare, d'autres qui établissent des différences avec lui.

Les paralysies sont précédées d'une période prodromique exaltative, portant sur le cénesthésie et les vaso-moteurs, somnolence, malaises, sueurs, etc.

Puis, les paralysies surviennent dans l'ordre suivant : les membres, le tronc, le cou et plus tard les muscles respiratoires, à l'exception du diaphragme qui reste en fonction normale dans ce syndrome. On note, avec le curare, sa paralysie après tous les autres muscles de la respiration.

A cette période, il y a dans la paralysie périodique, abolition de la toux et de l'éternuement (1).

***

On peut dire que les syndromes musculaires exaltatifs portent sur les fibres striées, marqués par des contractures et des accès tétaniques violents, suivent une marche inverse à l'ordre observé dans les syndromes paralytiques. Ce sont les muscles les moins différenciés qui entrent les premiers en contraction, ceux du tronc, de la nuque, parfois des mâchoires, et qui réalisent dans ces syndromes, avec fréquence, le tableau clinique, si caractéristique, de l'opisthotonos.

On sait que dans les tétanos, les premières convulsions apparaissent parfois au niveau d'un membre, mais c'est alors au niveau de la porte d'entrée et de la diffusion première de la toxine. D'ailleurs, le trismus ne tarde pas à apparaître et l'ordre général se poursuit suivant l'envahissement typique en cette maladie.

Il y a toujours lieu de tenir compte de la porte d'entrée des infections pour s'expliquer les particularités qui sont contraires à la règle bionomique. De même que dans les empoisonnements, on fait une distinction nécessaire entre les acidents locaux et les accidents généraux.

Le tétanos peut servir de type pour ce qui est de l'ordre de contracture dans les syndromes exaltatifs. La symptomatologie en est d'ailleurs classique et l'ordre d'envahissement assez net dans les formes lentes, avec le trismus, la raideur de la nuque et du tronc et les crises convulsives secouant les membres et paralysant de plus en plus les muscles respiratoires, au moment où ces accès entraînent un spasme respiratoire notable.

Les auteurs ont tous comparé les symptomes de l'empoisonnement par la strychnine à ceux du tétanos.

(1) Oddo et Audibert, *Ar. gén. de Mod.*. 1907.

La localisation principale et primitive de la strychnine
est sur les extrémités centrales des fibres sensitives, d'après
Cl. Bernard, et pour d'autres, son action exalte aussi le pouvoir excito-moteur réflexe ; de sorte que la section des racines postérieures diminue, en tout cas, très notablement,
les contractures et supprime les causes occasionnelles périphériques qui les provoquent.

Les troubles exaltatifs sont généralisés au système moteur
dans les fibres striées et dans les fibres lisses.

D'après Vulpian, l'un des premiers effets de la strychnine
est une impuissance du mécanisme des incitations motrices
des centres cérébraux. On observe ensuite le spasme du
larynx, avec resserrement des mâchoires, renversement de
la tête en arrière, opisthotonos, rire sardonique, spasme des
muscles respiratoires, convulsion et raideur dans les membres, spasmes vaso-moteurs, contriction des vaisseaux de la
rate, prolongement de la diastole cardiaque.

Certainement le tableau clinique se rapproche de celui du
tétanos et il y a une prédominance de contracture des muscles du tronc, pour ce qui concerne le système strié. Mais
il faut reconnaître que les observations d'empoisonnement
grave sont rares en ce qui concerne l'homme, et aussi que
la rapidité d'évolution des symptômes et la survenance de
crises violentes généralisées et diffuses, ne permettent pas
de suivre, comme il serait désirable, la succession des localisations spasmodiques. Il en résulte que l'ordre biotaxique
n'apparaît pas avec une netteté complète.

Les méningites aigues s'accompagnent aussi d'opisthotonos, de contracture de la nuque, de rétraction des muscles
abdominaux, à une période où les muscles des membres
sont seulement parésiés, ou secoués, par moment de façon
convulsive. En cela, l'ordre d'exaltation apparaît assez nettement.

On peut aussi reconnaître le même ordre biotaxique dans
l'attaque d'épilepsie : pâleur vaso-motrice, spasme laryngé,
raideur permanente des muscles du tronc et du thorax,
spasme des mâchoires, alors que les convulsions des membres apparaissent secondairement, marquant une phase

très courte de l'attaque et contrastant avec le long temps du stertor marqué par la contracture des muscles thoraciques.

Les deux phases de convulsions toniques et cloniques des membres sont en rapport avec l'ordre biotaxique exaltatif, en ce que les spasmes toniques, qui précèdent, sont en rapport avec les centres sous-corticaux, les spasmes cloniques avec les centres corticaux.

Il existe aussi des attaques dans lesquelles les muscles des mâchoires, du tronc et du thorax sont seuls intéressés.

La présence de l'aura sensitive, premier phénomène de la crise, permet d'admettre l'importance du rôle de la sensibilité dans les manifestations spasmodiques et d'établir ainsi une certaine analogie avec l'action de la strychnine.

*
* *

Dans la maladie de Parkinson, on assiste à un syndrome de rigidité musculaire, qui reproduit le même ordre d'atteinte que dans les syndromes exaltatifs de contracture.

La maladie va du tremblement des membres à leur rigidité complète. Celle-ci manifeste donc le plus haut degré du trouble.

Il y a de façon précoce rigidité du masque facial, de la nuque et du tronc, immobilité des paupières avec absence de clignement.

Ces symptômes précèdent de très loin la rigidité des membres.

Celle-ci débute par les épaules pour descendre vers l'extrémité des membres.

Les muscles de la respiration, le cœur, les fibres lisses demeurent indemnes.

Si les muscles innervés par le facial inférieur sont parfois atteints, ce qui est marqué par un état rigide des lèvres avec inocclusion buccale et écoulement salivaire, ces phénomènes sont très habituellement plus tardifs.

Les troubles dans la sphère d'autres noyaux bulbaires, avec participation au syndrome des muscles de la mâchoire inférieure, des moteurs du globe oculaire, du voile du palais et de la langue, sont presque toujours observés, du moins les uns ou les autres. Mais il est difficile de préciser le moment de leur apparition, à l'exception du tremblement de la mâchoire inférieure qui se montre avec le tremblement des membres, s'il doit survenir.

Le tremblement est sans doute ici un mode de rigidité, mais impliquant un moindre degré morbide, comme le démontre la succession de ces deux états dans les membres.

De la sorte, le plus haut degré de trouble est acquis tout d'abord par des muscles qui sont relativement moins différenciés.

En ne considérant que la rigidité, la maladie est comparable aux formes très habituelles des myopathies, suivant le degré ou le temps d'atteinte des différentes régions musculaires.

*
* *

Qu'une même cause pathogène soit à la fois exaltative et paralysante, suivant ses diverses localisations, c'est là un fait d'ordre général.

Les syndromes paralysants et exaltatifs montrent eux-mêmes, parfois, ces deux modalités, soit sous forme de courte phase, soit sous une forme très atténuée.

Ainsi, une phase d'excitabilité peut précéder, fût-elle peu appréciable, la paralysie dominante et, dans l'ordre de différenciation, l'excitabilité d'un groupe inférieur peut accompagner la paralysie du groupe supérieur et ainsi de suite dans la progression où prédomine l'élément paralytique.

Dans certains syndromes, la double modalité apparaît ici et là à égalité sous l'influence du même agent.

Comme l'ordre biotaxique démontre que l'état de paralysie va de haut en bas et réciproquement pour l'état exaltatif, on peut prévoir, qu'en de tels cas, les muscles les plus différenciés seront paralysés et que les moins différenciés seront en contracture.

C'est ce que montre, en particulier, ce qui se passe pour les différents muscles d'une même région et de fonctions synergiques, la paralysie pour les extenseurs, la contracture pour les fléchisseurs, sans que ces deux états soient l'un la conséquence de l'autre.

Il est vrai cependant que ce sont les muscles les plus faibles qui sont paralysés et les plus forts qui sont contracturés.

A ce point de vue, la division en muscles forts et en muscles faibles est peu juste, parce qu'il arrive parfois que les extenseurs sont les plus forts.

Mais quoi qu'il en soit, il y a du côté des plus faibles paralysie et non contracture vaincue par une contraction plus forte des antagonistes.

Dans d'autres cas, il y a paralysie pour les uns, sans qu'il y ait contracture pour les autres, mais seulement ici un moindre degré de faiblesse.

En somme, la complexité d'action, par suite de la diversité du degré de différenciation, peut entraîner des modes de réactions différentes dans les muscles d'une même région.

Or la même dissociation peut être constatée par l'état des réflexes.

Dans l'hemiplégie cérébrale, Parbon et Goldstein (1) ont reconnu l'abolition des réflexes des extenseurs de l'avant-bras avec exaltation de ceux des fléchisseurs.

Dans l'ordre de retour, les fléchisseurs revenant les premiers à la normale, les malades peuvent fermer les doigts, tandis qu'ils se servent encore de l'autre main pour les ouvrir.

Comme conclusion, on peut admettre que l'ordre de paralysie débute par les plus différenciés et inversement pour l'ordre exaltatif.

Ainsi les mouvements de défense, qui sont de simples réflexes, s'exaltent d'abord et persistent les derniers, sous l'influence des agents exaltatifs, contrairement aux sphères motrices corticales dont l'action défensive a pour condition la volonté.

(1) *Rev. neurol*, 15 mars 1902.

CHAPITRE III

LES SYNDROMES SENSITIFS

CONSIDÉRATIONS GÉNÉRALES

Les syndromes sensitifs auraient dû précéder dans cette description les syndromes moteurs. Ces derniers ont été décrits d'abord, en raison de leur plus grande simplicité.

L'étude des syndromes sensitifs offre des difficultés considérables, en raison de l'extrême complexité des sensibilités. Et encore parce que, au lieu de constituer un ensemble de phénomènes objectifs, il faut ici faire appel à la conscience elle-même, en pénétrant jusqu'au fond de la sphère si délicate des interprétations subjectives.

DES DIVERSES CLASSIFICATIONS QU'ON PEUT ÉTABLIR DES PHÉNOMÈNES SENSITIFS.

On peut, à des points de vue divers, faire quatre classifications des sortes de sensibilité, qui chacune en réunit l'ensemble. Cela est nécessaire pour la précision de cette étude, et pour mettre de l'ordre dans un sujet aussi compliqué par les faits eux-mêmes et par la terminologie.

A. — Le système sensitif, envisagé au point de vue évolutif, comporte trois divisions. L'estho-kinèse, qui répond à l'irritabilité de l'ensemble des éléments anatomiques, envisagés en dehors de l'action du système nerveux, dont l'intervention est tardive, au cours du développement ontologique. Le principal excitant de cette sensibilité et le milieu humoral.

En second lieu, avec l'apparition du système nerveux, se développe une sensibilité commune à tous les éléments nerveux, et qu'il faut désigner sous le nom de cénesthésie. Acquise définitivement, elle est incitée par les éléments anatomiques et par le milieu humoral, en action sur le système nerveux entier, périphérique et central.

La cénesthésie répond à la double propriété de tout neurone, d'être excitable et conducteur des impressions diverses, habituelles ou accidentelles. Ainsi, elle est en quelque sorte l'irritabilité particulière aux éléments nerveux, quels qu'ils soient, envisagés dans leurs cellules centrales, aussi bien que dans les fibres nerveuses, qui en émanent et qui d'ailleurs ne sont que le protoplasma de ces cellules, émises à distance.

Les modifications humorales, la pression sur les troncs des nerfs mettent en évidence cette sensibilité sous forme de paresthésie, ou de douleurs, qui au point de vue biotaxique sont des manifestations d'un degré inférieur et général de différenciation et *doivent être distingués des sensibilités et des douleurs des sens spéciaux.*

La cénesthésie ne répond pas exactement à la sensibilité insensible de certains auteurs, car elle est vaguement consciente, en dehors des actions réflexes, dont elle est sans cesse le point de départ.

La conscience cénesthésique répond au ton affectif, à l'état de bien-être ou de malaise, à la notion instinctive de notre état de santé, à la régularité ou au trouble des fonctions de la vie générale, à l'exaltation ou à la dépression psychique, etc., etc. Sa modalité la plus compréhensible étant la notion de l'existence.

La cénesthésie est la sensibilité fondamentale, sur laquelle se greffent toutes les sensibilités, quel que soit leur degré de différenciation, depuis celles de la vie végétative, jusqu'à celles des sens de la vie de relation.

En troisième lieu viennent les sensibilités spéciales, distinctes de la cénesthésie par la nécessité de cellules, ou d'organes sensitifs et sensoriaux spéciaux, surajoutés aux neurones auxquels ils font suite, impliquant des localisations dans l'organisme et dans la conscience, des fonctions spéciales et des agents particuliers, incitateurs de ces fonctions.

Et d'une façon générale aussi, l'intermittence plus grande de l'action de ces agents.

Les sensibilités dans les cinq sens se multiplient encore dans chacun d'eux par des différenciations secondaires.

C'est surtout à cette classification qu'il faut se rapporter pour établir l'ordre biotaxique dans les syndromes sensitifs, en posant en principe que la cénesthésie en elle-même, et en ses manifestations paresthésiques ou douloureuses, est d'une différenciation moindre par rapport à la vaste hiérarchie des sensibilités spéciales.

B. — La deuxième classification que l'on peut faire des sensibilités est relative à la superposition des différents centres qui y président, marquant aussi des degrés de différenciation par division du travail.

Ces étages superposés répondent : 1° aux neurones périphériques avec les réflexes bulbo-spinaux ou ganglionnaires ; 2° au neurone, ou à plusieurs neurones intermédiaires, comprenant un arc réflexe plus étendu ; 3° au neurone cortical, dont la sensibilité s'accompagne d'un acte conscient, et éventuellement de mouvements volontaires.

La sensibilité, étudiée au point de vue des différents réflexes qu'elle provoque, et aussi la biotaxie ou hiérarchie des réflexes, trouvent leur base dans cette classification.

C. — En troisième lieu, on peut distinguer les sensibilités d'après leur origine dans les tissus et leur nature différenciée.

Trois divisions peuvent correspondre à cette classification.

1° La sensibilité viscérale, étudiée et divisée sous des noms divers, en particulier par Cabanis, par Gerdy et par Récamier.

Ainsi Récamier a étendu la signification du mot « sens », en y faisant rentrer les impressions viscérales plus ou moins confuses.

On peut admettre :

Des sensations digestives (sens digestif).

Des sensations respiratoires (sens pneumatique).

Des sensations sécrétoires (sens diacritique).

Des sensations génitales (sens génésique).

Des sensations musculaires lisses (sens péristaltique).

Ces sensations sont *spécifiques* et liées à des fonctions nettement différenciées, en contribuant à la conscience cénesthésique. La faim, la soif, etc..., y trouvent leur origine.

Le point principal est de faire remarquer que les sensations viscérales sont liées à des fonctions spéciales, dont l'action sur le système nerveux est produite par des éléments anatomiques en activité spécifique.

2° La sensibilité profonde, comprenant les sensations squelettiques, fibreuses, aponévrotiques, ligamenteuses, conjonctivales, sous-séreuses, musculaires striées.

Les sensations de fatigue et de brisement, de courbature, etc., dont la fatigue s'accompagne parfois, sont particulièrement issues de ces tissus, d'où aussi leur rôle important, mais non exclusif, dans l'incitation au sommeil.

3° Les sensibilités spéciales des cinq sens. Tandis que la sensibilité viscérale a surtout son point de départ dans les éléments du feuillet interne et que la sensibilité profonde a son origine dans le feuillet moyen, les organes des cinq sens dérivent du feuillet externe.

Bien plus, le sens du tact, qui est le plus général (1), le plus étendu en surface et le moins différencié, peut-être considéré comme à l'origine des quatre autres.

La différenciation plus haute de ceux-ci étant marquée par des localisations restreintes, en même temps que les agents de leur sensibilité deviennent eux-mêmes plus spécifiques ou adéquats.

Il peut être intéressant d'établir une hiérarchie des cinq sens. Cependant, si l'on s'accorde sur le fait que le contact représente, chez l'homme, la moindre différenciation, les classifications présentent quelques différences suivant les auteurs. Pour l'homme, on aurait l'ordre suivant : toucher,

____

(1) Opinion déjà émise par Démocrite.

goût, ouïe, odorat, vue. Buffon a classé l'odorat le dernier. Le même auteur a donné l'ordre suivant pour les quadrupèdes : odorat, goût, vue, ouïe, toucher, et pour les oiseaux : vue, ouïe, toucher, goût, odorat.

Quoiqu'il en soit, on peut admettre que les cinq sens dérivent d'une ébauche commune et indifférente, les quatre derniers étant chez l'homme l'évolution progressive du contact.

On ne peut parler du degré de la complexité des cinq sens, sans considérer l'ensemble des organes qui leur sont annexés et qui complique leur fonction à l'occasion de la mise en action de leurs sensibilités respectives.

Les organes des sens sont essentiellement composés d'une expansion nerveuse en rapport avec des cellules sensorielles, différenciées pour chacun d'eux, puis d'appareils de perfectionnement et de protection plus ou moins compliqués, qui entrent en action au moment où s'exerce la fonction sensorielle. On peut admettre que la douleur est d'autant moindre que les appareils de protection et de perfectionnement sont plus développés. Or, plus un sens est différencié, plus la douleur s'atténue en devenant plus rare.

On peut comparer sous le rapport de leurs appareils de perfectionnement le sens du tact avec celui de la vue.

On trouve dans le premier les organes annexes de la peau, les glandes et les muscles cutanés.

Les sensations du froid s'accompagnent de l'absence de réaction sudorale en même temps que de la constriction des vaso-moteurs et des muscles horripilaires. Les sensations de chaud impliquent des conditions opposées.

Le froid est surtout perçu dans les points où il y a des vaisseaux capillaires très contractiles, le chaud dans les régions où il y a des glandes sudoriques et sébacées. Car les différentes régions sont spécialisées à des degrés différents.

La douleur est, en général, perçue avec rétraction de tous les muscles qui refoulent les papilles dans la profondeur.

Le contact qui est la différenciation fondamentale de la sensibilité cutanée, devient le toucher, d'une délicatesse infinie, pour l'action des muscles striés et volontaires qui commandent aux mouvements des doigts, couverts de papilles.

Non seulement la différenciation est marquée de la sorte, mais elle l'est aussi par la diminution proportionnelle des autres sensibilités cutanées dans ces régions.

Si l'on considère qu'avec le sens du tact se sont développés les mouvements des doigts, d'ailleurs dirigés aussi par le sens de la vue, et qui président aux œuvres artistiques, on pourrait admettre que le sens tactile, ainsi compliqué, représente chez l'homme le plus haut degré de différenciation. Mais il faut reconnaître que le rôle des muscles de la main, et surtout de la main droite, dans ces hautes manifestations de la vie mentale, dépasse de beaucoup l'importance du contact dans l'accomplissement de telles fonctions.

L'ensemble de l'appareil visuel reconnaît comme point de départ, et suivant la phylogénie, les modifications pigmentaires des cellules, dans le point où vient aboutir le nerf optique.

La papille est donc l'élément primordial. C'est devant elle, où qu'elle soit, que se développe, par épigénèse et dans le sens de l'acquisition, une choroïde, un iris, un cristallin, une cornée, constituant les portions du globe oculaire. Celui-ci à son tour se complique encore d'un appareil musculaire et de paupières comportant elles-mêmes des éléments de perfectionnement et de défense, des muscles, des cils et des glandes.

La structure de la rétine offre, elle-même, des différenciations multiples avec ses cellules sensorielles, son neurone périphérique entier et le corps de son neurone central, avec une partie de son prolongement axile inclus en elle.

La chambre noire, close par l'iris, avec son orifice pupillaire, susceptible d'adaptation, est mobile en tous sens de rotation.

Les couleurs du vert et du rouge moins lumineuses que le jaune et le bleu sont perçues sous la lumière intense, donc avec contraction papillaire ; le jaune et le bleu, pour des raisons contraires, avec dilatation. De là un champ central et restreint pour les premières de ces couleurs.

D'après les expériences de Brown-Séquard, la pupille réagit directement sous la lumière. L'iris et les paupières sont les protecteurs de la rétine.

Le cristallin, lentille vivante, est susceptible de s'accomoder automatiquement. La cornée, vitre transparente, ferme le tout, sur lequel viennent se clore les paupières.

La complexité d'un tel appareil, annexé à l'expansion périphérique du nerf optique, indique assez la complexité de la différenciation de la vue.

Entre le sens du tact et celui de la vue se placent les autres organes de la sensibilité spéciale.

Cela posé, chacun des cinq sens se différencie encore en des sensibilités multiples ou qualitatives.

La sensibilité au contact se complique par une différenciation plus avancée du sens cutané thermique, lui-même dédoublé pour le chaud et pour le froid et de la sensibilité du contact douloureux.

En ce qui concerne ces sensibilités cutanées, ainsi dissociées, on peut distinguer quatre manières de les comprendre et de les expliquer.

1° Il n'y a qu'un seul appareil anatomique pour les quatre sensibilités au contact, au chaud, au froid, à la douleur. Le contact est la modalité fondamentale, dont les autres modes ne sont que des perceptions qualitatives.

2° Il y a quatre sensibilités distinctes, comportant chacune un appareil nerveux, avec papilles spéciales et fibres nerveuses périphériques indépendantes. Cette théorie a été spécialement exposée par Frey, par Goldscheider et par Joteyko, et avant eux, en France, par Dubuisson, dont personne ne cite les travaux.

Des études minutieuses ont été faites par ces trois premiers auteurs, aboutissant à la conception de la mosaïque cutanée.

3° On peut admettre l'unicité d'un tronc nerveux jusqu'à la moelle, et la dissociation spécifique, à ce niveau, des voies de propagation. Il paraît certain que le trajet de la sensibilité au contact est distinct à partir de la moelle du trajet les impressions dolorifiques.

4° Tout en admettant cette distinction, on peut réduire à trois les sensibilités cutanées, celles du contact, du chaud et du froid, en admettant que chacune comporte une douleur correspondante.

En tout cas, pour Moncynthowski et aussi pour Nardelli, il n'existe pas dans la peau de sens dolorifique à part.

Ce qu'il faut dire ensuite, c'est que ces diverses sensibilités ne sont pas également développées, suivant les diverses régions cutanées, ce qui répond à l'un des caractères de la différenciation en général, la localisation.

La sensibilité au contact est plus développée aux doigts de la main, où elle répond, grâce à l'action des muscles, au toucher et par conséquent au sens stéréognostique, dont les modifications pathologiques correspondent aux agnoscies tactiles.

Comme l'a fait remarquer Gerdy, la douleur tactile est ici moindre qu'aux orteils et d'ailleurs qu'en d'autres régions.

Tandis que la sensibilité au contact est plus vive à droite, la sensibilité à la douleur l'emporte du côté gauche.

Le chaud est plus douloureux aux pieds et aux jambes qu'aux mains et aux bras, et la température appréciée à son degré aux doigts, n'est qu'une douleur au dos et à la poitrine.

D'après Joteyko et Stéphanowska la valeur moyenne du seuil pour le sens dolorifique cutané va en chiffres croissants dans l'ordre suivant : la tempe 14,4 ; la face antérieure de l'avant-bras 15,1 ; la pulpe du quatrième doigt 17,7 ; le dos de la main 18 ; la pulpe du médius 18,4.

On sait encore combien varie le degré de sensibilité à la douleur, des animaux à l'homme et de l'homme inculte à l'homme cultivé et combien elle diffère suivant les tempéraments et les individus.

Les mêmes différenciations secondaires se rencontrent pour les autres sens.

Pour le goût, sans parler de la sensibilité du trijumeau

par le nerf lingual, on distingue suivant les régions où ils apparaissent au maximum, les goûts sucré, amer, salé, acide.

Pour l'ouïe, il est probable que des études pourraient démontrer des localisations spéciales pour les différents sons, en raison de leur hauteur. Cette conclusion ne peut-elle être admise pour les notes de la gamme, alors qu'il est démontré qu'il y a des régions distinctes sur la rétine pour les sept couleurs.

Pour l'odorat, ce qui est surtout distinctif, c'est la perception douloureuse de certains agents, comme l'ammoniaque, de la sensibilité olfactive.

Pour le sens de la vue, c'est ici que les distinctions s'affirment les plus nettes et les plus multiples, suivant les couleurs du spectre solaire.

La lumière blanche, comme le simple contact, se dissocie en sensibilités qualitatives multiples, par suite d'une différenciation nettement progressive.

D. — Une quatrième classification des sensibilités peut être établie sur les distinctions générales que précisent les trois modalités suivantes.

Le ton affectif qui accompagne toute sensation.

La sensation brute.

La perception qualitative.

Ces divisions plus spécialement applicables à l'étude des sensibilités dans leurs rapports avec la vie mentale.

CONCLUSION

Dans les syndromes sensitifs, il importe de retenir surtout quatre sortes de sensibilités empruntées aux classifications précédentes (1) :

La sensibilité cénesthésique.

La sensibilité viscérale.

La sensibilité profonde.

(1) Voir A et D

Les sensibilités des cinq sens.

Plus les sensibilités sont élevées en différenciation, plus les agents qui les provoquent sont eux-mêmes spécifiques et restreints. La lumière, par exemple, est le seul agent des sensations lumineuses ; à peine si d'autres incitations peuvent provoquer éventuellement de simples phosphènes.

La localisation plus étroite des apareils de sensibilité est également une loi générale de la différenciation par rapport à son degré. C'est ce que démontre la phylogénie du sens de la vue. De même du contact vis à vis des différentes sensibilités de la peau. Ainsi, pour la douleur et la température, les territoires des racines spinales empiètent peu ou pas les uns sur les autres, chacun de ces territoires ne recevant l'innervation que d'une seule racine, tandis que chaque zone de sensibilité au contact reçoit son innervation de trois branches ou racines nerveuses, dont les points d'origines sont superposés sur l'axe spinal.

Plus une sensibilité est élevée en différenciation et plus la sensibilité sur laquelle elle s'est développée tend à s'amoindrir.

D'une façon générale, l'ordre de paralysie des sensibilités apporte une marche conforme au plus haut degré de différenciation.

Les sensibilités les dernières acquises et celles qui concernent les qualités d'un même sens, celles qui sont les plus intermittentes et les plus rares, les plus accidentelles, comme actes de défense, sont les premières à disparaître, comme par exemple le chaud, le froid, le chatouillement et la douleur cutanés par rapport au contact.

Dans les syndromes sensitifs l'ordre biotaxique comporte habituellement l'ordre de perte ou d'exaltation de la douleur.

Il y a, pour les douleurs, des agents spécifiques ou adéquats pour les diverses sphères sensitives. On ne pourrait envisager le choc comme un agent équivalent vis-à-vis de la sensibilité tactile et de la sensibilité palatine. Dans cette dernière le choc est l'agent anormal et dolorifique. Il y a aussi nécessité que l'action qui s'exerce se fasse sentir sur une certaine étendue, afin que soient perçus les rapports qualitatifs.

Il y a une douleur distincte pour chacune des sphères des sensibilités précitées et qui doit être distinguée avec soin pour établir la biotaxie sensitive et sensorielle en pathologie.

1° Une douleur cénesthétique humorale ou accidentelle, par action directe sur les neurones, qui est dyscrasique, ischémique, congestive, inflammatoire, traumatique. Cette douleur répond à l'exaltation de la cénesthésie physiologique.

2° Des douleurs viscérales correspondantes aux différenciations organiques et liées aux troubles des diverses fonctions viscérales.

3° Des douleurs à points de départ dans les sensibilités profondes énumérées plus haut, dont le type est la fatigue à laquelle la pathologie emprunte ses paresthésies sous forme d'élancement, de brisement, de constriction, de brûlure, etc.

4° Une douleur relative à chacun des cinq sens, qui se traduit par des hyperesthésies ou des paresthésies sensorielles, comme l'éblouissement pour la vue, les hyperesthésies paresthésiques pour l'odorat ou le goût, le contact, etc.

Dans ces quatre sphères, la douleur disparaît habituellement sous l'influence des agents paralysants, accidentels, pathologiques ou médicamenteux, avant les sensibilités normales.

LES SYNDROMES SENSITIFS EN PARTICULIER.

En commençant cette étude, il faut répéter ce qui a été dit à l'occasion des syndromes musculaires.

Des lésions localisées sur le trajet des fibres nerveuses ou de leurs centres, soit dans la moelle, soit dans la mésocéphale, etc., donnent lieu à des syndromes sensitifs, qui ne sont pas en rapport avec la biotaxie. L'ordre biotaxique suppose, en effet, une action généralisée. Au moins à un certain degré et pouvant porter sur plusieurs différenciations sensitives, dont l'exaltation ou la paralysie apparaîtront de façon successive.

Cette étude comprendra :

L'ordre de disparition paralytique des sensibilités cutanées.

Les syndromes d'exaltation de la sensibilité cénesthésique, avec anesthésie ou analgésie cutanées.

Les syndromes anesthésiques et exaltatifs dans les autres sens spéciaux de la vie de relation.

Les syndromes exaltatifs et anesthésiques de la sensibilité viscérale.

A. — ORDRE DE DISPARITION PARALYTIQUE DES SENSIBILITÉS CUTANÉES.

Dans les maladies organiques, les névroses, les intoxications, on constate, avec grande fréquence, l'abolition de la sensibilité à la douleur tactile et aux températures, avec conservation du contact. Ce qui marque l'ordre de disparition et de résistance des sensibilités cutanées, en rapport avec leur degré de différenciation.

A. — LÉSION DES NERFS PÉRIPHÉRIQUES.

Rivers et Head, après section du radial et des branches du cutané externe au niveau du coude, ont observé consécutivement à la suture de ces nerfs, les faits suivants :

Aucune modification au contact de la pression, même intense. Anesthésie à la piqûre, au chaud, au froid, aux deux pointes du compas.

Retour de la sensibilité à la piqûre au bout de 86 jours, au froid après 137 jours, au chaud vers le 160e jour, au chatouillement marqué par l'horripilation, après 225 jours.

Plusieurs auteurs ont rapporté des exemples de névrites périphériques ayant donné lieu à une dissociation syringomyélique de la sensibilité, la douleur, le chaud et le froid étant abolis, tandis que le contact était nettement senti ; parmi ceux-ci il faut citer les observations de J. Charcot.

Pour ma part, j'ai observé plusieurs fois la même dissociation dans des cas de névrites indiscutables, en particulier
chez des alcooliques et j'ai vu la même chose dans des cas
de névrites consécutives aux lésions du rhumatisme articulaire chronique; maladie dans laquelle il y a assez souvent des troubles de la sensibilité, à divers degrés ; la dissociation n'étant parfois qu'à l'état d'ébauche et très nette
dans d'autres cas. J'ai observé aussi la même dissociation
à la suite d'une contusion traumatique avec névrite : perte
absolue de la sensibilité au contact douloureux, au froid et
au chaud, avec intégrité de la sensibilité au contact et de
sa localisation précise. Ce qui démontre que, dans l'ordre
de disparition, c'est le contact qui est aboli le dernier.

B. — Lésions spinales.

Il s'agit dans ces cas de myélites diffuses. Sans doute, on
pourrait encore supposer que certains systèmes sont lésés
plus profondément que d'autres, et exclure les cas de ce
genre, comme ceux de syringomyélie, etc., en ce que les
troubles sensitifs seraient répartis en raison de localisations spéciales excluant l'ordre biotaxique.

Cependant, la fréquence de la dissociation dont il s'agit
dans des lésions diffuses, peut autoriser aussi à n'y point
voir une raison de localisation, mais d'une plus grande susceptibilité, régie par l'ordre évolutif.

La dissociation en question se montre en particulier au
niveau des membres inférieurs, dans les paralysies par
myélites transverses. Sur certains segments des membres
paralysés, j'ai observé, en effet, en des zones de diverses
étendues, une persistance complète de la sensibilité au contact, tandis qu'il y avait, dans les mêmes points, insensibilité
à la piqûre et parfois aussi au chaud et au froid.

Sur les membres supérieurs, j'ai vu le froid de la glace
n'être pas perçu, tandis que le malade sentait les gouttes
ruisselantes de la glace fondante sur ses doigts.

Dans plusieurs observations de méningo-myélite par mal

de Pott, dues à Touche, on note des faits analogues. Par exemple dans son observation XVII, la disparition des sensibilités s'est faite, lors de la deuxième attaque, dans l'ordre suivant : le chaud, la douleur, le tact, le froid.

Dans l'observation XIX on note, disparition absolue de la douleur et du chaud, diminution du froid, avec intégrité du tact.

C. — LÉSIONS DE L'ENCÉPHALE.

Dans les lésions diffuses de l'encéphale, où il y a des troubles de la sensibilité et du jugement, qui devient insuffisant, la douleur au contact et la distinction du chaud et du froid peuvent disparaître, tandis que le contact est seul perçu par toute espèce d'agents. Dans les méningo-encéphalites diffuses, la piqûre est ressentie souvent comme un contact, non comme une douleur. En inscrivant le tracé du pouls capillaire, j'ai démontré qu'une douleur, piqûre ou brûlure, provoquée instantanément, ne modifie pas ce tracé du pouls chez le paralytique général, contrairement à l'état normal, où ces mêmes douleurs provoquent une vaso-constriction réflexe, qui transforme aussitôt en ligne droite la ligne onduleuse qui s'inscrit sur le cylindre enregistreur. Il est intéressant de constater que l'analgésie s'accompagne ici d'absence de réaction vaso-motrice.

Dans des cas de méningites cérébrales aigues, on a pu observer aussi la thermoanesthésie avec persistance de la sensibilité et de la douleur tactiles (1).

En indiquant la possibilité de dissociations analogues dans les lésions circonscrites de l'encéphale, il faut faire observer qu'en ces cas, les troubles de la sensibilité sont souvent tout d'abord au complet et que leur dissociation n'apparaît que secondairement. C'est-à-dire que cette dissociation correspond à un certain ordre de retour. Mais peu importe, le fait reste le même au fond.

Dans plusieurs cas d'hémiplégies cérébrales organiques,

(1) Oddo, Soc de Neurol., mars 1901.

au moment où la sensibilité, d'abord profondément atteinte, tendait à reparaître (1), j'ai pu constater sur la face postérieure de l'avant-bras et sur le bras tout entier la dissociation suivante ; persistance du contact avec absence de sensations précises et erreur de lieu pour toute impression douloureuse, comparée par les malades, quelle qu'en fût la nature, à un vague fourmillement.

Dans d'autres cas, le contact peut persister avec le froid, alors que ni le chaud, ni la douleur ne sont reconnus.

Enfin, d'après Rossolino (2) les lésions en foyer du pédoncule cérébral s'accompagnent très souvent de troubles de la sensibilité thermique et douloureuse, avec conservation du contact.

D. — NÉVROSES

Chez un malade névropathe, âgé de 25 ans, atteint de diabète insipide, j'ai constaté la dissociation des sensibilités cutanées marquée de la façon suivante :

Analgésie tactile. L'insensibilité à la douleur est généralisée, atteignant aussi la muqueuse buccale, et sans que les piqûres laissent passer de sang. Les fortes pressions exécutées sur les téguments des membres ne s'accompagnent d'aucune douleur.

Thermo-cénesthésie. Les sensations de chaud et de froid sont absolument abolies.

Persistance des sensations de contact. Elles sont partout conservées. Ayant les yeux fermés, le malade peut désigner avec exactitude le point touché, en n'accusant que la sensation de contact sous l'influence de tous les agents employés : pression, froid, chaud, piqûre, etc.

Pour compléter cette observation, il faut noter que le goût et l'odorat sont abolis, qu'il y a affaiblissement du

---

(1) Dans l'apoplexie, les sensibités cutanées sont éteintes d'emblée. Si sous la piqûre on observe des mouvements, ceux-ci sont la défense des centres sous-corticaux, avec exclusion de la perception de la douleur.

(2) Rossolino, Dent. Arch. J. Klin. Méd., 1903.

réflexe cutané plantaire, conservation du réflexe crémastérien et des réflexes tendineux. Pas de troubles moteurs.

Dans l'hystérie, suivant la description donnée par Pitres, chaque fois qu'il y a anesthésie au contact, on observe aussi l'analgésie. La réciproque n'est pas vraie et bien que les cas ne soient pas fréquents, on peut rencontrer, dans cette névrose, la même modalité que dans des maladies d'un autre genre, telles que les lésions organiques et les intoxications.

Restent les interprétations qui sont variables suivant les auteurs.

E. — INTOXICATION.

Dans quel ordre disparaissent les sensibilités cutanées, au cours des intoxications et sous l'influence des anesthésiques ? C'est là une question des plus intéressantes.

Dans la narcose chloroformique, on a remarqué le fait suivant. Si le malade se réveille à demi au cours d'une opération, de façon à percevoir quelque chose, ce qu'il sent de l'action du bistouri sur le tégument externe, c'est le contact de l'instrument et non la douleur, qui pour être perçue, demanderait un réveil plus complet. Quelquefois le malade, avec le contact accuse aussi le froid de la lame, toujours sans la douleur.

Dans les opérations faites avec la cocaïne, on note très habituellement, à un degré plus ou moins complet, une dissociation des modes de la sensibilité, à savoir : analgésie tactile, anesthésie aux températures, avec conservation de la sensibilité au simple contact, qui ne sera abolie elle-même que plus tard (Le Filliâtre).

Avec la rachistovaïnisation, l'ordre de disparition des sensibilités cutanées est la suivante : la douleur, le froid, le chaud, la pression.

La réapparition se fait en sens inverse.

Les conclusions de Tiedemann (1) sont conformes à celles de Baglioni et Pilotti (2).

(1) *Zeitchs. J. Alg. Path.*, 1910.
(2) *Gaz. Degli ospedali*, 10 fév. 1910.

D'après ces derniers, c'est la sensibilité à la douleur qui est la première à disparaître, puis successivement la sensibilité au froid, à la chaleur et en dernier lieu au contact. Or, le rétablissement de la sensibilité, après que l'action anesthésique de la stovaïne s'est épuisée, a lieu en sens inverse, en commençant par les régions inguinales et crurales et finissant par le périnée et la région péri-anale.

L'action de l'opium n'est pas moins remarquable dans le même ordre d'idées. Je laisse de côté ce qui a trait à la disparition des douleurs cénesthésiques existantes au préalable. Le point à étudier porte sur la disparition des diverses sensibilités cutanées. Or, d'après les recherches de Laurent, la douleur de la peau à la piqûre disparaît tout d'abord.

Pour l'action du menthol sur la peau, il faut s'en rapporter aux traveux de Goldscheider et de Joteyko.

On observe souvent, au début, une exaltation de la sensibilité au froid, avec une susceptibilité particulière qui fait que tout objet semble froid.

La diminution d'emblée à la douleur peut précéder l'exaltation au froid et cela sans qu'elle-même eût été exaltée tout d'abord.

Pour le tact, il y a une diminution légère qui débute plus tard que la douleur et que l'anesthésie au froid.

Éventuellement, il se produit une sensation de picotement et de brûlure qui apparaît la dernière.

L'explication de ces phénomènes serait la suivante, selon la théorie de Frey et de Goldscheider : les nerfs seraient différents, pour chacune des quatre sensibilités de la peau ; les nerfs de la douleur étant les plus superficiels, tandis que les couches plus profondes, correspondraient à ceux du froid et que plus au-dessous se trouveraient ceux qui président à la sensation du chaud. De sorte que l'ordre de disparition serait le résultat d'une action de la superficie vers la profondeur.

Pour ma part, considérant que les faits sont pour le menthol les mêmes que ceux observés dans les maladies les plus diverses, et dans lesquelles l'explication précédente ne saurait être invoquée, j'appliquerai à ces faits la loi dont je m'efforce, dans ce chapitre, de démontrer la généralité et qui est fondée sur les degrés divers de la différenciation des sensibilités de la peau.

L'ordre biotaxique apparaît donc dans tous les cas où la sensiblité du contact survit à la perte des sensibilités douloureuses et thermiques du chaud et du froid, qui sont des différenciations secondaires du sens tactile par division du travail dans une même fonction.

On peut, d'autre part, envisager encore le degré de la perte des sensibilités cutanées par rapport à des régions ou des segments, dans lesquels leurs différenciations respectives offrent elles-mêmes des degrés différents. Ce qui permet de constater que pour chaque sensibilité, c'est dans les points où elle est à sont maximum à l'état physiologique, que la disparition est la plus complète.

Pour le membre supérieur, par exemple, l'anesthésie tactile va souvent en croissant de la racine du membre à l'extrémité des doigts.

C'est ce qu'on observe aussi pour les erreurs de localisation commises par les malades en ce qui concerne les sensibilités cutanées, quand elles sont plus ou moins émoussées et que le chaud, le froid et la douleur sont simplement perçus comme un contact.

Ainsi, il n'est pas rare, chez les hémiplégiques, de rencontrer le maximum d'erreur de localisation au niveau des doigts et les erreurs deviennent d'autant plus faibles qu'on se rapproche davantage de la racine du membre. L'erreur étant, par exemple, de cinq à six centimètres au niveau de l'avant-bras, est réduite à deux ou trois au niveau de l'épaule.

Lorsqu'il y a erreur en un point quelconque, il est habituel que le malade localise la sensation en un point situé plus haut que celui qui a été touché. Ce fait singulier est peut-être aussi en rapport avec la persistance plus grande de la sensibilité de bas en haut.

Ce sont donc dans les zones les plus différenciées que l'abolition de la sensibilité est la plus marquée, quand cette abolition comporte des variations régionales.

Et de même, ainsi qu'on l'a vu plus haut, ce sont, parmi les sensibilités cutanées, celles qui sont des différenciations secondaires, celles qui sont en action avec le moins de fréquence et qui marquent des extrêmes, qui s'éteignent les premières.

Après avoir constaté que la loi générale de l'ordre de disparition veut que les sensibilités cutanées à la douleur, au chaud et au froid disparaissent avant celle du contact, il serait intéressant de pouvoir préciser si c'est l'algésie ou la sensibilité thermique qui disparaît la première, l'une par rapport à l'autre.

Il semble, d'une façon générale, que c'est la sensibilité à la douleur qui s'éteint la première et qu'entre le froid et le chaud, le froid persiste le dernier.

Bien entendu, ils s'agit en cela des causes agissant sur l'ensemble des sensibilités, les lésions localisées de façon exclusive devant toujours être écartées de l'ordre biotaxique.

B. — EXALTATION DE LA SENSIBILITÉ CÉNESTHÉSIQUE ET PROFONDE, AVEC ANESTHÉSIE ET ANALGÉSIE CUTANÉES.

La cénesthésie et la sensibilité profonde étant moins différenciées que la sensibilité cutanée, les agents pathogènes, qui agissent suivant le mode irritatif, exaltent les deux premières en anesthésiant la troisième.

C'est l'application de cette loi générale que les fonctions les moins différenciées ont tendance à réagir par exaltation, dans des conditions où les plus différenciées réagissent par paralysie.

MALADIES SPINALES, RADICULITES, NÉVRITES, NÉVRALGIES

Dans la syringomyélie, la dissociation de la sensibilité cutanée relève sans doute d'une localisation spéciale et pour cette raison n'a pas figuré dans le syndrome décrit précédemment, comme étant en dehors de l'ordre biotaxique.

Mais les lésions sont dans quelques cas de cette maladie, assez diffuses dans la moelle et peut-être même au niveau des racines spinales, pour donner naissance à un syndrome plus complexe, avec exaltation de la sensibilité cénesthésiques et profonde. Les cas de ce genre peuvent trouver leur place ici.

J'ai pu observer un exemple de persistance de douleur cénesthésique dans les sphères d'innervation où la douleur tactile était abolie, ainsi que les sensations thermiques, au point que des brûlures purent se produire sans être ressenties.

Le malade accusait, dans les régions correspondantes à ces anesthésies, des sensations qu'il comparait à des impressions de froid pénible et douloureux, à de la neige coulant le long de ses membres supérieurs. Pendant que la glace, appliquée sur le tégument externe de ces mêmes membres, ne produisait aucune sensation de froid ressentie superficiellement.

Ainsi, les lésions syringomyéliques étaient assez diffuses pour entraîner des douleurs profondes paresthésiques et l'anesthésie cutanée, ce qui répond au syndrome étudié ici.

Le panaris analgésique peut rentrer dans le même ordre de faits quand il demeure douloureux dans la sphère cénesthésique et qu'à l'incision de la peau il ne se produit aucune douleur.

Dans les myélites à lésions diffuses de causes diverses, j'ai observé une dissociation de la sensibilité douloureuse tactile et de la sensibilité douloureuse profonde, la première étant très diminuée ou abolie, la seconde étant conservée et marquée par des paresthésies et des douleurs pathologiques et cela dans le territoire d'innervation d'un même tronc nerveux.

En voici un exemple :

Femme âgée de 3i ans, atteinte de myélite transverse avec paralysie motrice et paralysie des sphincters.

Au membre inférieur gauche les phénomènes douloureux sont très intenses. La douleur spontanée est continue avec des exacerbations violentes, que la malade compare à une morsure, ou à une brûlure. Les crises douloureuses commencent toujours par les orteils pour remonter rapidement tout le long de la jambe. Parfois, il y a sensation d'engourdissement ou de tiraillements. Les mouvements provoqués sont très douloureux.

Or, dans les régions correspondantes, les sensibilités au contact et à la douleur *tactile* sont très diminuées. La sensibilité thermique est conservée.

Voici ce que j'ai noté dans un autre cas de myélite transverse dorsale avec paraplégie et paralysie des sphincters chez une femme âgée de 3o ans :

Au niveau de la ceinture dans une zone comprise entre l'ombilic et la racine de la cuisse, il existe une anesthésie complète pour le contact, la température et la douleur cutanée (douleur spécifique).

Au niveau de la cuisse l'anesthésie au contact est relative, tandis que l'analgésie cutanée est très marquée.

Un peu plus bas, à la partie supérieure de la jambe, il existe une bande au niveau de laquelle la sensibilité n'est éteinte que pour la température.

Dans le reste de la jambe et au niveau du pied les trois sensibilités ont de nouveau disparu.

Or, en ce qui concerne les douleurs profondes, elles existent dans toute la longueur de ce membre qui est le côté droit. A la jambe droite, la nuit plus souvent que le jour et à un degré très variable, il existe une douleur fulgurante qui parcourt toute la jambe de la malade. D'une manière plus constante il existe une douleur à caractère térébrant sur toute la face antérieure de la jambe.

Je note encore, pour y revenir plus tard, que les réflexes rotuliens sont conservés et d'autre part qu'au niveau des zones d'anesthésie indiquées, on détermine à chaque piqûre d'épingle, une éruption papulo-erythémateuses : zone blanche autour du point échymotique, puis, au bout de trois secondes, apparition d'une rougeur avec une saillie œdémateuse centrale, enfin, dans les espaces qui séparent les papules, production d'un érythème plus ou moins diffus et assez persistant.

Dans le tabès on peut observer, à côté de troubles de la sensibilité, répondant à des localisations spinales, un syndrome qui correspond aux radiculites, par lesquelles l'ensemble des sensibilités se trouve atteint.

Dans ces cas on observe souvent une exaltation douloureuse générale, à la suite de laquelle il survient une anesthésie de la peau à la douleur, isolément ou avec l'atteinte des autres sensibilités.

J'ai observé une femme tabétique, âgée de 48 ans, présentant une hémianesthésie gauche pour le contact, la piqûre et la température, occupant le thorax et le membre inférieur et atteinte dans ces mêmes parties de douleurs fulgurantes et térébrantes très aigues.

Je n'ai pas pu préciser si, dans ce cas, l'anesthésie était survenue après hyperesthésie cutanée. La dissociation n'en était pas moins présente : analgésie cutanée avec douleur profonde dans le même territoire.

Parmi les observations de mal de Pott, publiées par Touche (1), il en est quelques-unes qui sont conformes aux faits précédents.

Chez l'un de ces malades, on note une diminution presque complète de la sensibilité à la douleur, en même temps que des douleurs spontanées profondes.

Chez un autre, une diminution notable de la sensibilité au contact et à la douleur, avec des sensations spontanées de lourdeur, de chaleur et de froid.

Chez un troisième, le tact est aboli, la sensibilité à la douleur cutanée diminuée ; en même temps il existe des tiraillements douloureux.

Enfin, chez un quatrième, on note une diminution de la sensibilité tactile et à la chaleur, avec sensation spontanée de fatigue.

Voici un cas de rhumatisme articulaire ayant débuté par des accidents subaigus et passé à l'état chronique avec amyotrophies chez un homme âgé de 39 ans, que j'ai observé dans mon service de l'hôpital Tenon, en 1903,

____

(1) Travaux de Neurol. chirurg., mars 1901.

L'état de la sensibilité, lors du passage du rhumatisme à l'état chronique, et *alors que les douleurs n'étaient point encore éteintes dans les jointures*, était en résumé le suivant :

Membre supérieur droit : Abolition de la sensibilité au contact, abolition complète de la sensibilité à la piqûre, au froid et au chaud.

Membre supérieur gauche : Diminution de la sensibilité au contact, à la piqûre, au froid et au chaud au niveau de l'avant-bras et plus diminuée encore au niveau de la main, avec insensibilité complète sur la face palmaire.

Membre inférieur droit : Sensibilité normale au niveau des cuisses. Sensibilité au contact diminuée au niveau de la face externe de la jambe et du pied ; de même pour la piqûre et pour le froid et le chaud.

Membre inférieur gauche : Les différentes modalités de la sensibilité sont conservées aux cuisses, diminuées, mais plus fortement qu'à droite à la face externe et interne de la jambe et au niveau du pied. Amyotrophie. — Conservation des réflexes cutanés et tendineux, ces derniers étant exaltés. — Myoïdème. Réactions vaso-motrices exaltées et persistantes.

Dans les radiculites du zona, on observe assez souvent la perte des sensations tactiles avec persistance des douleurs névralgiques, les territoires anesthésiés pour le contact, la piqûre et la température correspondant à l'innervation même des troncs nerveux et des racines nerveuses qui sont le siège des plus vives douleurs.

Parfois, on peut constater que l'hyperesthésie des sensibilités cutanées précède leur anesthésie, ainsi que Turc l'a fait remarquer dès 1850 et que l'ont vérifié aussi Berensprung et Nothnagel. Ce dernier a vu l'hyperesthésie au cours de la deuxième à la huitième semaine et l'anesthésie lui succéder.

On s'explique facilement qu'il puisse y avoir hyperesthésie et anesthésie dans des zones voisines dans le même moment, ainsi que l'a observé Rendu, puisque le premier de ces états conduit au second.

Il faut noter encore que Hallion a constaté la disparition de la sensation de frôlement de la peau, au moment où la piqûre et la température étaient encore senties. Je reviendrai plus loin sur l'interprétation de l'hyperesthésie du contact, au cours des diverses névralgies et névrites.

Quoi qu'il en soit, le zona offre très nettement la dissociation exaltative et anesthésique de la sensibilité profonde et tactile.

Il en est souvent de même que pour le zona au cours des névrites périphériques. J'en rappellerai un exemple que j'ai observé à Tenon. Un forgeron âgé de 33 ans présente une névrite des membres inférieurs, probablement d'origine alcoolique. Paralysie incomplète et amyotrophie des jambes et des pieds, avec abolition des réflexes tendineux.

Au niveau de la partie inférieure des cuisses, aux genoux, au niveau du tibia et principalement aux orteils, il existe des douleurs par accès, douleurs comparables à des coups appliqués avec un instrument dur « une règle, par exemple ». Les crises sont chacune composées d'une vingtaine de ces douleurs et surviennent environ toutes les deux heures.

La sensibilité tactile est partout bien conservée et bien localisée, tandis que la sensibilité à la piqûre et au froid sont abolies sur toute l'étendue des membres inférieurs jusqu'à une ligne passant à un travers de main au-dessous de l'arcade crurale. Dans cette même région, la sensibilité au chaud est abolie ou diminuée par places.

En résumé : *douleurs profondes et spontanées, avec analgésie et thermoanesthésie cutanées.*

J'ai publié l'observation d'un malade atteint de crises d'angine de poitrine par aortite chronique et dont les douleurs irradiantes dans le membre supérieur gauche étaient d'une violence extrême. Ce malade présentait une anesthésie cutanée totale dans les régions correspondantes pour le tact, pour la température et pour la douleur. Cette anesthésie qui était de topographie radiculaire (8e cervicale et 1re dorsale) était permanente, et pouvait être déterminée avec la plus grande exactitude. Quand les crises de douleurs survenaient, la douleur, au dire du malade, était répartie exactement dans cette même sphère et pendant les paroxysmes les plus violents, la triple anesthésie cutanée persistait d'une manière complète.

Ainsi on avait dans la même sphère d'innervation l'anesthésie la plus complète aux excitants des sensibilités spécifiques et les douleurs cénesthésiques les plus violentes.

Les crises angineuses avaient précédé l'anesthésie cutanée.

Les œdèmes peuvent s'accompagner de troubles de la sensibilité, car les nerfs qui baignent dans la sérosité et qui en sont eux-mêmes infiltrés, sont parfois altérés (1).

L'analgésie, la thermoanesthésie, même l'anesthésie cutanée sont la conséquence de ces lésions. Mais d'autre part la sensibilité profonde, la cénesthésie douloureuse ou paresthésique persiste à ce même moment. Les malades accusent des sensations de froid subjectives et si alors, comme cela est arrivé, on se sert pour les réchauffer de boules d'eau trop chaude, il s'en suit une brûlure par la raison que la peau étant insensible à la température, le malade n'est point averti du danger auquel il est exposé.

De là on peut conclure à l'abolition de la douleur spécifique à la température, avec conservation de la douleur profonde marquée dans le cas particulier par des sensations de froid.

Les mêmes remarques s'appliquent au refroidissement intense des extrémités, alors que des douleurs et des fourmillements se font sentir dans les doigts, au moment même où le tégument externe peut avoir perdu un ou plusieurs de ses modes sensitifs. Et encore dans la compression ou le traumatisme des troncs nerveux, les paresthésies coïncidant ici avec l'anesthésie cutanée.

La conclusion de toutes ces observations est la même. Lorsque les névralgies, les névrites, les radiculites exaltent l'ensemble des sensibilités, l'anesthésie qui survient éven-

(1) Ce que j'ai démontré dans plusieurs mémoires.

tuellement est dans la sphère des sensibilités tactiles, tandis que la douleur persiste encore dans celle de la sensibilité cénesthésique et profonde.

Lorsque l'hyperesthésie précède l'anesthésie du contact, de la douleur tactile, du chaud et du froid, il serait intéressant de connaître l'ordre que suit l'exaltation. Il y a des difficultés à faire des constatations bien précises. Cependant, il semble que l'ordre d'exaltation soit le suivant, le froid, le chaud et la douleur, le contact. Il y aurait lieu de faire à ce sujet des recherches de contrôle.

C'est dans ces mêmes conditions que certains auteurs ont décrit l'anesthésie du contact avec persistance de la douleur du contact. Il y a en cela matière à interprétation.

On pourrait admettre que l'hyperesthésie douloureuse du contact n'en est pas l'abolition. Les qualités seraient seulement masquées par l'exaltation douloureuse, tandis que la piqûre pourrait être perçue à titre de douleur.

D'autre part, ce qui peut conduire à une interprétation contraire, c'est la doctrine par laquelle il y a distinction absolue entre les quatre sensibilités du tégument externe. En se reportant aux généralités qui précèdent ce chapitre, on verra que l'on peut admettre aussi bien trois sensibilités seulement, en considérant que, dans ces trois sphères, la douleur n'est que l'excès du froid, du chaud et de la pression.

Une autre difficulté se présente parfois, en raison de l'apparition d'une anesthésie primitive dans une sphère d'innervation à distance de celle qui est le siège de la douleur, suivant les constatations de Féré et les miennes. Peut-être doit-on faire intervenir ici des spasmes vaso-moteurs à distance, provoqués par action réflexe de la douleur.

Lorsque les douleurs disparaissent, soit spontanément, soit par l'emploi de médicaments, les crises douloureuses cessent avant l'endolorissement du tronc nerveux, mis en évidence par la pression sur les points classiques.

En dehors de la congestion et de l'inflammation des nerfs ou des racines, on rencontre encore le syndrome d'exalta-

tion douloureuse avec anesthésie cutanée dans divers autres
cas :

Dans les névroses d'après les descriptions d'Onimus et
Legros et de Lasègue ; dans l'ischémie des membres ; dans
l'injection de cocaïne au niveau des troncs nerveux, des
racines et de la moelle, au cas où l'anesthésie cutanée s'accompagne de sensation d'engourdissement, de lourdeur et
de fourmillements dans la profondeur des membres.

Il s'agit donc d'un syndrome, dont la fréquence est en
rapport avec une multiplicité très grande de causes, d'agents
pathogènes et lié à des lésions, ou à des troubles fonctionnels.

C. — SYNDROMES ANESTHÉSIQUES ET EXALTATIFS
DES AUTRES SENS SPÉCIAUX DE LA VIE DE RELATION

Dans des sens aussi différenciés que ceux dont il s'agit
ici, la douleur cénesthésique a pour ainsi dire disparu, suivant la loi d'après laquelle plus la différenciation est parachevée et plus tend à disparaître la sensibilité commune
sur laquelle elle s'est greffée.

Ainsi le nerf optique a été sectionné sans provoquer aucune douleur, mais seulement un éclair lumineux.

Le nerf auditif ne donne pas de douleur par section.

Avec ces différenciations, la douleur spécifique n'est plus
guère représentée que par l'hyperesthésie paresthésique des
agents adéquats.

On peut admettre que pour la rétine les formes des objets,
en dehors de leurs couleurs, représentent la sensibilité différenciée fondamentale. On peut observer, en effet, la perte
simultanée ou successive de toutes les autres qualités, tandis que les objets sont encore perçus dans leurs formes sous
une coloration uniforme grisâtre.

Cette sensibilité qui représente celle du contact, qui est
fondamentale pour les sensibilités cutanées, persiste aussi
la dernière, comme étant moins différenciée.

Les couleurs, qui répondent à des points particuliers du
champ rétinien, représentent des qualités d'un ordre évo-

lutif plus élevé et acquises plus tardivement. Elles peuvent être comparées aux qualités thermiques du contact cutané.

Reste la douleur rétinienne spécifique, produite elle-même par l'agent adéquat, qui est la lumière, répondant à une hyperesthésie et que caractérise l'éblouissement.

Quel est l'ordre dans lequel se perdent progressivement les couleurs ?

En consultant ce que décrivent les auteurs, on trouve des modalités différentes, selon les maladies et de plus, selon les auteurs, dans une même maladie.

On trouve que dans les lésions nerveuses de la périphérie, dans les atrophies optiques, les couleurs centrales, le rouge et le vert, disparaissent d'abord, ensuite les autres couleurs, la lésion aboutissant en définitive à la cécité.

Dans d'autres maladies, comme l'hystérie et la démence, qui, au contraire, sont le résultat de troubles fonctionnels ou de lésions de l'écorce — et c'est là un fait qu'il faut souligner — l'ordre de disparition se fait en quelque sorte en un sens inverse.

L'accord n'est cependant pas complet sur l'ordre précis de la perte.

D'après Pitres (1) le mode progressif de la cécité chromatique de l'hystérie, porte toujours primitivement sur le violet, puis selon les cas, sur le bleu, le jaune, le rouge, ou bien sur le rouge, le jaune et le bleu, l'ordre habituel allant du violet au rouge.

D'après Trousseau (2) qui a fait la même étude, l'ordre de perte est le suivant : violet, vert, rouge, orangé, jaune, bleu ; et l'ordre de retour en sens inverse.

Il y a d'ailleurs en ces matières de grandes difficultés de recherches et de nombreuses causes d'erreurs en raison de la complexité de la perception des couleurs, de leur luminosité, des perversions possibles, de l'action complémentaire, etc.

En cherchant ce que peut donner la théorie fondée sur la différenciation, on peut arriver du moins à se faire une

(1) *Hystérie*, t I, p. 96.
(2) L'œil hystérique. *Bul. méd.*, 1903.

idée qui s'approche beaucoup de la réalité, suivant les faits cliniques habituels.

Pour cela, il faut reconnaître d'abord que l'ordre d'acquisition, qui est celui de la différenciation, va très vraisemblablement du rouge au violet, en suivant les couleurs du spectre solaire.

Ensuite on peut admettre que l'ordre de perte paralysique doit se faire du plus au moins différencié, c'est-à-dire du violet au rouge.

L'obscurcissement progressif d'un spectre solaire, à partir d'un certain point optimum, suit cet ordre d'une façon très précise, sauf pour le violet, le rouge et le vert disparaissant en dernier (1).

Cet ordre est celui de la perte habituelle dans l'hystérie, trouble psychique, et dans la démence, lésion corticale.

L'ordre exaltatif se ferait en sens inverse, répondant à ce qu'on observe à un degré moyen d'éblouissement par la lumière artificielle, où le vert et le rouge apparaissent sous d'autres couleurs et ne sont plus distingués par le fait. C'est ce qui se produirait dans les névrites optiques, caractérisées par un processus irritatif de prolifération névroglique et d'atrophie progressive des éléments nerveux, aboutissant à la cécité.

Ainsi des deux syndromes inverses, l'un serait un ordre de paralysie progressive d'emblée, allant du violet au rouge et répondant à l'obscurcissement expérimental ; l'autre représenterait un ordre de paralysie exaltative commençant suivant l'ordre biotaxique d'exaltation et irait du rouge au violet, offrant tout d'abord l'hyperesthésie paresthésique du rouge et du vert, avec paralysie progressive.

Les détails de la perte des différenciations secondaires reconnues dans les autres sens spéciaux, ouïe, odorat, goût n'ont pas été étudiés.

Mais on peut reconnaître dans ces sens, d'une façon générale, un syndrome de paralysie primitive, et d'exaltation pouvant aboutir à l'anesthésie complète.

_____

(1) D'après Bezold.

Il n'y a rien à dire de spécial de la paralysie d'emblée.

En ce qui concerne l'exaltation, elle se caractérise, non par la douleur cénesthésique, qui est inexistante dans des différenciations aussi élevées, mais par la douleur spécifique qui ici, comme pour la vue, est représentée par l'hyperesthésie et la paresthésie, répondant aux agents adéquats de ces sens.

Pour le sens de l'odorat, une odeur nauséabonde, pour le goût, une saveur désagréable, comme le goût de terre, expression employée souvent par les malades, est la sensation perçue à l'occasion de l'exercice de la fonction, sous l'influence des agents adéquats et souvent quels que soient ceux-ci.

Pour le sens de l'ouïe, l'exaltation paresthésique précède aussi la surdité sous forme de bourdonnements et de bruits anormaux.

D. — SYNDROMES EXALTATIFS ET ANESTHÉSIQUES DE LA SENSIBILITÉ VISCÉRALE.

Les nerfs viscéraux comprennent une sensibilité cénesthésique, commune à tous les nerfs et une sensibilité plus différenciée, en rapport avec la fonction spéciale de chaque organe.

Lorsque l'exaltation douloureuse de ces sensibilités coïncide avec l'anesthésie des sensibilités cutanées, qui sont plus hautement différenciées, on a un syndrome exaltatif, analogue à celui qui a été décrit plus haut relativement à la sensibilité profonde des nerfs de la vie de relation.

La douleur viscérale peut représenter une doùleur banale ou se rapporter par ses caractères à la fonction différenciée d'un viscère donné. Tel est le cas de la boulimie qui se lie à la sensation de faim et aussi de l'anorexie qui, en réalité, ne consiste pas en un phénomène négatif, mais en une sensation paresthésique.

Telles sont encore les nausées.

Telle est la soif d'air, l'angor dyspnéique, l'oppression respiratoire.

Telle est la constriction de la crampe douloureuse des

fibres musculaires lisses de l'estomac, de l'intestin, de l'utérus, etc.

Ou encore la douleur cardiaque.

Ces douleurs, liées à des différenciations viscérales, se distinguent nettement par leurs caractères spéciaux et leurs localisations et répondent soit à des hyperesthésies, soit à des paresthésies spécifiques.

Avec le chloroforme il existe une période où la sensibilité viscérale à la douleur peut-être provoquée comme sensation et comme réflexe effectif et où l'analgésie et l'anesthésie du contact sont déjà complètes au niveau de la peau.

Sans doute, il ne s'agit pas ici d'une douleur viscérale spontanée, mais de sa possibilité, si on la provoque.

Dans l'anesthésie par la cocaïne, on observe une période où il existe des nausées péniblement ressenties, à un moment où la sensibilité cutanée a déjà disparu.

A ce moment des douleurs de tiraillement ou de pincement sont encore ressenties, par exemple au niveau de l'intestin, ainsi que des sensations viscérales de froid et de chaud.

Des crises viscérales très douloureuses correspondent aussi à des anesthésies cutanées, les unes et les autres étant le résultat d'une même maladie du système nerveux.

Ces faits montrent que sous des causes exaltatives, les douleurs viscérales cénesthésiques et spécifiques persistent encore après l'anesthésie des sensibilités cutanées, suivant la loi biotaxique.

Ici, comme pour les névralgies de la sensibilité profonde, la douleur pathologique disparaît la première sous l'influence des médicaments anesthésiques.

Dans l'ordre de paralysie des sensibilités viscérales, c'est la douleur aux agents accidentels qui est influencée tout d'abord, alors que la sensibilité liée aux fonctions spécifiques demeure persistante.

Pour interpréter les faits de cette façon, il faut admettre que la pression exercée sur le pharynx est toute différente du contact du bol alimentaire, des liquides et de la salive qui sont les agents adéquats de la sensibilité pharyngée.

Le choc de l'instrument à l'aide duquel on cherche à provoquer le réflexe pharyngé, est pour la muqueuse une sensation insolite et dont l'action doit être identifiée à une douleur.

C'est un réflexe à la douleur que l'on éveille en ce cas, alors que sur la peau le même choc serait l'agent spécifique.

Lorsqu'on explore la sensibilité de la trachée par le contact d'un instrument, la perte de cette sensibilité est relative à la douleur.

De même de la compression exercée au niveau du creux épigastrique. Dans l'état normal, c'est une douleur gastrique qui en est la conséquence.

Et encore en ce qui concerne la pression exercée sur le testicule, c'est l'éveil d'une sensibilité douloureuse.

C'est grâce à ces considérations que l'on peut admettre que ce sont les sensations de douleurs qui disparaissent d'abord pour les viscères, par rapport à leur sensibilité aux agents normaux pour chacun d'eux et qui sont ceux qui mettent en action leurs fonctions respectives.

Lorsqu'on dit que dans la pression ou le choc imprimé sur le pharynx, l'estomac, le testicule, il y a anesthésie, le mot est trompeur ; c'est analgésie qu'il faut dire.

Aussi bien y a-t-il disparition des réflexes aux agents douloureux ainsi définis.

S'il n'y a dans l'état normal qu'une conscience vague des fonctions viscérales, cette conscience n'a pas disparu à ce moment et le jeu des réflexes s'exerce encore dans cette sphère de sensibilité fonctionnelle.

Ceci posé, il faut ajouter que l'on peut observer la perte complète des sensibilités viscérales, aux pressions, alors que la sensibilité cutanée est intacte. C'est là un syndrome intéressant, mais qui ne rentre pas dans la loi biotaxique, comme devant être rapporté à une localisation lésionnelle.

Ce qui doit être retenu ici, c'est que la lésion efface tout d'abord la sensibilité acquise la dernière, la moins exercée de par la fonction, la plus rare et par là la plus instable.

CHAPITRE IV

LES SYNDROMES RÉFLEXES

L'ordre dans lequel disparaissent ou s'exaltent les réflexes a déjà été signalé en étudiant l'action des anesthésiques généraux sur la sensibilité et le mouvement et aussi à l'occasion des syndromes musculaires et sensitifs.

Ce qui se rapporte aux réflexes se trouvant disséminé et d'ailleurs incomplet ; il importe d'y revenir en énumérant les principaux syndromes relatifs aux modifications de la réflectivité.

On peut définir le réflexe par la transformation d'un phénomène de sensibilité en un phénomène de mouvement, ou de sécrétion.

Un réflexe à point de départ périphérique, réfléchi sur les ganglions et les centres superposés du système nerveux tout entier, peut donner naissance à des incitations multiples portant sur les fibres striées, les fibres lisses vasculaires et viscérales, les glandes de toutes sortes, la pupille, le muscle cardiaque, etc.

Traversant les zones de l'écorce du cerveau, le réflexe peut s'accompagner d'un acte de conscience qui n'est qu'un épiphénomène.

Ainsi, au moment où la conscience a disparu, tous les réflexes peuvent être conservés, comme représentant des actes moins différenciés.

C'est ce qui a été noté à l'occasion des effets successifs des anesthésiques généraux.

En établissant les syndromes relatifs aux réflexes, il importe de distinguer, comme cela a été posé en principe pour l'étude des sensibilités, les agents provocateurs adéquats des agents accidentels ou pathologiques, vis-à-vis de chaque différenciation sensitive ou sensorielle.

L'agent provocateur accidentel, comme par exemple la percussion des tendons, peut être assimilé à une douleur.

Les causes d'erreur d'interprétation, en ce qui concerne la hiérarchie biotaxique, sont ici, comme partout, les localisations lésionnelles.

D'autre part, il faut écarter une lésion destructive de la structure des muscles.

Ou même leur état de contracture extrême. J'ai observé un malade chez lequel les pupilles étaient panctiformes et où le réflexe lumineux semblait aboli. Après action directe de la cocaïne sur la pupille, quelque peu dilatée, le réflexe reparut.

De là une interprétation différente du phénomène en question.

Un certain nombre de syndromes peuvent répondre à l'ordre général d'exaltation et d'abolition des réflexes.

1° Les réflexes sensitifs sont abolis avant les réflexes moteurs, qui demeurent normaux ou exaltés.

Il faut préciser qu'il s'agit dans cette dissociation de l'abolition du réflexe dont le point de départ est sur le tégument externe et le point d'arrivée sur des muscles à fibres striées et que la persistance ou l'exaltation sont relatives aux réflexes tendineux sur les muscles striés correspondants. A ce moment, les réflexes de la périphérie au cœur, à la respiration, à la pupille, aux vaso-moteurs, etc., sont en effet normaux.

C'est donc le fait de la différenciation relativement élevée de la sensibilité cutanée s'exerçant sur la fibre striée, qui commande ce syndrome, marquant le premier degré de la perte biotaxique.

Rien d'ailleurs de plus fréquent que la perte des réflexes cutanés, avec exaltation ou conservation des réflexes tendineux. C'est ce qu'on observe à une phase précise de la narcose par le chloroforme. C'est ce qui a lieu dans de nombreuses maladies du système nerveux central, dont les lésions, sinon très diffuses, sont cependant susceptibles par leur étendue de troubler les deux sortes de réflexes dont il s'agit.

Ainsi, les réflexes cutanés abdominaux, crémastériens, etc. sont abolis, avec exaltation des réflexes tendineux, dans beaucoup de cas de scléroses en plaques, de paralysies spasmodiques, de compression de la moelle, d'hémiplégies cérébrales.

Un tel syndrome répond nettement à l'ordre biotaxique, ce qui se justifie par plusieurs sortes d'arguments. Parmi ceux-ci il faut rappeler, en particulier, dans quelle succession apparaissent les réflexes sensitifs et moteurs dans leur développement à partir de la naissance. On peut affirmer, d'après Noïca et Marbé (1), que lors du développement des fonctions de la moelle, ce sont les réflexes tendineux qui apparaissent les premiers et ensuite les réflexes cutanés.

Il est curieux de constater que dans la grossesse, d'après Tridondani (2), les réflexes cutanés sont sensiblement diminués, tandis que les réflexes tendineux sont accentués ; le réflexe pharyngien serait diminué aussi, ainsi que le réflexe lumineux avec persistance du réflexe accommodateur. Tout cela serait d'autant plus manifeste, qu'il s'agit d'une primipare et d'une grossesse plus avancée. Le retour à la normale se refait en dix jours environ après l'accouchement.

2° Un second syndrome, ou degré de paralysie réflexe, est marqué suivant l'ordre biotaxique, par la perte des réflexes tendineux avec conservation des réflexes en action sur les sécrétions glandulaires, sur les fibres lisses du tube digestif et des vaisseaux, sur la respiration, sur le cœur, sur la pupille. Ce dernier réflexe ayant son point de départ au niveau du tégument externe.

3° La progression parayltique s'accuse, en troisième lieu, par un syndrome dans lequel il existe des troubles de la réflectivité vaso-motrice. Le point de départ des réflexes

(1) Soc. de Biol., 26 sept. 1908.
(2) Ann. d'Obst., 1900.

recherchés est la périphérie. On sait d'après les expériences de Ranvier que l'excitation du nerf sciatique d'un côté provoque des vaso-dilatations dans les deux membres inférieurs. Dans le syndrome dont il s'agit, les troubles vaso-moteurs sont le résultat de la paralysie des centres qui commandent ces actions, car il est encore possible d'obtenir des contractions soit par excitation directe portant sur le tronc des nerfs, soit sur les capillaires eux-mêmes.

Dans les anesthésiques généraux, cette paralysie centrale ne survient qu'après l'abolition des réflexes sensitifs et moteurs de la vie de relation. C'est tardivement aussi que se montrent les paralysies dans les réflexes de la vie végétative, portant sur les sécrétions et les fibres lisses, ainsi que cela a été indiqué au sujet de la narcose chloroformique.

Il faut noter avec soin que la perte de ces réflexes est mise en évidence par des actions mécaniques et par conséquent par des agents non adéquats aux fonctions organiques.

4° Une question des plus importantes, et qui se rattache plus particulièrement à ce dernier syndrome, concerne les modifications qui se produisent quand le point de départ des réflexes recherchés est pris sur une zone douloureuse, ou une zone anesthésique. Et d'autant plus que les résultats sont variables, suivant la nature des maladies qui sont la condition de ces douleurs, ou de ces anesthésies.

Chez un sujet jeune et normal une douleur assez vive provoquée en un point quelconque, fait dilater la pupille.

Dans les douleurs organiques actuelles, la pression qui les augmente, suffit à faire dilater la pupille. Cela, bien entendu, au cas où il n'y a pas de troubles paralytiques locaux concomitants ni d'asthénie générale, pouvant empêcher la pupille de réagir. Dans les anesthésies organiques (peau, testicule, troncs nerveux, etc.) il n'y a pas de réflexe sur l'iris par l'action d'agents capables de provoquer une douleur chez l'individu normal.

Sur les zones d'hyperesthésie liée aux névroses, à l'hystérie, à l'hystéro-traumatisme, à la chlorose, aux hyperesthésies désignées sous le terme de psychiques, il n'y a pas, par simple pression de ces zones, d'action réflexe sur la pupille (1).

Mais au cas où ces mêmes malades présenteraient une douleur d'un autre genre, le réflexe deviendra positif chez eux. Ce qui permet d'établir une distinction importante entre la nature de ces deux sortes de douleurs.

Dans les zones, d'anesthésies créées par les névroses en question, si on y applique un agent douloureux, le réflexe pupillaire se produit, malgré l'anesthésie.

Pour les vaso-moteurs, les réflexes se comportent dans toutes ces circonstances, de la même manière que pour la pupille.

Comme conclusion de l'ensemble, dans les anesthésiques généraux, dans les lésions assez diffuses ou étendues pour intéresser des fonctions multiples, la disparition des réflexes et ailleurs leur exaltation, sont en rapport avec l'ordre biotaxique.

Dans le domaine des fonctions les plus différenciées, il y a abolition des réflexes au moment où il y a exaltation dans une sphère de différenciation inférieure, ce qui parfois marque une phase précédant ici l'abolition.

Les réflexes aux agents insolites, ou douloureux, les moins exercés et les derniers acquis disparaissent avant ceux qui sont adéquats relativement aux fonctions des divers organes.

(1) Ces conclusions sont aussi celles de Cappioli.

CHAPITRE V

BIOTAXIE DES FONCTIONS MENTALES EN PATHOLOGIE

———

I

L'écorce cérébrale peut-être considérée comme une vaste surface de centres nerveux pressés les uns contre les autres et entremêlés.

Les zones étendues qui la composent sont cependant distinctes en ce que les unes communiquent avec la périphérie par des fibres sensitives ou motrices de projection, tandis que les autres sont reliées à celles-ci et entre elles par des fibres d'association.

Bien que les fonctions de l'ensemble soient extrêmement complexes par la division progressive du travail, on peut les réduire schématiquement à celles d'un centre nerveux élémentaire, la fonction nouvelle n'ayant pas supprimé l'ancienne, mais s'étant greffée sur elle, en la compliquant. Or, un centre nerveux élémentaire reçoit de la périphérie des incitations sensitives, les transforme et les réfléchit sur les organes périphériques.

En multipliant la diversité des fibres centripètes et centrifuges et en prolongeant l'étendue et le temps des transformations associatives, on se fait une idée de ce qu'est au fond la fonction corticale et surtout si l'on ajoute que la phase intermédiaire comporte éventuellement l'état de conscience individuelle qui fait défaut dans les centres plus simples.

On pourrait donc parler d'un réflexe dont la phase de

transformation centrale est prolongée et consciente par éveil de souvenirs associés. Aux trois phénomènes dont se compose un réflexe, correspondent ici trois systèmes anatomiques complexes.

A l'origine de la vie mentale se trouve la sensation, avec son système de fibres et de centres, recevant les incitations de la périphérie. Les unes proviennent de l'action du milieu intérieur et représentent les sensations corporelles ; les autres proviennent du milieu ambiant, en action sur les cinq sens, et fournissent des sensations dont l'objet est la connaissance du monde extérieur.

A l'autre extrémité, pour ainsi parler, se trouve placé le système du mouvement, représenté par les centres moteurs de l'écorce, avec leurs fibres de projection vers les différentes sortes de muscles, et aussi vers des organes autrement différenciés. C'est donc, pris au complet, un système centrifuge, dont les actions se font aussi sentir sur le milieu externe et sur le milieu intérieur.

Entre ces deux systèmes se trouve placé l'immense champ de la vie mentale centrale, dans lequel sont accumulés les souvenirs par transformation des sensations en idées et dans lequel s'éveillent des associations, qui aboutissent aux formules des jugements et aux décisions des actes volontaires. Dans sa plénitude, la vie mentale centrale s'accompagne de conscience individuelle. Mais comme tous les autres phénomènes, l'état conscient n'est ici que l'éveil d'un souvenir, celui qui est relatif au moi, au monde extérieur et à leur distinction, c'est-à-dire l'éveil d'un agrégat d'associations d'idées.

Si ces trois divisions avec les définitions qui viennent d'être données, sont admises, il n'y a dans le premier système que des sensations ; dans le moyen que des souvenirs, dans le dernier que des mouvements, ce terme résumant toute transmission vers la périphérie.

Et, comme conséquence, tout ce qui est, en pathologie, suppression complète, doit s'appeler *Anesthésie* dans la vie mentale initiale, où il n'y a que des sensations. *Amnésie* dans la vie mentale centrale, où il n'y a que des souvenirs.

Paralysie dans la vie mentale terminale, où il n'y a que des mouvements.

Si pour les variétés, ou les degrés, d'autres termes sont nécessaires, ils seront dérivés des notions de sensations, de souvenirs, de mouvements. Comme par exemple dysesthésie, paresthésie sensorielle ou cénesthésique, anesthésie brute ou qualitative, etc., etc., pour le système de la sensation.

Je crois qu'il y a une très grande importance à cette précision. N'est-il pas logique aussi, si les définitions précédentes sont admises, de considérer que là où il n'y a que des souvenirs normalement éveillés, il ne peut y avoir, par déficit, que des oublis, ce qui correspond au terme général d'amnésie.

Ces notions et ces façons de définir ne sont pas conformes aux préceptes classiques, mais du moins peuvent-elles se défendre. Ce que je montrerai par la critique suivante.

Dire qu'un aphasique est atteint de cécité ou de surdité verbale, c'est exprimer nettement que le défaut, est, suivant les divisions précédentes, dans le système de la sensation, cécité et surdité mentales étant des formes de l'anesthésie. Or le malade entend les mots et voit les lettres. Alors qu'en employant d'autres termes, le trouble devrait être rapporté à la vie mentale centrale, et que par eux serait accentuée la distinction qu'il y a entre la surdité et la cécité, par lésion de l'écorce et le déficit des associations d'idées-souvenirs, qui font saisir les qualités, le sens et l'usage de l'objet que la sensation perçue doit normalement évoquer.

Il y a vraiment une distinction de systèmes anatomiques à établir entre la sensation et l'idée, bien que la première soit à l'origine de la seconde. Le moment de l'une et de l'autre est distinct. La sensation est actuelle et n'a d'existence que par l'action de l'objet qui la provoque sur les terminaisons nerveuses. La sensation et l'idée sont fonctions de centres de différenciations spéciales.

En pathologie, anesthésie et amnésie comportent cette distinction. A trois systèmes particuliers doivent correspondre trois fonctions distinctes, avec une terminologie précise pour chacun d'eux.

Les liens anatomiques qui relient les centres de l'ensemble, impliquent un cycle d'activité, ou déterminisme coordonné de ces trois systèmes, dont la condition est la conductibilité des fibres des neurones et l'excitabilité transmise des uns aux autres.

Cette double propriété est commune à tous les neurones, tandis que chacun d'eux répond, suivant son activité spécifique, aux incitations que reçoit son centre.

La vie mentale se réduit sous ces trois lois de conductibilité, d'excitabilité et de spécificité, à un mécanisme.

a. — Sans revenir sur ce qui a été dit plus haut des différenciations sensitives et sensorielles, il faut rappeler la division en sensibilité cénesthésique, commune à tous les nerfs, en sensibilités profonde, viscérale et des cinq sens qui sont trois différenciations greffées sur cette cénesthésie et qui elles-mêmes se subdivisent encore en espèces, puis en variétés.

La cénesthésie sur laquelle se sont greffées les sensibilités plus différenciées, étant mise en action par l'exercice de ces dernières, il en résulte qu'elles s'accompagnent d'un ton affectif surajouté à leur caractère spécifique.

La vie mentale centrale se trouve ainsi constamment traversée par un courant cénesthésique, éveillant la vague conscience de l'état organique, dérivant surtout des sensibilités profonde et viscérale et, d'autre part, par le courant des sensibilités les plus différenciées, qui sont intermittentes et éveillent surtout le processus des idées et des associations qui les relient.

Suivant l'un des principes de la biotaxie, qui est relatif à la continuité des fonctions, la cénesthésie apparaît comme la moins différenciée de toutes les sensibilités, ensuite viennent les sensibilités viscérales et profondes et enfin celles des sens spéciaux.

b. — Toutes ces sensibilités, par leur accès à la vie mentale centrale, sont susceptibles d'y éveiller la multiplicité des souvenirs. Parmi ceux-ci il faut faire une place notable à l'agrégat des idées relatives au moi, au monde extérieur et à leur distinction, puisque c'est là la condition des états de conscience, soit de cause interne, soit de cause externe, suivant l'origine des sensations qui les provoquent.

Les sensations affectives ou leurs souvenirs, éveillent éventuellement, avec la conscience cénesthésique, des associations d'idées qui aboutissent à un jugement.

D'une façon générale, le plaisir, et surtout la joie, donnent l'impression d'une plénitude ou d'une puissance plus grande de la vie ; la douleur et la peine de sa diminution afflictive, états auxquels se lient intimement l'espoir ou la crainte. Ainsi, les sentiments se résument finalement dans des formules affirmatives, ces jugements constituant le plaisir et la peine morale.

L'éveil des idées images des mots a une importance très grande. D'abord, par la raison que la pensée de l'homme les emploie constamment comme équivalents, ou signes des objets.

La sensation d'un objet éveille dans la vie mentale centrale le souvenir du mot qui lui correspond. De même le mot, sensation entendue ou vue, y fait naître l'idée de l'objet correspondant avec ses associations de qualités, d'usage, de valeur, etc.

Une autre raison de l'importance du mot est l'éveil simultané de sa représentation motrice. La superposition associative est si étroite, par l'habitude de penser avec des mots, que l'image motrice semble souvent apparaître d'emblée, comme un signe équivalent.

Le terme de langage intérieur répond à ces phénomènes (1). Le mot articulé mentalement se substitue à l'idée image du mot, à peu près de la façon dont procède le jugement intuitif, dans lequel la conscience ne perçoit pas toutes les associations intermédiaires. Entre le langage intérieur et le langage extériorisé, il y a l'ébauche silencieuse des mouvements de l'articulation motrice, tant l'un est près de l'autre.

(1) La pensée avec des mots est plus spécialement la fonction du cerveau gauche (voir plus haut : Non équivalence des deux hémisphères cérébraux).

On peut dire que la vie mentale centrale, dans laquelle s'éveillent les idées-souvenirs des sensations cénesthésiques et sensorielles et aussi les souvenirs des représentations motrices du langage et des actes en général, est une vie complète réunissant dans son association d'idées ce qui est venu par les voies sensitives et ce qui éventuellement est manifesté à l'extérieur par des mouvements. Et tout cela exclusivement par l'éveil de souvenirs, qui constitue la fonction distinctive du système central.

Outre que cette vie est complète par elle-même en ce qu'elle contient les représentations des deux autres systèmes, elle laisse échapper, en ses fonctions les moins différenciées, des irradiations vers les centres des mouvements de la vie végétative et de là, à la périphérie. Cela apparaît, même en pleine conscience quand parfois la seule représentation des mets, en dehors de leur vue ou de leur odeur, a pour conséquence la mise en action des sécrétions qui leur correspondent.

Dans le rêve les idées images ou la représentation motrice des mots et des actes, alors même qu'il s'agit d'un ordre hautement différencié, apparaissent avec des caractères qui font croire à leur extériorisation réelle.

C'est-à-dire que la vie des souvenirs entraîne parfois jusqu'à l'ébauche de la vie en action.

. Les courants du système de la sensation pénètrent à travers la vie mentale centrale avec une diffusion variable, suivant l'éveil des associations d'idées et qui aboutissent aux formules des jugements et aux déterminations éventuelles d'agir. Suivant l'analogie avec un réflexe élémentaire, la phase centrale, qui répond à la transformation du phénomène sensitif en phénomène moteur, s'accomplit par une division du travail poussée très loin et représente le plus haut degré de différenciation.

Cette diffusion se produit avec continuité pour les sensibilités les moins différenciées et se poursuit dans le système de la vie mentale terminale, après avoir éveillé la vague conscience cénesthésique. Dans les moments où ces sensibilités deviennent plus vives, la conscience s'élève proportionnellement, et la cénesthésie devient révélatrice des états de besoin et des appétitions qui gouvernent les tendances instinctives et émotionnelles.

L'intermittence est, au contraire, la loi des sensibilités les plus différenciées, allant pour les plus hauts degrés évolutifs, jusqu'au cycle tranché de la veille et du sommeil.

c. — Le mouvement, terme général, comprend toutes les impulsions vers la périphérie, dont les centres du système de la vie mentale terminale sont les organes.

La biotaxie établit ici des subdivisions, qui réflètent l'ordre de différenciation indiqué par les sensations de toutes sortes.

Les courants de la sensibilité affective, avec ou sans l'éveil complet de la conscience cénesthésique, affluent dans les centres moteurs et, de là, à la périphérie, dans les fibres des muscles lisses des viscères, dans celles des muscles cardiaques et respiratoires, dans les muscles vaso-moteurs, dans les organes glandulaires, etc., dans tout le domaine de la vie végétative. Mais aussi, dans les organes de relation, en ce qu'ils comportent tonicité et nutrition.

Cela indépendamment de ce que peut fournir directement à tous les organes, l'action réflexe des centres sous-jacents à l'écorce cérébrale.

Lorsque le ton affectif s'élève dans la vie mentale centrale, ces irradiations deviennent manifestes, par leur action sur la périphérie, où elles se traduisent par les signes extérieurs des émotions, qui en sont, en quelque sorte, le langage.

Les centres qui commandent les mouvements coordonnés vers un but, par leur action sur les muscles striés, représentent différents degrés d'actes volontaires.

Ils sont le point de départ de certains mouvements de défense, qualifiés d'instinctifs, et qui se rapprochent des mouvements purement réflexes, mais où il y a cependant vestige de conscience volontaire.

Dans le domaine moteur ils apparaissent comme l'analogue des jugements intuitifs, dans lesquels la conclusion est, en apparence, atteinte d'emblée.

Le dernier degré est atteint, dans ce système, par l'émission des mouvements de la volonté pleine et délibérée.

En pathologie, tout ce qui est déficit dans la vie mentale terminale, est paralysie, ou degré de paralysie (1).

Aussi, il n'y a pas plus d'aboulie dans ce système, qu'il n'y a d'amnésie dans celui de la sensation, ou qu'il n'y a d'anesthésie dans celui de la vie mentale centrale.

De même que pour les deux premiers systèmes, celui du mouvement comporte, en dehors de la perte fonctionnelle, des perversions et des exaltations, qui répondent aux spasmes, aux ataxies, aux chorées, aux tics, etc., d'origine corticale.

Sans doute les relations pathologiques entre les trois systèmes sont étroites, et c'est là l'une des causes des difficultés qu'on peut éprouver à fixer le siège des lésions, ou des troubles.

Rapporter en pathologie à chacune de ces trois divisions ce qui lui appartient, est le principe qui conduit aux interprétations exactes. Ce principe est nécessaire dans l'établissement de l'ordre de perte et d'exaltation.

***

L'esquisse précédente a déjà pu faire apparaître les degrés de la hiérarchie différenciée de la vie mentale.

Le principe qui m'a servi de base pour établir, parmi les tissus, la place des cellules cérébrospinales a été principalement le temps de labilité, marquant le degré de différenciation. Les éléments nerveux de l'encéphale de l'homme étant sans distinctions morphologiques sous ce rapport, c'est sur une base nouvelle qu'il faudrait établir la biotaxie qui puisse permettre de les classer entre eux.

Cette base pourrait se trouver :

1° Dans la double division en cerveau ancestral, dont les tendances sont apportées à la naissance et en cerveau individuel, représenté par les acquisitions post-natales, pro-

---

(1) Ce qui est trouble, peut être désigné sous le nom générique de paracinèse, par analogie avec paresthésie et paramnésie.

venant de l'éducation et de l'expérience, et qui ne sont pas héréditaires.

Le cerveau ancestral apparaît chez les animaux comme relativement plus développé à la naissance que son analogue chez l'homme, tandis que chez celui-ci les progrès seront en quelque sorte indéfinis.

En étudiant la biotaxie générale des tissus, j'ai montré que le volume des éléments anatomiques, au jour de la naissance, se rapprochait d'autant plus de leur volume définitif, qu'ils appartenaient à des tissus moins différenciés. Il en est de même des acquisitions fonctionnelles.

A la naissance les fonctions du cerveau sont d'autant plus développées que leur ordre hiérarchique est moins élevé.

Les fonctions, nécessitant l'action de la volonté, acquises les dernières et ne passant pas dans l'hérédité, sont les plus différenciées.

D'autre part, le cerveau ancestral comportant aussi l'hérédité d'évolution, les acquisitions au cours de la vie se développent en harmonie avec cette évolution, les sensations post-natales éveillant dans l'encéphale le potentiel et les réactions inscrites dans le mémoire héréditaire. De même que les impressions des objets nouveaux se lient avec les anciennes.

L'étude du développement intellectuel et moral, depuis l'enfance, jusqu'à l'âge adulte, démontre l'ordre progressif des acquisitions.

Et, inversement, pour l'ordre de régression, à partir d'un certain âge et dans certaines conditions.

2° Une autre méthode qui se rapproche de la précédente, consisterait à considérer la triple division en fonctions végétatives, animales et humaines, en ce qu'elles sont régies par le cerveau.

Par exemple les instincts liés à la vie végétative comprennent la nutrition, la faim, la soif, la reproduction, etc.

Les instincts animaux, les passions, les désirs, la crainte, l'espérance, la joie et la douleur, etc.

Les instincts humains, les sentiments altruistes et ceux qui se rattachent à l'ordre, à l'harmonie, à l'esthétique.

Les autres facultés ainsi divisées, pouvant également servir d'ébauche à une hiérarchie évolutive.

3° Les fonctions divisées en automatiques et volontaires, conscientes et délibérées, avec leurs degrés intermédiaires, ainsi que l'intermittence des cycles d'activité pour les plus différenciées, pourraient constituer une troisième base de classification. Il faut rappeler, à ce sujet, que certaines fonctions, comme la marche, peuvent se faire automatiquement, grâce au concours des phénomènes de sensibilité périphérique, réfléchis sur les centres, automatisme d'un ordre intermédiaire et dont l'impulsion première est venue de la volonté.

Dans la même sphère ces mouvements sont moins différenciés que ceux qui demandent une attention soutenue.

Dans la sphère de la sensibilité une sensation peut exister en acte sans être perçue ; elle peut être perçue sans être appréciée ; elle peut être perçue et appréciée.

Ce dernier degré impliquant attention, comparaison, distinction des rapports, analyse et synthèse, jugement, est la complétude de la vie mentale centrale, en ce qu'une décision volontaire peut en être la suite négative ou positive

Pour la sensation et pour le mouvement, l'attention qui complique le processus central, en étendant le champ des associations, est la marque de la division du travail.

4° On peut considérer encore l'ordre dans lequel disparaissent les diverses fonctions dans le sommeil normal.

Ce sont tout d'abord la volonté, en tant que pouvoir d'agir et le jugement, en tant que pouvoir de coordonner les idées et les sensations. A ce moment les idées et les sensations persistent encore et semblent s'exalter sous forme d'automatisme, dans le cas de rêve sensoriel. Il en est de même des mouvements automatiques dans les cas beaucoup plus rares de somnambulisme.

Les sensations organiques et cénesthésiques prédominent sur celles des sens externes. Les fonctions digestives, circulatoires, les mouvements respiratoires subissent chez l'adulte de très légères modifications en moins, surtout si l'on tient compte du fait que les excitations des sens

externes agissant sur elles pendant la veille, sont supprimées.

Les sensations organiques et cénesthésiques s'exaltent parfois par rapport à ce qu'elles sont dans l'état de veille, du
moins cette exaltation est-elle démontrée dans les troubles
paresthésiques du cauchemar.

Les actions réflexes de la vie animale en ce qu'elles sont
commandées par des zones corticales motrices et par les
centres sous-jacents cérébro-spinaux, s'accroissent par rapport à ce qu'elles seraient à l'état de veille, pour une même
excitation.

Ainsi, au moment où s'affaiblissent les fonctions supérieures, d'autres moins élevées s'exaltent, la volonté et la
coordination des idées s'éteignant quand les sens de la vie
animale et le pouvoir excito-moteur réflexe augmentent
quelque peu et alors que les sensations cénesthésiques et
viscérales prédominent sur les sens externes.

5° Il serait intéressant de pouvoir établir une classification reposant sur l'anatomie et l'histologie et impliquant
des degrés de différenciation fonctionnelle.

Du moins les grandes lignes de cette classification peuvent-elles être tracées de la façon suivante.

Au point de vue anatomique, on constate dans l'écorce
cérébrale des régions d'où naissent des fibres de projections
vers la périphérie du corps, représentant les voies de la sensibilité et du mouvement. Et d'autre part, de vastes territoires, dont les fibres se projettent d'une zone corticale à
une autre et unissent entre elles toutes les zones analogues,
ainsi que celles de la sensibilité et du mouvement, apparaissant ainsi comme des voies d'association.

Au point de vue histologique, on peut, d'après les recherches de Flechsig, établir l'ordre de développement de ces
différents territoires de l'écorce.

Chez le fœtus humain, les cellules motrices apparaissent
les premières, ainsi que leurs fibres de projections.

Puis, autour de ces zones, se forment les centres de la
sensibilité.

Les cellules des zones d'associations apparaissent plus tard encore.

Et, parmi ces zones, ce sont les lobes frontaux dont la différenciation histogénétique s'accomplit la dernière et cela avec un retard très appréciable.

On peut arriver à des conclusions semblables, en considérant l'ordre de myélinisation des prolongements des cellules de l'écorce. A ce point de vue, les zones corticales peuvent se diviser suivant les deux groupes déjà indiqués. Les centres de projections, pour lesquels la myélinisation apparaît la première; les centres d'association, pour lesquels la myélinisation est plus tardive.

On peut conclure que ces cinq moyens de recherche biotaxique concordent avec ce que montrait plus haut la division du travail et la complexité fonctionnelle de la vie mentale centrale.

ORDRE DE DISPARITION ET D'EXALTATION DES FACULTÉS MENTALES DANS LES MALADIES DE L'ENCÉPHALE.

A. — *Ordre de paralysie et d'exaltation dans les systèmes de la sensation et du mouvement de la vie mentale.*

Les syndromes sensitifs et moteurs, dans leurs relations avec la biotaxie histologique, ont été étudiés déjà. Dans les anesthésiques généraux et les maladies qui agissent sur l'ensemble des systèmes sensitif ou moteur, il a été établi que l'ordre d'anesthésie et de paralysie débutait par les centres corticaux, par rapport aux centres sous-jacents et que dans chacun de ces territoires de l'écorce cérébrale, représentant la vie mentale initiale et terminale, l'ordre d'anesthésie et de paralysie descendait des sensibilités et des mouvements les plus différenciés aux moins différenciés.

En second lieu, que l'ordre d'exaltation se poursuivait en sens inverse.

En troisième lieu, que dans les processus qui exaltaient

en paralysant, l'exaltation existait dans les fonctions les moins différenciées au moment où les plus différenciées étaient déjà anesthésiées ou paralysées.

De multiples syndromes, cortico-sensitifs et cortico-moteurs, résultent de lésions ou de troubles localisés dans les centres des sensations ou des mouvements.

Ces altérations peuvent exister sans entraîner de perturbations notables dans la sphère de la vie mentale centrale. En ce cas les exaltations, les perversions, les anesthésies, les altérations motrices sont l'objet d'un jugement correct de la part des malades. Car avec de telles localisations, même dans les processus où la cénesthésie paresthésique s'exalte à un haut degré, il n'y a point d'interprétations délirantes, bien que le langage des malades, en traduisant leurs impressions, devienne souvent métaphorique, que leurs émotions soient vives et que l'activité des fonctions mentales supérieures de jugement et de volonté présentent surtout pendant les paroxysmes, une certaine diminution, comme dans l'état de fatigue.

« Il me semble que... on dirait que... c'est comme si... » telles sont les expresions habituelles qui servent à rendre compte des paresthésies cénesthésiques, viscérales et profondes, éprouvées par les malades.

Encore une fois, les comparaisons étranges qui caractérisent ces formules, sont justifiées par la raison qu'il s'agit de sensations insolites et pour lesquelles manquent des termes convenus.

D'ailleurs, dans la fatigue de l'état normal les paresthésies de la sensibilité profonde ne sont-elles pas exprimées aussi par les mots métaphoriques de brisement des membres, de constriction, etc., etc.

Ce qu'on observe, au point de vue de la biotaxie, dans ces syndromes cortico-sensitifs, c'est l'exaltation des sensibilités les moins différenciées, les paresthésies cénesthésiques viscérales et profondes, dont les variétés sont innombrables, depuis les fourmillements et les brûlures jusqu'à l'éclatement de la tête ou des membres. Et dans les syndromes cortico-moteurs, l'exaltation et la perversion des impulsions motrices involontaires, les spasmes, les tics, les chorées, etc. d'origine corticale.

2° Dans les cas où ces syndromes retentissent de façon plus notable dans la vie mentale centrale, ce qu'on observe en coïncidence avec la conscience des troubles sensitifs et sensoriaux qui s'exaltent, c'est l'état d'affaiblissement et d'impuissance des associations d'idées, qui sont les conditions des jugements et des déterminations volontaires.

Le syndrome fatigue est alors au complet, marqué d'une part par son élément paresthésique et d'autre part par son élément d'asthénie générale (1).

Dans les cas où le jugement est encore plus diminué, la sensation paresthésique n'est plus donnée comme une comparaison : il ne semble plus au malade que sa tête est vide, ou qu'il a les membres brisés, sa formule devient affirmative, il n'a plus de cerveau, ou on lui brise les membres. Cette différence de langage marque la limite qui sépare la neurologie de la psychiatrie.

3° Une même maladie diffuse peut provoquer des troubles ou des lésions de façon directe et simultanée dans les trois systèmes de la vie mentale, fût-ce avec des prédominances ici ou là. Je reviendrai bientôt sur ce fait.

Ce qu'il faut conclure de ce qui précède, c'est l'exaltation jointe à la faiblesse et dont la répartition fonctionnelle correspond à la loi biotaxique.

Et aussi que les deux termes de la faiblesse irritable ne s'appliquent pas à une même chose, comme on le croit habituellement, mais à des fonctions dont la différenciation n'est pas la même.

B. — *Ordre de disparition des facultés mentales dans la démence progressive.*

La démence est la perte des fonctions de la vie mentale centrale, par une destruction matérielle et irréparable du tissu nerveux.

(1) Je me suis attaché, dans des travaux antérieurs, à montrer que tous les symptômes des névroses et des psychoses se réduisaient à des éléments somnolents émotionnels ou de fatigue.

J'ai démontré que cette destruction débutait par les extrémités des neurones corticaux, par les dendrites et les axones, c'est-à-dire par les points de jonction des neurones entre eux, d'où la rupture de leurs associations fonctionnelles et l'isolement progressif des centres de l'écorce, ayant pour conséquence la désagrégation des fonctions psychiques.

Les lésions de la démence portant essentiellement sur le système de la vie mentale centrale, causent par elles-mêmes des troubles qui sont relatifs aux sensations et aux mouvements, en ce que sensations et mouvements y sont représentés par des souvenirs.

Ces souvenirs associés de différentes façons, étant à la base de la connaissance, du jugement, de l'attention, de la personnalité, etc.

Certainement les maladies qui provoquent la démence peuvent être en action simultanée sur les deux autres systèmes de la vie mentale, celui de la sensation et celui du mouvement. Il peut même aussi y avoir dans l'une ou l'autre de ces sphères des localisations prédominantes et nettement appréciables au début de la maladie.

Cette diffusion de lésions est même celle qui commande le syndrome de la paralysie générale, dans laquelle les troubles moteurs, en coïncidence avec la démence, sont le caractère distinctif.

Démence et trouble moteur sont alors la double localisation d'une même maladie, tandis que en dehors de la paralysie générale, la démence peut exister isolément.

La mémoire, l'attention, le jugement, les sentiments, la volonté vont en s'affaiblissant dans la démence, et de plus en plus, jusqu'à un anéantissement presque complet, aboutissant à la désagrégation de la personnalité et au rétrécissement du champ de la conscience.

Au moment où ces troubles apparaissent et se poursuivent, la vie automatique de relation, la cénesthésie et les sensibilités viscérales et les actions sur la périphérie qui en sont les conséquences, s'accomplissent encore d'une façon à peu près normale.

De là, la déchéance, nettement primitive, dans la sphère des fonctions les plus élevées.

Mais dans quel ordre ces dernières subissent-elles la dé-chéance les unes par rapport aux autres ?

Pour répondre à cette question, on remarquera que la mémoire, l'attention, le jugement, l'affectivité, la volonté, la personnalité, la conscience ont une part constante dans les moments de la vie mentale centrale.

Dans ces conditions, il est inexact de dire que la mémoire disparaît la première, puis l'attention, puis le jugement, puis la volonté, etc.

Ce qu'il convient de faire, c'est préciser les conditions dans lesquelles la mémoire, l'attention, le jugement, etc., se révèlent par un état d'insuffisance.

En procédant de la sorte, on reconnaîtra que le déficit de chacune de ces facultés s'affirme tout d'abord relative-ment aux acquisitions les plus récentes, aux opérations les plus complexes, aux fonctions les plus délicates, aux senti-ments moraux les plus élevés, en un mot aux plus hauts degrés de leurs différenciations respectives.

Spencer et Ribot ont établi un ordre d'acquisition et de régression de la mémoire. Pour la régression, les faits s'effa-cent en descendant vers le passé (1).

C'est la mémoire de fixation qui disparaît la première, puis la mémoire de reproduction et dans chacune de ces deux divisions, les souvenirs s'éteignent des plus nouveaux aux plus anciens.

Ainsi les malades oublient de remplir leurs occupations et ils perdent la notion du temps qui s'est écoulé depuis le moment où ils ont accompli une action.

La mémoire des notions nouvelles, qui réclame un effort intellectuel, nécessite l'attention qui elle-même est dimi-nuée, et aussi le raisonnement, qui en faisant comprendre ces choses, contribue à les graver dans la mémoire. Il y a donc en ce cas une complexité fonctionnelle dont il faut tenir compte. Tandis que pour les faits anciens, l'attention

(1) Ribot, *Maladies de la mémoire.*

et le jugement se sont produits à leur sujet, à une époque où ces deux facultés n'étaient en rien diminuées.

C'est sans doute là la condition de l'oubli des choses les plus récentes.

On admet généralement que la perte de la mémoire porte au maximum sur les noms propres, puis sur les substantifs, puis sur les adjectifs, et, à un degré encore moindre, sur les faits eux-mêmes.

Le souvenir de la représentation d'articulation motrice des mots est troublé souvent sous forme de dysphasie, sinon d'aphasie.

Et de même de l'évocation de l'ensemble des idées qui se rapportent à un objet donné, qu'il soit pensé ou perçu.

En étudiant les troubles de la mémoire, on ne peut donc pas séparer l'oubli de l'ensemble des fonctions qui accompagnent le souvenir.

L'attention accompagne le jeu des facultés mentales les plus élevées et y joue un rôle essentiel. Il faut distinguer au point de vue de la perte ou de la diminution de l'attention, celle qui répond au besoin d'observation automatique, qui se développe de très bonne heure, en même temps que l'exercice des sens, en particulier de la vue.

Cette forme persiste, en intégrité, beaucoup plus longtemps que l'attention volontaire et soutenue qui accompagne toutes les opérations de l'esprit.

Le caractère de sa diminution est marqué par la rapidité avec laquelle survient la fatigue. Les fautes qui se révèlent au cours de la conversation, de l'écriture d'une lettre, d'un travail soutenu apparaissent d'autant plus saisissantes et nombreuses que ces actions se prolongent davantage.

D'ailleurs, on peut formuler la même règle en ce qui concerne les autres opérations de la vie mentale centrale, en particulier le raisonnement.

Il y a, au fond de la démence, un état de fatigue et une susceptibilité plus grande à la fatigue, d'où l'instabilité fonctionnelle. Dans le début des troubles, c'est là un caractère clinique très important, en ce qu'il est, en pratique, le plus susceptible de révéler la maladie.

Dans la sphère du jugement, c'est le pouvoir de coordonner les idées, d'abstraire et de synthétiser qui est surtout diminué.

Inversement, j'ai remarqué souvent que dans un jugement, dont le point de départ était dans la sensation d'un objet faisant actuellement impression sur les sens, les conclusions s'enchaînent avec logique. C'est à cette condition que je rapporte le fait, qui a surpris quelques auteurs, que des déments avérés peuvent se livrer convenablement aux combinaisons des cartes, ou d'autres jeux analogues.

Ainsi, pour le jugement, comme pour les autres facultés, il faut tenir compte des conditions dans lesquelles il s'exerce.

Les émotions dont les objets sont actuels, sont mieux conservées que les autres. Le dément comme l'enfant, comme le sauvage et comme l'animal, vit dans le présent.

Les émotions acquises les premières au cours de l'évolution sont les dernières à s'éteindre. En cela l'ordre de disparition biotaxique est des plus net chez l'adulte.

Les sentiments altruistes, ceux qui sont à la base des usages et des convenances, ainsi que les sentiments esthétiques, sont les premiers à s'émousser.

Le dément est apathique.

L'indifférence, choquante pour son entourage, qu'il manifeste souvent, est en grande partie liée au défaut de jugement et aux erreurs sur la valeur des faits.

De même que la fatigue met en évidence le défaut de l'attention, la diminution de l'affectivité se caractérise par l'instabilité des désirs.

On admet, généralement, que les sensations sont émoussées dans la démence.

D'après les divisions précédentes, la démence est surtout un trouble de la vie mentale centrale. Ce qui est émoussé, c'est donc surtout l'éveil des associations qui se lient aux sensations et c'est par là que la sensation apparaît en défaut.

D'un autre côté, j'ai déjà dit qu'une maladie qui provoque la démence pouvait être en action simultanée sur la vie mentale de la sensation et du mouvement. C'est dans ce cas que l'on observe des exaltations ou des dépressions dans ces deux domaines.

C'est là un point qu'il ne faut pas oublier en étudiant les troubles de la volonté dans la démence. Ces troubles ne sont pas habituellement le résultat de lésions des centres moteurs. Les mouvements sont influencés en ce que la vie mentale centrale est en défaut. Il s'agit d'un processus qui doit s'appeler aboulie et non paralysie, en dehors de localisations possibles sur les centres moteurs.

Ce qui est diminué, c'est l'activité volontaire qui sort des jugements et des délibérations réfléchies et par le fait même de leur insuffisance.

Ce que traduit le langage articulé, c'est aussi le défaut du souvenir des mots et de leur représentation motrice, en même temps que le nombre restreint des idées.

Au contraire, les actes qui passent à l'état d'habitude sont conservés et se reproduisent parfois avec une grande régularité. Il en est de même des actes automatiques.

En somme ce qui persiste, c'est la vie de relation dans sa forme automatique et les actes qui se rapportent à la vie purement instinctive.

Pour résumer l'ensemble de ces faits, il faut rappeler que la vie mentale centrale est le réceptale des souvenirs.

Les souvenirs sont les éléments dont se composent ici les diverses opérations, fonctions, ou facultés mentales.

Leur dégradation, ou leur perte totale, s'opère d'une façon générale dans un ordre qui est en raison de leur degré évolutif.

Il faut encore ajouter quelques lignes à ce qui précède, où la démence a été envisagée chez l'adulte.

La démence congénitale est représentée par l'idiotie, dans laquelle il n'y a pas perte des facultés, mais absence plus ou moins complète de leur développement actuel et ultérieur, du fait d'une lésion transmise par hérédité, ou due à une maladie en évolution pendant la vie intra-utérine.

Il faudrait répéter ici en ce qui concerne les localisations, tout ce qui a été dit des syndromes musculaires d'origine héréditaire.

Je rappellerai seulement que l'ordre biotaxique n'est pas le même en cas d'hérédité, bien que la loi soit la même, à savoir que les tissus les plus différenciés sont lésés au plus haut point.

Comme pendant la vie intra-utérine les fonctions qui dans la suite seront les moins différenciées, se développent les premières, il y a un moment, où les moins différenciées de l'avenir ont atteint un plus haut degré que les autres.

C'est alors sur ces fonctions que portent les troubles les plus accentués.

Il résulte aussi de là que suivant la phase de la vie intra-utérine où les lésions sont en action, leurs localisations sont variables et que l'on peut juger de l'époque où elles ont évolué par celles des fonctions qui se montrent en défaut.

La loi est que les tissus qui sont en voie de développement sont les plus vulnérables.

Si la démence survient dans l'adolescence, les facultés qui sont en voie de développement sont aussi influencées de façon plus spéciale. A cette époque de la vie, il se fait une évolution remarquable dans la sphère des sentiments affectifs.

La démence de cet âge s'accompagne habituellement d'un déficit dans cette sphère de l'activité mentale.

Cette particularité, et beaucoup d'autres, s'explique donc également suivant la loi énoncée plus haut et répondant à l'ordre biotaxique.

C. — Les syndromes délirants dans leurs rapports avec l'exaltation et la dépression des facultés mentales.

A. La manie et la mélancolie, la joie et la tristesse pathologiques, sont les deux aspects que revêtent les troubles de la cénesthésie, compliqués de délire.

Dans le cas où les sensibilités profondes et viscérales sont plus spécialement troublées, le syndrome répond au terme d'hypocondrie.

Manie et mélancolie, si opposées par le tableau clinique, sont des états fort rapprochés au point de vue nosologique :

Les auteurs qui ont écrit sur les délires, il y a déjà plusieurs siècles, ont insisté avec force sur ce rapprochement, signalé à nouveau, en ces derniers temps, par l'école allemande et considéré en France comme une nouveauté.

Dans les deux cas, le délire a pour base la cénesthésie, dont il réfléchit la nature. Le maniaque est agité, bruyant, loquace ; le mélancolique est affligé, gémissant, prostré.

Ainsi se justifient, je le reconnais, les termes d'exaltatif et de dépressif qui opposent le premier de ces états au second.

Cependant, je dois insister sur ce fait, qu'il y a dans la mélancolie un élément exaltatif. La crainte et la terreur, l'anxiété et l'angoisse, le chagrin et le désespoir, que comportent la mélancolie, ne constituent pas des états passifs, fussent-ils ressentis dans l'immobilité silencieuse, ou la stupeur.

C'est en tant qu'éléments actifs, que ces sentiments pénibles ou douloureux aboutissent à la dépression.

Le délire, résultat de l'affaiblissement du jugement, est dominé en ses traits distinctifs, par l'état exaltatif des sensibilités cénesthésique, profonde et viscérale, la conscience du pouvoir vital étant augmentée dans la manie et diminuée dans la mélancolie et l'hypocondrie.

Cela établissant le constraste, je pense que les analogies relatives à l'exaltation émotionnelle, pourraient être indiquées en même temps par l'emploi du terme d'exaltation expansive, appliqué à la manie et d'exaltation oppressive, appliqué à la mélancolie et à l'hypocondrie.

Quoi qu'il en soit, ces délires s'accompagnent de troubles profonds, dans les sphères des sensibilités d'un ordre de différenciation inférieur.

En ces cas, si les sensibilités plus différenciées sont intéressées parfois, les modes pathologiques qu'elles empruntent, impliquent plutôt leur décroissance que leur exaltation. Quant aux fonctions les plus hautes de la vie mentale centrale, elles sont en infériorité évidente.

B. Dans les formes confuses du délire, (confession mentale primitive ou secondaire) l'affaiblissement de la mémoire, du jugement, de l'association des idées en général, du pouvoir de les coordonner entraînent des erreurs, des fausses reconnaissances, des interprétations délirantes, des paroles et des actes incohérents, des idées fixes automatiques allant jusqu'à rappeler le tableau clinique de la démence. De là, le terme de démence, signe curable appliqué à cette forme de psychose, bien qu'au point de vue de la lésion, il s'agisse ici de tout autre chose.

Le déficit passager des facultés supérieures est, par là, marqué au plus haut point.

Les lésions qui provoquent ces délires confus étant très diffuses, ils s'accompagnent souvent de troubles multiples cénesthésiques, sensoriaux et moteurs, d'hallucinations impliquant un état somnolent, des spasmes cataleptiques et catatoniques, liés aussi au sommeil pathologique, et marquant l'état exaltatif dans les sphères de sensibilités et de mouvements, avec des caractères analogues à ceux de l'hypnose.

C. L'ensemble de ces troubles existe aussi dans les délires à évolution chronique avec systématisation.

Dans les cas les plus typiques de ce genre, on observe une transformation et une organisation de la personnalité par des groupes d'associations portant sur l'état affectif, les sensations et les idées. Les interprétations délirantes se rattachent d'abord aux événements actuels, puis aux souvenirs anciens, adaptés les uns et les autres dans le sens du délire, avec le concours de l'attention et du raisonnement automatiques.

Les malades de cette sorte ne se révèlent pas tout d'abord comme délirants, mais dès que les circonstances réveillent les associations qui se rattachent à la personnalité morbide, le délire apparaît, avec les interprétations absurdes et le raisonnement automatique, qui a présidé à sa formation.

On a pu admettre que de tels malades, placés en dehors de la sphère de leur délire, étaient mentalement normaux. Mais cela n'est que relatif, car, en réalité, la mentalité est affectée même dans cette sphère et l'on y peut reconnaître le changement du caractère affectif du malade et une diminution des facultés intellectuelles à un degré variable.

Dans la sphère délirante il y a, dès le début, des troubles exaltatifs de la cénesthésie et de l'affectivité, qui dans le cas où la marche de la maladie est assez lente, précèdent les hallucinations proprement dites.

Ces dernières qui rentrent, en le confirmant, dans le système du délire, représentent des rêves éveillés, c'est à dire des manifestations somnolentes, en impliquant que la maladie a passé dans une phase plus avancée.

Avec la croissance des phénomènes pathologiques, on observe l'extension progressive de la personnalité morbide, s'organisant et s'étendant, avec le concours de l'activité mentale tout entière.

Conclusion.

Toutes les manifestations de ces différentes formes de psychoses se réduisent à des états émotionnels, somnolents ou de fatigue.

L'émotion, dans les différentes sphères émotionnelles, s'accompagnant de réactions délirantes exaltatives ou dépressives correspondantes.

La somnolence se caractérisant par le délire de rêve, sous des formes diverses, depuis les hallucinations incohérentes du rêve proprement dit, jusqu'au cauchemar et au songe plus coordonné.

La fatigue se traduisant par les paresthésies de la sensibilité profonde cénesthésique ou viscérale, sur lesquelles se greffent des conceptions délirantes, jointes à l'impuissance de penser, de vouloir et d'agir.

Les symptômes de ces trois états peuvent être plus ou moins prédominants, plus ou moins mêlés actuellement, ou se présenter par états successifs.

Mais ils résument invariablement tout ce que l'observation peut arriver à classer dans toute psychose.

Or, au point de vue de la biotaxie, l'émotion, le sommeil, la fatigue, triple mode de réaction de l'organisme contre le milieu normal et le milieu pathologique, impliquent une diminution de la complexité fonctionnelle, les fonctions les moins différenciées s'exaltant, pendant que les autres s'affaiblissent.

Ce qui est aussi, pour l'organisme, les meilleures conditions de lutter contre les agents qui tendent à l'altérer ou à le détruire.

Notons-le ici, pour y revenir plus loin, les délires envisagés de la sorte, si étranges qu'ils puissent paraître à l'observateur, sont de la même nature que d'autres réactions pathologiques, pouvant s'expliquer aussi bien et concourant au même but. Et ainsi ce n'est plus une énigme que la mégalomanie, la persécution, le rêve tout éveillé, etc., mais le mode général des réactions pathologiques.

CHAPITRE VI.

LA BIOTAXIE HISTOLOGIQUE ET LES MALADIES GÉNÉRALES

Du fait de la différenciation morphologique et fonctionnelle, un même agent morbide, en action sur tout l'organisme, ne peut entraîner des lésions égales sur tous les éléments histologiques composants. Il faudrait pour qu'il en soit ainsi que tous ces éléments fussent semblables, ce qui est contraire au principe de la différenciation.

On peut poser en loi générale que l'activité la plus différenciée et la plus complexe tend à s'amoindrir, d'où faiblesse de ce côté ; que les fonctions les moins différenciées s'exaltent et se pervertissent. Cela dans l'organisme entier et dans chaque système ou organe, pris isolément.

Cependant il n'est pas très facile d'établir l'ordre et le degré biotaxique des manifestations morbides dans les maladies générales et en particulier dans les maladies aigues où des troubles multiples éclatent brusquement, croissent avec rapidité et s'influencent les uns les autres.

En analysant et en classant les troubles observés, on reconnaît d'abord que certains d'entre eux échappent à l'ordre biotaxique, comme étant le résultat de la localisation ou des localisations premières de la maladie et souvent comme marquant les réactions qui se produisent au niveau de la porte d'entrée des agents pathogènes.

Par là il y a donc lieu de distinguer les effets locaux et les effets généraux de la maladie.

J'ai déjà insisté sur la distinction à établir entre ces deux modalités réactionnelles, en montrant que dans la narcose chloroformique, l'irritation directe des voies respiratoires supérieures entraînait parfois un réflexe par action locale, déterminant l'arrêt du cœur, tout au début de la narcose, alors que dans l'ordre de l'intoxication progressive, le cœur était paralysé le dernier.

Les localisations primaires de la maladie générale et les irradiations réflexes, dont elles sont le point de départ, sont justiciables des mêmes distinctions.

Outre les localisations primitives de la maladie relatives à la porte d'entrée ou aux affinités particulières de l'agent pathogène et aux réflexes qui sont la conséquence de localisations, il faut compter encore avec les relations fonctionnelles réciproques d'un organe à un autre et avec les troubles dyscrasiques généraux que la lésion des uns entraîne sur les autres. La distinction étant ici relative à l'action secondaire d'un organe malade sur un ou plusieurs centres et d'autre part à la réaction de l'ensemble des organes vis-à-vis de l'agent pathogène lui-même.

Pour ces raisons, ce n'est qu'en concentrant son attention sur le mode de réaction générale de l'organisme, que l'on peut arriver à dégager les caractères morbides qui se rapportent à l'ordre biotaxique.

Dans les maladies générales aigues, l'oppression du pouvoir fonctionnel, avec faiblesse consécutive, ou l'asthénie d'emblée résument les deux modes principaux de cette réaction générale.

Avant d'entrer dans les détails qui vont suivre, il faut encore faire remarquer que des distinctions faisant apparaître en les dégageant, les troubles qui rentrent dans l'ordre de la biotaxie histologique, ont une importance pratique notable, comme permettant de mieux juger des forces et de l'effort de l'organisme malade. Car dans cette méthode de classification, on envisage la faiblesse et l'exaltation, non seulement en elles-mêmes, mais aussi suivant le degré de différenciation des tissus qui en portent l'empreinte, l'état asthénique dans la sphère la moins différenciée, impliquant une atteinte d'autant plus sérieuse pour la vie.

**

On peut concevoir toute fonction, réalisée dans sa plénitude, comme relevant de l'activité de plusieurs centres superposés, en rapport avec la division d'un même travail.

L'effet général de la maladie est la réduction de la fonction par diminution de l'activité des centres les plus élevés
de chaque système, le caractère morbide étant, par le fait,
ceui d'une vie réduite.

Cela étant, c'est dans la sphère de cette vie réduite que
s'observent les manifestations positives, spontanées ou provoquées, de la maladie.

Par la diminution de la complexité des actes organiques,
par la réduction des actions des centres supérieurs, la maladie tend, en effet, à l'immobilité fonctionnelle, mais elle
laisse d'autre part persister l'activité propre des organes
sous-jacents, laquelle est sans doute troublée du fait de
la dyscrasie, mais déjà modifiée en raison de cet isolement.

Plus la maladie atteint profondément l'état général, et
plus l'organisme réagit par les seuls propriétés élémentaires de ses tissus et plus s'abaisse ainsi le degré évolutif
d'une fonction.

Cet automatisme par adynamie centrale peut répondre
à ce que l'on nomme « faiblesse irritable », mais sous la
condition d'admettre que faiblesse et irritabilité sont chacune dans une autre sphère d'activité de la fonction totale.

La vie réduite représente encore une modalité par laquelle tendent à s'effacer les phases tranchées d'activité et
de repos et en cela se conforme aux caractères des fonctions les moins différenciées.

Or, cette réduction de différenciation qui résume et contient tous les autres caractères généraux de la maladie, apparaît comme la condition la plus favorable de résistance
de l'organisme contre le milieu nouveau créé par les agents
pathogènes.

**

Les premiers troubles des maladies générales sont ceux

de la cénesthésie, relevant des altérations des humeurs, pouvant déjà apparaître dans la période prodromique, sous forme d'une lassitude profonde, ressentis surtout au réveil et par des troubles du sommeil, assez souvent des cauchemars. Plus tard, il n'y a plus un cycle absolument tranché entre la veille et le sommeil, de sorte qu'il y a diminution de la vie mentale, c'est-à-dire somnolence diurne et insomnie agitée nocturne, l'état de veille et de sommeil étant troublés tous les deux de la même manière, au degré près.

En cela apparaît déjà l'un des caractères de la vie réduite.

Dans le domaine des sensibilités profondes et viscérales, on observe des paresthésies. Les sensations provoquées par la première de ces sensibilités, sont celles qui se lient habituellement à l'asthénie qui est l'un des éléments de la fatigue, courbature, brisement, endolorissement, causalgie, etc.

Les sensations viscérales sont perverties aussi avec un caractère exaltatif.

Il faut insister sur ce point que l'anorexie consiste, en réalité, en une sensation pénible, qui remplace la faim normale.

Ce n'est donc pas une absence de sensation, mais la perversion d'une sensation et du besoin qui y correspond.

Il en est de même des autres besoins dans leurs rapports avec les sensations dont ils dérivent, besoin de mouvement, de repos, de sommeil, de respirer, etc.

Les modifications observées du côté du cœur et de la respiration sont, le plus souvent, marquées par la tachycardie et la tachypnée fébriles.

Il existe dans la sphère des fibres vaso-motrices des modifications relatives à la constriction ou à la dilatation, mais comportant ce caractère particulier que les centres bulbaires et spinaux sont parésiés ou paralysés alors que les centres ganglionnaires et les troncs des nerfs ont conservé leur excitabilité. Ce qui est marqué par le fait que des excitations passant par les centres encéphaliques et spinaux, ne provoquent plus les réactions qu'on observe dans l'état normal.

De là des congestions viscérales et des troubles de la régu‑
lation thermique.

Ainsi l'action morbide porte sur les centres avant de se
faire sentir sur l'excitabilité des segments plus périphé‑
riques.

De même pour les fibres lisses en général. Les troubles
de celles du tube digestif s'accusent souvent par des nau‑
sées et de la tympanite gastro-intestinale.

Les sécrétions et les exsudations sont modifiées en quan‑
tité et en qualité.

Sans compter avec une augmentation très relative de la
sécrétion urinaire, qui ne se produit qu'au début des états
fébriles légers, ou de la polyurie, très exceptionnelle dans
les fièvres, on observe généralement une diminution de
la quantité des urines, claires ou rouges, mais sans sédi‑
ments.

On sait que s'il y a inflammation de la plèvre, la transsu‑
dation des liquides est supprimée pendant la courte période
où le paroxysme est le plus aigu et que l'épanchement ne se
produit qu'au moment de la sédation consécutive à cet état.

De même dans les catarrhes aigus des muqueuses, l'hy‑
persécrétion est secondaire à la sécheresse.

Dans les infections les plus graves, la diminution des
sécrétions, va jusqu'à la suppression sudorale, l'anurie ou
l'acholie, bien que la sécrétion biliaire soit habituellement
augmentée au début des états aigus.

Les sécrétions du tube digestif, salivaire, gastrique et
parfois même des glandes muqueuses sont diminuées de
quantité dans les infections adynamiques.

Dans ces cas la langue et les muqueuses présentent un
état de sécheresse remarquable. Certains auteurs ont fait
observer que l'enduit lingual, en tant qu'il est la manifes‑
tation de l'état général dans les fièvres, était retardé; con‑
trairement à ce qu'on observe, quand la fièvre est le symp‑
tôme d'un état gastrique primitif. C'est là une distinction
très importante en clinique.

Le trouble sécrétoire porte aussi sur la qualité, c'est-à-
dire sur les produits de l'activité différenciée. D'après

Jowein, le pouvoir diastasique de la salive ne compense pas la perte en quantité du liquide sécrété dans les cas moyens et sa diminution est en raison de la gravité de la maladie aiguë.

D'après Riegel, c'est l'acide chlorhydrique qui diminue le premier dans la sécrétion du suc gastrique ; ensuite la pepsine.

L'insuffisance rénal, marquée par la rétention dans l'organisme des produits de la désassimilation, a dans les maladies générales aiguës une importance sur laquelle il est inutile d'insister. On sait son rôle dans l'auto-intoxication par les produits élaborés incomplètement et par là moins facilement éléminables.

Dans la hiérarchie des centres qui président aux sécrétions quantitatives et qualitatives, les degrés inférieurs sont d'autant plus atteints que la maladie est plus grave.

On peut formuler une loi semblable en ce qui concerne les troubles moteurs dans le système des muscles striés.

Dans les muscles striés soumis à l'action de la volonté les symptômes positifs sont relatifs au tonus, qui représente la fonction musculaire la plus élémentaire, les symptômes négatifs sont en rapport avec l'adynamie des centres d'innervation supérieure (centres de l'écorce).

L'atonie des muscles striés viscéraux, comme ceux du pharynx, et de la langue, implique une atteinte plus profonde de l'état général.

Ainsi dans les maladies adynamiques, comme la fièvre typhoïde, la voix nasonnée et basse, l'accumulation des mucosités dans le pharynx impliquent un pronostic grave, justement par la raison que l'atonie apparaît dans la sphère des muscles les moins différenciés du système strié.

Ces symptômes vont d'ailleurs de pair avec la faiblesse spéciale du pouls, les paralysies vaso-motrices et le sub-délire.

L'étalement particulier de la langue est aussi le caractère des maladies du même genre, bien que la signification ait moins d'importance au point de vue du pronostic.

La vie mentale elle-même est diminuée ou déprimée, avec

un fond d'inquiétude affective et d'exaltation paresthésique des sensations cénesthésiques et viscérales, sans compter avec le rôle des douleurs proprenment dites.

Ces paresthésies retentissent également sur le sommeil, si souvent troublé par des rêves et des cauchemars et parfois sont la conséquence de délires.

L'état général est encore profondément modifié par un processus de dénutrition, mesuré par l'amaigrissement.

En ses degrés qualitatifs, cette dénutrition s'accuse par une usure qui porte, soit sur les réserves et le potentiel des tissus, soit sur les tissus eux-mêmes. En ce dernier cas, c'est plus que de l'amaigrissement, l'atrophie étant marquée par des lésions histologiques, et tout particulièrement par les altérations qu'on observe dans les fibres musculaires striées, les masses musculaires fournissent un contingent considérable au processus de l'amaigrissement dans sa forme atrophique.

Enfin les maladies générales s'accompagnent de réactions prolifératives des tissus. Il n'est pas nécessaire, après tout ce qui a été dit plus haut, en prenant pour base de la biotaxie histologique la labilité comparative des différents tissus, d'insister sur ce point.

Mais il suffira de rappeler ici que les leucocytes sont de toutes les cellules, celles dont l'activité proliférative est la plus remarquable par sa durée indéfinie au cours de la vie de l'individu, et par la multiplicité des agents de toutes sortes qui la provoquent.

D'ailleurs la prolifération des tissus dans les états pathologiques, sera envisagée dans ses rapports avec la biotaxie, dans un autre chapitre.

Après avoir considéré la maladie générale dans son développement successif et dans ses réactions progressives, suivant la complexité des différents systèmes de l'organisme, on pourrait se demander quel est l'ordre de retour vers l'état normal.

Ce serait étudier ce qui se passe dans la convalescence, où la maladie n'est plus en activité actuelle et où l'état de santé se reconstitue lentement.

Il y a certainement à tenir compte dans cette régression de conditions variables suivant les localisations spéciales aux différentes maladies.

Pour se rendre compte des modifications que peut apporter une lésion locale et dominante, en dehors de l'ordre biotaxique, je citerai ce que j'ai observé dans la pneumonie franche :

A la veille de la défervescence, la température est à 39,5, le pouls à 120, la respiration à 40, celle-ci étant relativement plus élevée que le pouls, puisque dans l'état normal le chiffre des respirations est environ le quart du chiffre des pulsations.

A ce, jour de crise, voici comment se comportent habituellement les trois éléments précédents : La température tombe à 36,8 ; le pouls à 76, mais la tachypnée reste à 40, en raison de la lésion du poumon.

Ainsi l'ordre de régression des symptomes comporte les mêmes distinctions exclusives que celles qui ont été établies à l'occasion de la progression, en ce qui concerne la biotaxie.

Mais en ne considérant les choses qu'au point de vue de la généralité, on peut poser en principe que l'appareil digestif se reconstitue tout d'abord par disparition de l'anorexie. La tachycardie et la tachypnée ne disparaissent que plus tard, bien que la fièvre soit tombée depuis longtemps, surtout si les observations sont faites pendant l'effort ou dans la station debout (1).

Ensuite on assiste au retour des forces musculaires et à peu près en même temps à celui de la puissance intellectuelle.

⁂

Comme conclusion, l'étude qui précède démontre que les fonctions les plus différenciées répondent surtout par

____

(1) C'est en particulier ce que j'ai toujours observé dans la convalescence de la fièvre typhoïde.

La tachycardie et la tachypnée peuvent persister deux et trois mois après la guérison de cette maladie.

des réactions de forme adynamique et que, dans les différents systèmes, ce mode de réaction se généralise de haut
en bas des échelons de la différenciation en proportion de
la gravité de la maladie générale.

Les troubles observés répondent ainsi, par leurs caractères, à une diminution de complexité fonctionnelle et à un
mode de vie réduite ou séparée.

An point de vue biotaxique, la vie pathologique est donc
une vie réduite en complexité, accusée par un isolement
organique relatif et une diminution du consensus général,
qui est en rapport avec le plus haut degré de division du
travail.

En recherchant quelles sont les conséquences d'un tel
mode biologique, et si l'on veut, en se plaçant à un point de
vue philosophique, on reconnaît que la moindre complexité
fonctionnelle entraîne une moindre vulnérabilité dans le
milieu nouveau, ayant pour conséquence finale des conditions plus favorables dans la lutte contre les agents qui
tendent à altérer ou à détruire l'organisme.

CHAPITRE VII

LA BIOTAXIE HISTOLOGIQUE ET LE POUVOIR PROLIFÉRATIF DES TISSUS EN PATHOLOGIE

On peut mesurer la fréquence et la facilité avec lesquelles prolifèrent les tissus en pathologie, en considérant leur degré de différenciation, le degré de la labilité étant inverse à celui de la différenciation.

Les choses sont au point, que le temps que dure la reproduction, au cours de la vie de l'organisme, m'a servi à établir la biotaxie des tissus qui le composent.

Il a aussi été montré, dans les chapitres précédents, que moins un tissu était différencié et plus sont multiples les agents qui en peuvent provoquer les réactions.

Il résulte de là que la prolifération des moins différenciés s'effectue, en pathologie, sous l'action de causes multiples, et inversement.

Les leucocytes, cellules qui se multiplient indéfiniment au cours de la vie de l'organisme, prolifèrent dans des conditions très variées, alors que les cellules les plus différenciées se régénèrent dans des cas exceptionnels, ou même ont complètement perdu cette possibilité.

En pathologie les degrés de cette hiérarchie apparaissent avec netteté dans les processus inflammatoires, surtout pour les leucocytes s'il s'agit de modalités aigues, et surtout pour le tissu conjonctif, s'il s'agit de modalités moins aiguës, dont l'aboutissant est si souvent la sclérose.

D'autre part, si l'on envisage les tumeurs des différents tissus par rapport à leur fréquence respective, on arrive aussi à des conclusions générales du même ordre bionomique.

.*.

La facilité avec laquelle se multiplient les leucocytes est un fait banal et dont les innombrables leucocytoses sont la preuve manifeste, depuis celles qui sont de causes physiologiques, jusqu'aux leucocytoses qui sont symptomatiques et celles qui sont des maladies spéciales.

D'une façon générale dans les processus les plus aigus, surtout les inflammations, il y a multiplication des polynucléaires.

Dans les cas moins intenses, dans la phase moins aigue des inflammations, dans la diapédèse aseptique, etc., on observe plutôt des mononucléoses, de même encore que dans l'absorption phagocytaire des reliquats, ou corps étrangers.

Dans les réactions des convalescences, dans les crises, dans les manifestations dites arthritiques (diathèses), dans l'action du vésicatoire, dans certaines maladies parasitaires, etc., la réaction est marquée par l'éosinophilie.

Tous les auteurs ont insisté sur la rapidité avec laquelle se forment les globules du pus dans les grandes suppurations, en même temps que sur leur quantité.

Dans les abcès aigus, dans le panaris suppuré, la réaction leucocytàire apparaît en même temps que celle des hématies.

Dans la grippe, la pneumonie, la granulie, les septicémies, l'embarras gastrique fébrile, on observe plus particulièrement la polynucléose.

Dans la variole au début et dès la période des rashs, on trouve une mononucléose avec myélocytose, ce qui constitue une réaction très spéciale, tandis que dans la rougeole et la scarlatine il y a une polynucléose banale.

Dans les érythèmes scarlatiniformes toxiques, il y a polynucléose, très souvent combinée avec une éosinophilie intense.

Au début des cancers épithéliaux et avant l'ulcération il y a surtout mononucléose, avec l'ulcération et la cachexie apparaît la polynucléose, avec anémie extrême.

Ces exemples pourraient être multipliés, mais ils suffisent à montrer que les leucocytoses répondent aux causes les plus variées et impliquent par cela le pouvoir prolifératif, qui est tout particulier, en ce qui concerne les leucocytes.

Les sources de tant de multiplications sont elles-mêmes considérables, la moelle des os, la rate, les ganglions lymphatiques, le sang lui-même, etc.

Les proportions dans lesquelles ces différentes sources entrent en activité, varient suivant les cas et par là, en pathologie; la leucocytose caractérisée par l'augmentation du nombre des éléments, comporte des modifications de l'équilibre leucocytaire physiologique, ce qui montre que suivant la nature des agents pathogènes, la prolifération porte sur des éléments leucocytaires de différenciation variée.

Il faut donc reconnaître que l'extrême fréquence de ces multiplications, sous les causes les plus diverses, est aussi en rapport avec la multiplicité des espèces de leucocytes.

Mais l'aptitude commune de chacune d'elles n'en est pas moins manifeste et n'apparaît pas seulement localement dans les points où se trouvent des bactéries, mais dans l'organisme tout entier.

Si suivant l'acuité des processus et l'affinité des agents pathogènes, certaines races de leucocytes se multiplient de préférence, la prolifération d'autres tissus, déjà plus différenciés que le leucocyte, se montre en rapport avec des agents pathogènes sous d'autres intensités, sous d'autres modes d'action, ou sous d'autres natures.

Les réactions prolifératives des tissus que la biotaxie classe immédiatement au-dessus des leucocytes, sont après eux, les plus fréquentes.

Tels sont les clasmatocytes de Ranvier, les endothéliums vasculaires, les cellules conjonctives fixes, etc., qui prennent une part notable dans les processus inflammatoires.

Dans les inflammations granuleuses, comme la tuberculose, la syphilis, la lèpre, l'actinomycose, etc., on constate que chaque follicule est composé de zones distinctes, dans lesquelles la néoformation comprend des éléments de différenciation différente.

D'une façon générale, plus l'on s'éloigne du centre de la néoformation vers la périphérie, et plus le processus pathologique montre des éléments d'un plus haut degré de différenciation.

En dehors même des follicules, dans les inflammations étendues et diffuses, les zones les plus périphériques offrent des réactions de structures plus évoluées.

Les rapports de la différenciation avec le milieu, qui ici est le milieu pathologique, se montrent en conformité avec ce qui a été exposé plus haut, au sujet des rapports du milieu héréditaire avec la différenciation physiologique. C'est-à-dire que la différenciation est corrélative au milieu nouveau.

Et la multiplication elle-même des éléments nous apparaît comme nécessitée par les conditions de ce milieu.

En pathologie, les processus de multiplications cellulaires ont pour caractère de s'accompagner d'un processus parallèle de destruction.

Cette double modification apparaît en ce sens que les cellules les plus différenciées, toutes choses égales d'ailleurs, sont frappées de nécrose ou de dégénérescence et ne peuvent plus réagir par multiplication.

Ainsi dans les scléroses viscérales, celles du foie, du rein, du cœur, etc. les cellules différenciées de ces organes sont en état de dégénérescence à côté des éléments proliférés du tissu interstitiel.

Dans les organes qui sont composés de tissus multiples, on rencontre, d'une part, des éléments spécifiques relatifs à la fonction spéciale de chacun d'eux, la cellule cérébrale, rénale, hépatique, thyroïdienne, la fibre musculaire, le tube nerveux, etc. dont la différenciation est relativement élevée.

Et d'autre part, un tissu commun vasculo-interstitiel, d'un degré de différenciation moindre.

Des nerfs de deux sources, les nerfs cérébro-spinaux et ceux du sympathique complètent encore la distinction fonctionnelle entre les éléments spécifiques et les éléments communs de chaque organe.

Il est intéressant de constater quelles sortes de modifications subissent ces différents tissus envisagés sous le point de vue de la hiérarchie biotaxique, au cours des processus morbides, frappant un même organe.

D'une façon générale, les éléments spécifiques de la fonction de l'organe, les éléments nobles, suivant l'expression classique, sont atteints rapidement en raison de leur vulnérabilité.

Cette atteinte se traduit, tout d'abord, par des troubles de la fonction spécifique et s'accusent en clinique les premiers si la rapidité du processus permet la distinction des phases, ou si l'attention est suffisante à déceler les premiers symptômes en évolution.

C'est par des troubles du rythme cardiaque que se décèlent tout d'abord les cardiopathies aiguës.

C'est par les troubles de l'intelligence, passant souvent inaperçus tout d'abord, que commencent en réalité les encéphalites chroniques diffuses, et cette phase, presque latente, peut être très longue avant que surviennent les symptômes décisifs.

Ce sont les insuffisances de la cellule hépatique qui indiquent la toute première phase de la cirrhose hépatique, tandis que les signes de sclérose, marqués par la gêne circulatoire sont plus tardifs.

C'est là une loi générale pour les viscères et qui se vérifie par un examen très attentif.

Une fois que les lésions des éléments nobles sont nettement accusées, elles se traduisent surtout par des atrophies et des dégénérescences.

Accessoirement par des hypertrophies, ou des transformations, comme les adénomes, s'il s'agit d'organes glandulaires.

Dans un muscle en voie d'atrophie simple ou dégénérative, on rencontre aussi avec fréquence des fibres hypertrophiées.

De plus certains éléments nobles sont susceptibles de

proliférer et sont la source des régénérations, dans le cas où elles sont possibles.

Le tissu noble est donc le siège d'altérations multiples, par cette raison que le degré de différenciation n'est pas le même pour tous les éléments spécifiques qui composent l'organe, et que le mode de réaction se trouve lié à ce degré de différenciation, l'isomorphologie des éléments anatomiques laissant place à des degrés évolutifs variables (1).

Mais d'une façon générale, ce qui caractérise la réaction des éléments de la fonction spécifique, c'est suivant les cas l'atrophie, la dégénérescence, la nécrose, qui d'ailleurs existent même en dehors de toute réaction nettement appréciable du tissu vasculo-conjonctif.

Au contraire le tissu interstitiel, non seulement prolifère mais constitue par évolution un tissu adulte.

Ce dernier caractère marque le plus haut degré des différences relatives dont il s'agit.

Les explications de ce double processus morbide, qui est en fait de fréquence très grande, ont été diverses suivant les auteurs. On peut les réduire à trois principales.

Pour les uns la sclérose serait en quelque sorte toute la maladie et les altérations du tissu noble n'en seraient que la simple conséquence. En proliférant, le tissu conjonctif, prenant pour lui les matériaux de la nutrition, finirait par absorber et étouffer les éléments nobles.

Pour d'autres, le processus est inverse. Les épithéliums en dégénérant entraînent secondairement la sclérose. Ce qui se résume dans le terme générique de « scléroses épithéliales ».

Pour d'autres, enfin, un même agent pathogène lèse à la fois l'ensemble des tissus.

D'après les considérations précédentes qui se basent sur la biotaxie histologique, le moment de la réaction des divers tissus atteints simultanément, est en raison de leur vulnérabilité et le mode de cette réaction en raison du degré de leur labilité.

---

(1) Voir différenciation isomorphologique dans les chapitres précédents.

D'une façon générale les tissus prolifèrent d'autant plus et s'adaptent d'autant mieux que leur différenciation est moindre.

Les tissus qui dégénèrent en coïncidence avec ce processus d'organisation sont d'un ordre de différenciation plus élevée.

.*.

Après les processus inflammatoires, il faut examiner ce que vaut la biotaxie dans l'étude des tumeurs.

Celles-ci sont divisées en tumeurs bénignes et en tumeurs malignes.

Ce que démontre la pathologie s'applique à la fois à la fréquence plus grande des tumeurs des tissus les moins différenciés et au pouvoir de leur régénération.

Je citerai ici quelques exemples parmi ceux qu'a mentionné Hillemand (1), pour montrer la fréquence décroissante des néoplasies des tissus, en proportion du degré de leur différenciation.

Les tumeurs formées de tissus conjonctifs sont plus fréquentes que les cartilagineuses et celles-ci plus fréquentes que les tumeurs osseuses. Pour les tissus musculaires, les tumeurs formées de fibres lisses s'observent beaucoup plus souvent que celles des muscles striés.

Les tumeurs développées aux dépens des muqueuses du tube digestif sont plus fréquentes que celles qui ont leur point de départ dans les glandes annexes les plus différenciées, comme le foie et le pancréas, qui dérivent du même feuillet interne.

De même les tumeurs de la muqueuse buccale, des lèvres, de la langue, sont plus fréquentes que celles des glandes salivaires qui sont des formations plus différenciées du feuillet externe.

En ce qui concerne les centres nerveux, on sait que les neuroblastes se divisent chez l'embryon pour donner nais-

____

(1) Th. de Paris, 1889.

sance aux cellules nerveuses et à la névroglie. L'évolution qui va se poursuivre chez les premières est très hautement différenciée en vue d'une activité toute spéciale : l'évolution des secondes est beaucoup moins parfaite.

Or, les tumeurs formées de cellules nerveuses sont très rares et les seules qu'on connaisse, sous forme d'hypertrophie et d'hétérotopie, sont liées aux phases du développement dans la vie intra-utérine, de sorte qu'elles ne semblent même plus pouvoir se développer après la naissance.

Celles qui dérivent de la névroglie (glyomes), sont beaucoup plus fréquentes et se développent encore dans l'adolescence.

Un autre fait d'un ordre général, c'est que, dans un même tissu, le plus haut degré de multiplication est le fait des éléments les moins différenciés de ce tissu, ceux qui, par le fait, se rapprochent le plus de la cellule embryonnaire.

Pour prendre avec Hillemand l'exemple de l'épiderme, le pouvoir de prolifération va en diminuant de la couche basilaire à la couche cornée. Les cellules de la couche basilaire, dans l'état normal, sont en voie de multiplication constante; les cellules de la couche de Malpighi se reproduisent avec une intensité moindre et à partir du stratum granulosum la reproduction cesse complètement.

Ces distinctions apparaissent aussi par les expériences comparatives de Reverdin sur la greffe de la couche génératrice et de la couche cornée (1).

On peut établir la même comparaison entre la couche sous-periostée et la cellule osseuse complètement différenciée.

J'ai observé plusieurs fois les différences profondes qui séparent ces deux sortes d'éléments à la suite de fractures spontanées chez les tabétiques. Alors que les cellules osseuses sont complètement dégénérées, le périoste a néanmoins conservé une vitalité telle, que les cals qui se sont produits dans ces conditions, ont atteint un volume extrême et une solidité parfaite.

(1) Hillemand Thèse de Paris, 1889.

Il serait facile de multiplier ces exemples en pathologie, qui d'ailleurs ne feraient que confirmer ce qui a été exposé déjà au sujet des degrés de la différenciation des éléments d'un même tissu, dans l'état normal.

Comme conclusion, on peut dire que la prolifération des divers tissus est, en pathologie, d'autant plus facile et d'autant plus fréquente, que leur différenciation est d'un ordre moins élevé.

Que les agents pathogènes qui provoquent leur prolifération sont d'autant plus nombreux et par conséquent moins spécifiques, que la différenciation d'un tissu est moindre.

Que, dans un même tissu, ce sont les éléments les moins différenciés, dont la prolifération est la plus active.

**

Les notions et les conclusions précédentes étant établies, il faut encore parler en particulier des tumeurs malignes, parce que le processus de multiplication s'effectue dans des conditions spéciales et que l'évolution ultérieure des éléments néoformés aboutit à une anomalie de différenciation.

L'ensemble de ces caractères laisse au moins entrevoir quelle peut être l'origine et la nature des cancers.

Dans l'état physiologique, il existe un rapport entre l'usure cellulaire et la genèse des cellules nouvelles.

Dans le cancer, ce rapport est marqué pour chaque tissu par l'époque où la labilité, variable pour chacun d'eux, tend à s'éteindre, suivant la loi biotaxique, et par la prolifération néoplasique concomitante.

Plusieurs auteurs, et en particulier Boshford, ont insisté sur ce fait, que dans chaque tissu, le cancer apparaît à l'époque de la vie qui en marque la sénescence.

D'après Boshford, les tumeurs malignes (épithéliomes et sarcomes) des divers tissus et organes surviennent à l'époque, où ces tissus et ces organes sont arrivés à la sénescence.

Le temps de cette sénescence est variable suivant les divers tissus de l'individu. Comme exemple, l'auteur cite l'époque où évoluent les sarcomes de certains tissus connectifs de l'enfant ; les corioépithéliomes se développant à la fin de l'activité de l'organe correspondant ; les cancers de l'utérus et du sein survenant au déclin de l'activité reproductrice individuelle : le cancer de l'estomac apparaissant de façon plus précoce que celui de la peau.

Mais de plus, l'âge de la sénescence d'un tissu peut aussi être variable suivant l'individu, de même qu'entre les individus, la sénescence générale survient à des âges différents.

D'ailleurs il y a des causes pathologiques qui peuvent hâter l'involution d'un tissu.

De même, le temps du cancer varie chez les divers animaux, en raison du temps pendant lequel ils vivent habituellement. C'est donc la phase d'entrée en décadence de chaque tissu, qui est en rapport avec le développement du cancer et il semble qu'après cette phase, les chances de cancers diminuent, d'où un maximum de fréquence pour chaque tissu à une époque précise.

D'après cela, il faut conclure à un rapport entre la sénescence et le pouvoir de prolifération anormal des tissus.

Je ferai remarquer que le contraste, qui existe entre ces deux manifestations, n'est pas en dehors de ce que montre l'état physiologique.

Les auteurs ont établi qu'à l'époque de déchéance physiologique de certains tissus, on observait parfois une ébauche de multiplication du noyau et que c'était une façon de disparaître pour les éléments à la suite de leur prolifération, provoquée par l'état de milieu. En ce cas, le mode de division des cellules serait différent du mode physiologique le plus habituel.

Cette dernière notion ne me paraît pas pouvoir servir à l'interprétation des cancers, pour la raison que dans les tumeurs malignes, on observe aussi bien la division indirecte, et que, dans certaines d'entre elles, où l'autre mode se rencontre, on voit qu'il n'est pas le seul à présider à l'évolution du néoplasme.

Ce qui existe seulement, c'est donc le rapport entre la

sénescence et la multiplication, de même que l'usure destructive des tissus correspond, dans l'état normal, à un processus de genèse.

Le trait essentiel qui distingue la nature du cancer, doit être cherché dans le fait que la cellule cancéreuse ne se différencie pas en reproduisant les caractères parachevés de son tissu d'origine.

Dans la génération normale, la différenciation complète reproduisant l'espèce typique, s'oppose à la persistance actuelle du pouvoir reproducteur de la cellule, en la fixant pour un temps, ou définitivement, suivant une morphologie et une fonction qui sont spécifiques.

Dans le cancer, l'état de cellule spécifique ne se substitue pas absolument à l'état d'élément embryonnaire. Telle est l'importance de l'incomplétude de différenciation de la cellule cancéreuse, qu'elle explique ce caractère important de la néoplasie maligne, en ce qu'elle est susceptible de se généraliser et de se développer dans les divers milieux d'un organisme, en y vivant d'une vie parasitaire.

A cette notion se rattache l'idée de considérer la cellule cancéreuse comme étant elle-même, un parasite relativement à toutes les autres espèces de cellules.

Sans doute la cellule cancéreuse est d'une différenciation partielle et qui ne reproduit que plus ou moins parfaitement le tissu de son origine.

A cette différenciation atypique correspond aussi un mode d'activité particulier.

De sorte que le néoplasme apparaît dans son ensemble comme un organe, dans lequel des cellules sont différenciées en un sens précis, bien qu'anormal et dont la fonction sécrétoire toxique, a pour résultat de déverser dans l'organisme des produits nocifs à la façon d'une glande close morbide, que même les éléments épars représentent en miniature.

C'est là un ensemble pathologique que domine et qu'explique l'incomplétude de la différenciation sous une forme atypique par structure et par fonction.

Le problème qui se pose ensuite, est de rechercher l'origine d'une telle anomalie, apparaissant avec la sénescence anticipée d'un tissu et par conséquent fixée à une certaine époque de sa vie.

Sans doute, il faut la rapporter à l'époque du développement ontogénétique et la considérer comme inscrite dans la courbe évolutive du tissu d'origine du cancer.

Quant à la nature de cette anomalie, elle pourrait être considérée comme une inégalité de différenciation des portions de la cellule.

Cet état serait compatible pendant un temps plus ou moins long avec des générations de différenciations quasi normales, avant que fléchisse la labilité et se manifesterait effectivement à cette époque par une exaltation proliférative en corrélation avec une incomplétude spécifique, marquaut toutes deux un trouble évolutif inné.

La coïncidence avec les cancers de malformations diverses, leur point de départ fréquent dans des productions tératologiques, dans des nævi, etc., démontrent l'existence d'une maladie ou d'un trouble, ayant évolué pendant la vie intra-utérine et dont l'incomplétude de différenciation serait aussi l'effet.

Il est certain aussi que des causes accidentelles et pathologiques de toutes sortes, transformant les milieux organiques, peuvent favoriser l'apparition du cancer, mais ici en accélérant seulement les phases évolutives des éléments histologiques.

Le fait primordial est donc une tare évolutive.

La théorie de Conheim, qui se base sur des inclusions embryonnaires, pose également le principe d'une modification, dont l'origine est à rechercher au cours de la formation des tissus. Par cette raison, les arguments qui peuvent la défendre sont, en partie, les mêmes que ceux qui sont invoqués ici.

La différenciation isomorphologique, qui est un fait physiologique et par lequel les éléments d'un tissu de structure apparente semblable, au seul point de vue morphologique, n'en sont pas moins à des degrés de différenciation variés, peut faire apparaître la cellule, apte à donner naissance à un néoplasme, comme une anomalie qui cependant n'est pas complètement en dehors des phénomènes réguliers.

Il s'agirait en résumé d'une tare relative à la différenciation, apportée à la naissance, devenant effective, à un certain âge évolutif d'un tissu donné et pouvant être accélérée par des conditions pathologiques banales.

CHAPITRE VIII

LA LOI DE VULNÉRABILITÉ RELATIVE A LA PÉRIODE D'ÉVOLUTION DES TISSUS NORMAUX ET DES TISSUS PATHOLOGIQUES

A l'état normal, les tissus qui sont en voie d'évolution et de différenciation offrent aux agents pathologiques une vulnérabilité spéciale.

Cette loi s'applique aux périodes d'évolution des tissus chez l'adulte, chez l'adolescent et chez l'embryon. C'est-à-dire qu'elle préside aux phénomènes pathologiques qui peuvent frapper les tissus pendant le cours de la vie prénatale, où l'activité différenciée se constitue en phases successives, pendant l'enfance et l'adolescence où certains tissus sont sans cesse en voie d'acquérir leur développement complet, pendant la vie adulte dans les phases de rénovation et au moment de leur sénescence anticipée.

C'est surtout dans la vie prénatale, au moment où les tissus et les variétés biotaxiques d'un même tissu se différencient en des époques différentes, que se produisent les faits d'élection pathologique.

Les éléments anatomiques dont la différenciation se poursuit encore sont alors lésés, tandis que ceux dont la différenciation n'a pas encore commencé, demeurent indemnes d'altération.

Cela, d'ailleurs, avec tous les degrés que comportent ceux de la différenciation elle-même. Sans doute, il en peut résulter une lésion manifeste à la naissance.

Mais la tare apportée à la naissance est, le plus souvent, et dans les cas les plus intéressants pour le pathologiste, une tare évolutive, c'est-à-dire inscrite dans l'évolution d'un tissu, pour n'apparaître qu'à une certaine période, plus ou moins reculée, de la vie de l'individu.

En ces cas, les localisations morbides et leur marche progressive peuvent faire juger de l'époque de la vie prénatale, où a évolué la maladie cause de la tare.

Pour ce faire, il faut considérer que l'époque de différenciation du tissu qui s'altère actuellement, a été celle de l'action de la cause pathogène. Cela chez le premier des sujets atteints, au cas où la maladie est observée dans une suite de descendants, chez lesquels elle est transmise par hérédité, comme dans les maladies familiales, par exemple.

Mais il s'agit d'une loi générale, que la maladie porte sur un seul sujet, ou que la tare en soit transmise à un ou plusieurs descendants.

Il en va ainsi de la myopathie jusqu'au cancer, que les tares apparaissent comme d'abord acquises sous l'influence d'une cause pathologique accidentelle chez un premier sujet, ou qu'elles soient ensuite transmises aux descendants, sans que cette cause accidentelle se soit renouvelée chez eux.

Il faut encore insister ici, comme cela a été fait déjà plus haut, sur ce point important, que dans l'ordre successif de la différenciation chez l'embryon, les tissus et variétés de tissus qui resteront définitivement, plus tard, les moins différenciés, sont les plus précoces dans leur développement.

Ainsi, dans telle myopathie, certains muscles du système strié seront atrophiés isolément, ou tout d'abord, par la raison que la maladie, cause de la tare évolutive, se sera produite à une époque où ces muscles étaient spécialement en voie de différenciation. Comme on l'a vu au sujet de l'ordre biotaxique, ce sont des muscles *finalement* moins différenciés que d'autres qui s'atrophient les premiers dans les myopathies.

Il résulte de là que l'on peut comparer les éléments d'un tissu donné, et ceux de ses variétés hiérarchiques, à des individus ayant une hérédité et un âge différents, et dont les réactions pathologiques, liées en partie à l'évolution, en partie à des causes occasionnelles, sont en raison de cette diversité.

De même, les maladies accidentelles de l'enfance et de l'adolescence inscrivent des tares évolutives dans des tissus dont le développement n'est pas encore parachevé et qui sont en voie d'évolution au temps où les maladies sont en action sur l'organisme, tandis que d'autres tissus, dont l'évolution est soit parachevée, soit à venir, échappent à ce genre de lésions.

Les maladies qui, dans l'avenir, se localiseront exclusivement sur certaines dents, sous forme de lésions dentaires systématisées, rentrent dans cette catégorie.

Il est fréquent d'observer, au début de la canitie des cheveux, l'une des deux localisations opposées suivantes :

La canitie atteint la courbe périphérique de la chevelure, ou bien, ce qui est plus rare, laissant celle-ci intacte, elle envahit l'ensemble des cheveux qui recouvre le crâne, en laissant une bordure inférieure de la coloration préalable.

Les follicules pileux de la première de ces localisations ne sont parachevés que tardivement, comme le démontre ce fait qu'au moment de la naissance il n'y a pas encore de cheveux en cette zone. D'où la vulnérabilité est à un moment donné différente ici et là, en ce qu'elle est commandée par un autre degré de différenciation. Il en est de même de la canitie des cheveux par rapport à celle de la face, etc.

J'ai déjà cité plus haut ce qui est relatif au temps prolongé de la vulnérabilité des cellules de l'écorce cérébrale dans les zones d'associations, en ce qu'elles se différencient tardivement d'une façon complète. Une maladie peut donc les trancher spécialement, en épargnant d'autres régions, si cette maladie est en action sur l'organisme à une certaine époque de la vie.

Aussi les localisations de la démence des adolescents sont spécialement dans ces régions d'un ordre plus différencié (1).

(1) Voir mes travaux sur l'Anatomie pathologique de la démence précoce, où j'ai démontré que les lésions existaient au niveau des zones d'association de l'écorce cérébrale, et qu'elles consistaient, exclusivement, en altérations neuro-épithéliales.

Ces exemples sont faits pour démontrer jusqu'à quel point sont variés les cas dans lesquels le degré de différenciation commande les localisations des maladies, soit qu'elles frappent immédiatement et de façon saisissable des éléments spéciaux, soit qu'elles produisent sur eux des tares latentes pendant un temps plus ou moins long, et qui, au moment de leur apparition seraient sans explication suffisante, si l'on ne se reportait aux données précédentes. En ce dernier cas, on peut dire que les agents pathogènes altèrent les tissus de l'avenir, non les tissus du présent.

Ce qui est vrai de l'embryon, ce qui est vrai de l'enfance et de l'adolescence, l'est aussi de l'adulte, en ce que dans les tissus très différenciés il existe des éléments d'évolution et d'âge différent.

De là, chèz l'adulte, tout un groupe de maladies évolutionnelles à longue échéance.

Les termes de prédisposition morbide, de *locus minoris resistantiae*, de *seminium morbi*, que les anciens auteurs ont opposé à celui de *potentiæ nocentes*, ont servi à indiquer des faits, mais ne les ont pas expliqués.

*
* *

Les tissus pathologiques en voie de développement et de croissance, et même souvent ceux qui ont évolué en milieux anormaux, offrent une vulnérabilité spéciale vis-à-vis d'agents pathogènes nouveaux, et aussi d'agents physiques ou médicamenteux. C'est à ce point que ces tissus sont altérés ou détruits dans des conditions où les éléments normaux résistent à ces actions.

L'ordre biotaxique nous a déjà montré que, de façon générale, les manifestations pathologiques sensitives et motrices disparaissent avant les sensibilités et les mouvements dont ces manifestations expriment le trouble.

Parmi les exemples déjà cités, je rappellerai que les narcotiques font rapidement disparaître les malaises vagues, les sensations pénibles et indéfinissables de la cénesthésie morbide et que c'est par là que le morphinomane justifie par une plénitude plus grande de ses activités, l'emploi qu'il fait de la morphine.

De même en ce qui concerne l'élément douleur proprement dit : dans l'emploi des analgésiques sous forme progressive, les douleurs pathologiques disparaissent avant les sensibilités normales dans la sphère des douleurs et même avant la sensibilité normale à la douleur provoquée, au chaud et au froid, qui dans l'ordre narcotique progressif sont ensuite les premières à s'éteindre.

Sous l'influence des médicaments, les douleurs névralgiques spontanées et, un peu plus tard, les douleurs provoquées aux points douloureux du tronc nerveux disparaissent avant les sensibilités spécifiques, qui sont les fonctions de l'état physiologique.

On pourrait ajouter que des degrés élevés d'hyperthermie disparaissent aussi sous l'influence des médicaments, qui, aux mêmes doses, n'abaissent pas la température dans l'état normal.

Or les tissus pathologiques, sous le rapport de leur nature plastique, présentent aussi une vulnérabilité spéciale. Ceci apparaît par l'action des agents généraux, tels que les rayons X, le radium, les courants électriques, les substances toxiques, etc.

Au premier degré, ces agents entraînent des réactions biologiques fonctionnelles variées ; au second degré, sous un mode plus prolongé, des modifications plastiques ; au troisième degré, des nécroses.

En ce qui concerne l'époque de la multiplication, ces actions se font avec élection sur les éléments dont l'activité de reproduction et de différenciation est actuellement la plus grande.

Ainsi se justifie l'emploi thérapeutique de ces agents, sous un certain mode d'intensité, comme pouvant détruire les cellules des néoplasmes qui sont en voie de multiplication, à l'exclusion des éléments normaux et adultes.

De même dans l'application des rayons, ou dans l'action de l'arsenic, dans les cas de leucémie, les cellules spécialement atteintes, et les premières, sont les cellules atypiques du sang.

Dans l'emploi de la fibrolysine, ce sont aussi les tissus dits d'origine conjonctive, et qui sont pathologiques, qui s'altèrent le plus facilement.

Les cellules en voie de multiplication pathologique, les cellules en voie de différenciation atypiques, les tissus nés en milieux anormaux sont de résistance moindre que les tissu sains.

Pour les tissus sains et pour les tissus pathologiques, l'évolution actuelle, ou la plus récente, est donc une cause de vulnérabilité spéciale.

CHAPITRE IX

LES AFFINITÉS EN PATHOLOGIE DANS LEURS RAPPORTS AVEC LA DIFFÉRENCIATION HISTOLOGIQUE

Les agents pathogènes, les toxiques, les médicaments peuvent se fixer de façon élective sur certains éléments histologiques. Il s'agit, en cela, d'une localisation qui se produit sur un même tissu, partout où il se trouve dans l'organisme.

Cette élection est donc distincte de celles des maladies organiques locales, des portes d'entrée des infections et des intoxications, où tout un ensemble de tissus se trouve atteint à la fois.

Pour apprécier l'affinité elle-même, il faut encore la dégager avec soin d'un ensemble de conditions variées qui peuvent rendre plus faciles ou plus difficiles les réactions électives en tels ou tels points de l'organisme.

Un riche réseau de capillaires, comme celui qu'on observe par exemple dans les centres cérébro-spinaux, par opposition avec les troncs nerveux périphériques, peut avoir pour conséquence un apport plus considérable de substances nocives, qui sont en diffusion dans l'organisme entier.

On a remarqué que les substances en injection sous cutanée au niveau du dos se diffusaient plus rapidement, en raison de l'action que les mouvements respiratoires faisaient ressentir à la circulation veineuse. De là, une action plus manifeste des substances injectées, qui n'est pas non plus le résultat d'une affinité plus grande.

D'autres conditions président à la diminution d'action

des agents toxiques, comme l'introduction d'un poison dans
l'estomac au temps de la digestion par opposition à l'état
de vacuité.

Mais ce sont surtout des particularités de structure qui,
en tel ou tel point, peuvent protéger les tissus qu'il faut
prendre en considération, si l'on veut s'expliquer de nombreux faits, chaque jour observés en clinique. Telle est
l'épaisseur, et tel est le nombre de gaînes qui enveloppent
les organes de façon très inégale.

Pour reprendre l'exemple du système nerveux, on observe
sur les tubes nerveux des nerfs périphériques et les racines,
jusqu'à leur entrée dans la moelle, non seulement une gaine
de myéline, mais encore une gaine de tissu conjonctif.

En pénétrant dans les centres nerveux, la protection n'est
plus assurée que par le cylindre de myéline, autour du
cylindre-axe. D'où une vulnérabilité plus grande qui peut
s'expliquer sans admettre une croissance d'affinité toxique
en cette région, spécialement atteinte dans les maladies.

D'autre part la structure du tube nerveux se simplifie
aussi en abordant les éléments histologiques de la sensibilité et du mouvement. On a dit que le curare avait une affinité très spéciale pour les cylindre-axes dans leur portion
intramusculaire, au voisinage de la fibre striée. Et l'on sait,
en effet, que c'est la première localisation de ce poison. Il
y aurait là une susceptibilité d'affinité toute particulière,
mais qui pourrait résulter aussi d'un moindre degré de
protection.

La présence d'un myolemme dans les fibres striées et
l'absence de gaine ailleurs, dans la myocarde par exemple,
peut également être à l'origine du degré d'action des substances toxiques sur ces tissus.

Il faut donc tenir un très grand compte des conditions
anatomiques pour expliquer certaines localisations morbides et pour faire en même temps la part exacte de l'affinité chimique. Et tenir compte aussi des modes de pénétration et d'élimination plus ou moins rapides, suivant les
cas.

Le pouvoir électif se distingue encore au point de vue

purement chimique de la vulnérabilité qui résulte d'un haut degré de différenciation, entraînant par division du travail, dans une même fonction, une fragilité qui est en proportion de la complexité organique. Mais le pouvoir électif est aussi lui-même étroitement lié à la différenciation spécifique, en ce que la substance différenciée, sur laquelle il s'exerce, est non seulement spécifique par la fonction qu'elle remplit, mais aussi par sa constitution chimique.

L'affinité est donc en raison de la différenciation et, pour ce motif, son étude devait prendre place ici.

La clinique affirme le pouvoir électif, en ce que les symptômes des maladies traduisent l'action des agents pathogènes sur certains tissus à l'exclusion des autres.

Tandis que de leur côté les recherches anatomiques démontrent, pour de multiples substances pathogènes, des localisations dans des organes qui sont les mêmes pour chacune d'elles, suivant la règle établie par A. Gautier pour les poisons minéraux et végétaux.

On voit chaque jour le plomb se localiser spécialement sur les extenseurs des doigts; le rhumatisme léser les différentes séreuses articulaires et viscérales; la goutte frapper le gros orteil.

Outre les localisations lésionnelles précédentes, la clinique montre encore que beaucoup d'agents pathogènes ou médicamenteux trouvent leur principale voie d'élimination au dehors dans certains organes particuliers à chacun d'eux ; ainsi le plomb s'élimine au niveau des follicules pileux imprégnant le cheveu à mesure qu'il croît vers l'extérieur, ainsi que l'a montré Mellière, et au niveau des glandes salivaires et de la muqueuse gengivale, le liseré saturnin impliquant l'élimination. Ou encore l'émétine qui suit la voie des glandes bronchiques.

Mais, ce que la clinique démontre encore, c'est que même pour les exemples précédents, l'affinité, pour être prédominante par certaines localisations, est loin de se faire toujours exclusivement en ces points.

De là, il faut poser cette loi générale que les affinités s'affirment nettement avec des doses relativement *faibles* et aussi comme marquant les toutes premières localisations de l'agent pathogène.

A mesure que s'accroît sa quantité dans l'organisme, ou la durée de son séjour, d'autres tissus le peuvent ainsi fixer et l'éliminer, suivant un ordre particulier pour chacun d'eux.

C'est avec cette restriction qu'il faut affirmer les affinités électives de très multiples agents pathogènes, parmi lesquels je citerai les suivants :

L'arsenic et l'iode ont été trouvés spécialement dans le corps thyroïde.

Le phosphore lèse tout d'abord et profondément les épithéliums du foie et du rein.

L'oxyde de carbone est en action sur l'hémoglobine du sang.

L'antimoine altère surtout le tube digestif (Pouchet).

Le plomb s'élimine par la muqueuse gengivale et les glandes salivaires et, pour le système neuro-musculaire, sa localisation première est sur les extenseurs des doigts.

Le mercure s'élimine au niveau de la muqueuse buccale.

Le sulfocyanure de potassium affecte tout d'abord les muscles de la vie de relation.

L'émétine affecte surtout les fibres lisses.

La morphine est fixée par les cellules cérébrales dans lesquelles Thoinot et J. Brouardel ont trouvé des lésions profondes.

L'acide cyanhydrique agit sur les centres vitaux du mésocéphale.

La strychnine sur les nerfs sensitifs ou les cellules excito-motrices.

Le curare sur les extrémités des nerfs moteurs.

L'ergotine agit spécialement sur les fibres lisses des vaisseaux et de l'utérus.

L'upas antiar, le coroval, le vao, la digitaline sur le myocarde avant les autres muscles.

L'action première du venin du crapaud se fait sur les muscles de la volonté.

Le virus rabique se localise sur le système nerveux.

De même de la toxine du tétanos.

D'après Babès, la cellule nerveuse contient une substance qui l'annihile. Pour Roux, Morax et A. Marie, il s'agit d'une action spéciale de la substance nerveuse et non de la sécrétion d'une antitoxine.

Wasserman et Takaki, en mélangeant un centimètre cube de matière cérébrale à ce virus, ont obtenu la neutralisation d'une quantité suffisante pour tuer dix individus.

Et d'après Roger et Josué, c'est surtout à la neurine qu'est due cette action.

.*.

Pour beaucoup de maladies, même pour lesquelles les agents pathogènes ne sont pas isolés et précisés chimiquement, on observe en clinique des localisations très spéciales.

Bichat, en isolant les tissus différents qui prennent part à la constitution de beaucoup d'organes, a établi une base anatomique sur laquelle il a fondé la pathologie de chacun de ces tissus. C'est suivant cette doctrine que Bouillaud a établi les relations des lésions des séreuses articulaires avec les séreuses viscérales, en particulier le péricarde et l'endocarde dans le rhumatisme articulaire aigu.

D'autres maladies peuvent frapper les séreuses viscérales d'une façon élective, comme c'est le cas pour les déterminations pleurales, péricardiques et péritonéales de certaines tuberculoses, d'après les travaux de Vierordt, de Fernet et Bouland.

De même les périviscérites, d'autre nature, bien décrites par Poulain.

Lancereaux a cherché à établir que des tissus dépourvus de vaisseaux propres, comme les cartilages, l'endartère, la cornée, étaient des localisations particulières dans l'arthritisme.

Après avoir constaté la fréquence de la coexistence des hernies, des varices et de l'emphysème pulmonaire qui se montrent, chez le même individu, à trois périodes très différentes de la vie, et qui semblent être des maladies très distinctes, j'ai cherché à les rapprocher en faisant intervenir, dans chacune de ces trois localisations, la lésion d'un même tissu, le tissu élastique, et aussi en montrant chez les mêmes malades la fréquence d'autres défectuosités portant sur les ligaments, sur les aponévroses, d'où des hernies musculaires, et même sur le ligament suspenseur de la plèvre ne contenant plus le poumon pendant les efforts de la toux, etc., etc.

Il s'agit en tout cela d'une tare congénitale du tissu fibro-élastique, dont les manifestations pathologiques surviennent à des époques qui sont en rapport avec l'évolution de ce tissu.

Dans l'obésité, le tissu cellulo-adipeux se trouve à l'état d'hypertrophie, partout où il se rencontre normalement.

L'artério-sclérose, avec ses déterminations si multiples chez le même individu, est également la maladie d'un tissu, si variés que soient ses sypmtômes, en raison de la prédominance des lésions dans tel ou tel organe.

D'autre part, on peut distinguer encore une polysclérose viscérale, dans laquelle c'est le tissu conjonctif qui se trouve lésé directement et d'une façon indépendante de toute altération des vaisseaux.

Les maladies infectieuses aiguës ont également leurs localisations particulières.

L'infection ourlienne, qui touche surtout les glandes parotides, peut atteindre les sous-maxillaires, parfois les testicules, les ovaires, le pancréas.

La fièvre typhoïde se localise, au début, sur les follicules lymphoïdes.

Les fièvres éruptives ont leurs lésions au niveau de la peau, et, si elles touchent d'abord les muqueuses, c'est pour chacune d'elles en des régions qui leur sont très spéciales et souvent exclusives.

En cherchant à généraliser l'ensemble de ces faits, on pourrait dire que les intoxications agissent surtout sur les éléments histologiques issus des feuillets interne et externe, et que les infections agissent surtout sur les éléments mésodermiques.

Si les agents pathogènes ont des affinités spéciales pour certains tissus, la façon de réagir de ces derniers comprend des modes différents.

Les substances nocives peuvent être accumulées dans certains organes, sans qu'il y ait de transformations très appréciables de ces substances ou de ces tissus. Par exemple, les expériences faites sur le poisson avec la toxine du tétanos, ont montré que celle-ci s'accumulait en quantité considérable dans le foie, sans que l'animal en éprouve d'inconvénient et, d'autre part, que l'action de cette substance hépatique sur des animaux sensibles au tétanos était des plus efficace.

Dans d'autres cas, les substances nocives se combinent avec les tissus à affinité spéciale, en déterminant des lésions et des destructions qui vont jusqu'à la nécrose des éléments histologiques.

Ou bien la réaction consiste dans la production de substances antitoxiques, neutralisantes ou exaltantes.

Ou bien le mode de réaction est la prolifération, ayant, elle aussi, pour résultat la neutralisation, et dans des cas plus rares, ou moins bien étudiés, la reformation des antitoxines par les cellules issues de celles qui ont été atteintes primitivement.

Bien qu'il soit souvent difficile de préciser sur quelle partie d'une cellule porte l'affinité toxique, il n'y a point de doute que la substance différenciée et aussi le degré de différenciation, ne soient la condition dominante de l'affinité et des réactions qui en sont les conséquences.

Car si tous les éléments histologiques de l'organisme étaient semblables de structure, il ne saurait y avoir d'affinités électives spéciales.

Mais, en dehors de ces considérations, l'importance de la différenciation apparaît nettement, lorsqu'on observe, par comparaison, l'action des agents toxiques ou infectieux à des phases différentes de l'évolution des tissus, en particulier lorsqu'on compare cette action chez l'embryon et chez l'adulte, pour ne citer que les extrêmes.

Là où avec un agent toxique on obtient une réaction sur

un tissu complètement différencié, cette réaction ne se produit pas avec ce même agent, à une époque où la différenciation n'est pas parachevée, et alors qu'un autre agent toxique y pourra produire des effets appréciables.

Ainsi le fœtus sera réfractaire à l'action de certains toxines. Avant la différenciation complète du système nerveux, les poisons qui agissent sur la contraction musculaire par l'intermédiaire de ce système, seront sans action. Aussi bien les agents qui altèrent directement la substance différenciée des muscles, n'auront d'effet, à un moment donné, que sur ceux des muscles qui auront atteint un certain degré de différenciation, à l'exclusion des autres.

Les différences des substances différenciées, qui existent chez l'homme par rapport aux animaux, fournissent, pour les mêmes raisons, l'explication de la diversité, ici et là, des susceptibilités morbides particulières et des réactions pathologiques.

Mais, avec ces considérations, c'est revenir sur des faits qui ont été développés en détail dans les chapitres de pathologie relatifs à la biotaxie des tissus.

CHAPITRE X

LES MODES DE RÉACTION PATHOLOGIQUE :
EXALTATION ET DÉPRESSION

I

HISTORIQUE

Ce qui, dans les réactions pathologiques, a particulièrement frappé les médecins, c'est l'augmentation ou la diminution des forces et de l'activité organiques.

Au point que la pathologie générale à travers l'histoire se résume en ces deux modalités réactionnelles contraires.

Les termes qui ont servi à désigner ces deux sortes de troubles fondamentaux, sont multiples et divers, suivant les siècles, au cours desquels ils reparaissent encore constamment.

Strictum et laxum ; hypersthénie et asthénie ; excitation, irritation, hyperirritabilité et paralysie ; ataxo-adynamie et adynamie ; hypertonie et hypotonie ou atonie ; faiblesse irritable et faiblesse primitive ou secondaire; dynamogénie et inhibition, etc.

Toute cette terminologie démontre qu'il s'agit d'une notion purement quantitative.

Souvent ces termes divers ont servi à désigner la même chose. Est-ce à dire qu'on doive les considérer comme des synonymes? Non, et l'on doit certainement s'efforcer de les distinguer. Par exemple, on peut dire que hypertonie et atonie doivent s'appliquer plus spécialement au système musculaire, qu'adynamie doit s'entendre surtout comme la réaction de l'organisme entier et ainsi de suite des autres termes.

Mais il n'en est pas moins vrai que tous expriment une même chose, qui est au fond le plus ou le moins, par rapport à un état moyen qui représente la normale. Voilà pourquoi il est juste de dire que les réactions pathologiques générales ont été considérées sous le rapport quantitatif.

L'histoire des idées, aussi bien que la critique qui suivra cet exposé sommaire, aura pour but d'établir que les deux termes quantitatifs ne sont pas isolés dans le même, et pour le dire tout de suite, que dans une même fonction, l'exaltation porte essentiellement sur les propriétés communes et la dépression sur les propriétés les plus différenciées.

Mais il faut exposer d'abord les faits eux-mêmes.

L'Ecole des méthodistes, cherchant à réduire la médecine à des généralités dominantes et créant « les communautés apparentes », a décrit les troubles pathologiques sous deux aspects opposés : le strictum et le laxum. Ainsi avec Asclépiade de Bithynie, la pathologie offre, comme divisions fondamentales, les maladies aiguës et les maladies chroniques, caractérisées surtout, pour le premier groupe, par le strictum et pour le second par le laxum de Thémison, correspondant à l'hypersthénie et à l'asthénie, suivant les dénominations qui seront employées plus tard.

Pendant longtemps la doctrine des Méthodistes, attaquée par Galien, est restée effacée par rapport à l'humorisme, qui remontait à une époque bien antérieure. Cependant Galien, du fait même qu'il avait attaqué les Méthodistes, avait tout particulièrement contribué à faire connaître leur doctrine, par la nécessité de l'exposer afin de la réfuter.

Ainsi, à un moment donné, cette doctrine fut reprise par les Écoles médicales et développée suivant la double modalité de l'exaltation ou de la diminution des forces vitales, qui en constituent la base.

Au temps de Baglivi, en effet, les maladies sont rapportées à deux états : la coagulation et la dissolution en ce qui concerne les altérations des fluides et la tension ou la flaccidité en ce qui concerne les tissus solides.

Baglivi lui-même, tout en n'accordant qu'une valeur très relative aux explications des phénomènes pathologiques, pour avoir remarqué que des théories contraires en peuvent donner des raisons satisfaisantes, pose· en principe que le ton des fibres répond à une double modalité pathologique et confirme par là la doctrine méthodique.

A sa suite, les Écoles médicales anglaises, italiennes, françaises, etc., cherchant le point de départ des phénomènes pathologiques dans la physiologie, ne cesseront plus de trouver dans le mode *quantitatif* le principe qui régit les réactions des maladies et celui qui domine leur thérapeutique.

Pour les uns, les maladies seront presque exclusivement hypersthéniques, pour les autres, presque exclusivement asthéniques, tandis que d'autres encore admettront les deux modalités, en concordance, ou en succession.

Pour Cullen le spasme succède à l'atonie.

Pour Winter et son école, les excitants (stimulants) épuisent l'irritabilité.

Pour Grégory, les calmants agissent par irritation préalable, ce que dira plus tard Cl. Bernard.

Pour ces auteurs, tout se réduit à l'excitation ou à la diminution des fonctions.

Avec Brown apparaît une doctrine organo-physiologique complète, partant de la vie dans l'état normal, pour expliquer les réactions des états morbides et instituer leur traitement.

D'après Brown, l'incitabilité est la propriété générale de l'organisme, à l'état physiologique. La santé est représentée par un état d'équilibre, dans lequel le stimulus de l'incitabilité organique ne peut dépasser une certaine mesure et, par conséquent, n'oscille que dans des degrés limités. Sinon, l'équilibre qui constitue la santé est détruit et l'état pathologique fait place à l'état normal.

Il résulte de là que toute maladie provient soit de l'élévation, soit de l'abaissement de l'incitabilité normale (excitabilité).

Et encore que les maladies se divisent en deux groupes, suivant le plus ou le moins du degré d'incitabilité, qui marque l'état de santé :

1° Les maladies hypersthéniques (dites aussi sthéniques).

2° Les maladies asthéniques.

La maladie apparaît ainsi comme un déséquilibre, que la thérapeutique a pour but de combattre, par l'action d'agents stimulants ou antistimulants, suivant l'excès ou le défaut de stimulus, qui est au fond de l'état morbide.

Ensuite Brown se fondant sur l'observation et trouvant que la faiblesse est à peu près constante, pose en principe que les maladies asthéniques sont de beaucoup les plus fréquentes.

De là, presque toujours, la nécessité de la médication tonique ou stimulante.

Ses successeurs, et en particulier Linch, s'efforçant de préciser davantage la proportion des maladies hypersthéniques et asthéniques, affirment que les premières sont à peine de trois ou quatre, sur un total de cent espèces morbides.

Rasori, qui put connaître la doctrine de Brown, pendant un séjour en Angleterre, et qui la fit accepter en Italie, en reprit les données fondamentales, en lui donnant un développement nouveau.

Rasori se fonde surtout sur la double action des médicaments et, dans cette voie, parvient à une thérapapeutique nouvelle et marquant un progrès indiscutable.

Tout d'abord, il critique les principes de ses prédécesseurs.

Les médecins humoristes ont eu tort de considérer que les médicaments n'avaient d'action que par l'intermédiaire du sang, ou des humeurs, tout d'abord modifiées par eux. Ensuite, ils ont vainement créé les médicaments dits altérants, apéritifs, atténuants, antispasmodiques, antigoutteux, somnifères, expectorants, toniques, etc., etc.

Voici par exemple l'antispasmodique, qui fait disparaître les mouvements convulsifs. Or, les convulsions ne sont qu'un symptôme et ainsi ce n'est pas s'adresser à la cause de ce symptôme, qui devrait être traitée logiquement par des moyens très différents ; par exemple l'expulsion de vers intestinaux, ou l'incision des gencives.

Ou encore, que signifie le traitement d'une faiblesse par

les toniques, alors que la faiblesse est le résultat d'une maladie? C'est elle, et non la faiblesse, que doit viser la thérapeutique.

Après ces critiques, Rasori s'efforce d'établir une physiologie et de là une pathologie. Il revient à la doctrine de Brown.

La santé est une résultante de deux forces opposées actives et se contrebalançant, d'où l'équilibre qui constitue l'état normal. L'une de ces forces est le stimulus, l'autre est le contro-stimulus.

La pathologie montre l'excès de l'une ou de l'autre. D'où, comme pour Brown, les maladies sont de deux natures opposées.

Les maladies hypersthéniques, où il y a exaltation des forces vitales et les maladies asthéniques, dans lesquelles ces forces sont affaiblies. Cela posé, Rasori se met en contradiction avec le chef de l'Ecole anglaise, en déclarant que les maladies hypersthéniques sont de beaucoup les plus fréquentes.

Quoi qu'il en soit, l'excitabilité, ou vitalité, la seule propriété vitale admise par l'École italienne, *ne peut éprouver d'altération qu'en plus ou en moins.*

En admettant que presque toutes les maladies sont hypersthéniques, ce que Rasori a reconnu par l'effet favorable des médicaments contro-stimulants dans la majorité des cas, il reste à expliquer l'état de faiblesse dont ces maladies s'accompagnent.

C'est en posant cette question que l'École italienne est arrivée à un fait de la plus grande importance, à la définition exacte de la faiblesse *apparente* et surtout en précisant ses conditions d'existence, à en comprendre le traitement d'après sa nature.

Telle est la faiblesse apparente de la pneumonie aiguë et des maladies hypersthéniques en général. La distinction avec l'asthénie primitive, permet à Rasori de proscrire ici toute médication hypersthénique, comme inutile et dangereuse.

Ces causes d'erreur d'interprétation étant écartées, la division des médicaments en deux grandes classes, doit correspondre à la double division des maladies, par augmentation ou par diminution du stimulus.

Les médicaments hypersthénisants correspondent à l'asthénie, qui est le mode le plus rare.

Les médicaments hyposthénisants, ou contro-stimulants répondent au mode hypersthénique.

Ce sont surtout ces derniers qui intéressent le médecin. Les substances contro-stimulantes sont celles qui diminuent la vitalité générale, sans tenir compte des spasmes locaux.

Les contro-stimulants sont distingués en indirects répondant surtout à l'abstinence, à la saignée et au froid.

Et en directs, parmi lesquels Rasori a rangé une foule de médicaments à action spécifique très diverse : antimoine, mercure, fer, ipéca, purgatifs salins, colchique, strychnine, belladone, etc., etc.

Les principes de la prescription médicale sont les doses réfractées et le fait de proportionner ces doses au degré que présente l'hypersthénie.

D'où cette notion que l'action des médicaments est variable suivant les doses.

Ainsi la doctrine de Rasori, comme celle de Brown, affirme que si les altérations de la force vitale sont en nombre indéfini, les maladies se réduisent à deux types opposés, l'excitabilité ne pouvant éprouver d'altération qu'en plus ou en moins.

La quantité est encore le fond de la doctrine pathologique de Barthez et de ses successeurs, mais déjà par une critique des faits et par une analyse plus pénétrante. la notion de qualité apparaît elle aussi, dans l'œuvre de Barthez et s'accentue encore clairement avec F. Bérard.

Ce qui caractérise l'état de santé, c'est le rapport constant entre la force des impressions ou sensations et les mouvements consécutifs, ce qui se résume par les termes de « stabilité d'énergie ».

La santé apparaît donc ici comme un équilibre, ce qui est en conformité avec la doctrine de Brown, qui est parti de cette notion quantitative pour affirmer le déséquilibre de la maladie.

Du principe vital, envisagé comme cause unique, émanent des phénomènes ou actes élémentaires, dont les principaux sont les sensations, les mouvements et les modifications relatives à la nutrition.

Ce que Barthez conclut de ces deux propositions, c'est qu'en pathologie le principe vital étant un, la maladie ne porte pas sur un organe à l'exclusion des autres.

Et, d'autre part, que les principales déviations de l'état morbide sont relatives à la sensibilité, aux mouvements et à la nutrition.

La notion quantitative, en plus ou en moins, apparaît dans les phénomènes pathologiques par la distinction des forces agissantes et des forces radicales, les premières étant représentées par l'activité dynamique des organes, les secondes par une énergie en puissance.

Barthez insiste sur ce point que les unes et les autres ne sont ni toujours atteintes dans une maladie donnée, ni atteintes en degré proportionnel. Et l'évaluation qui s'attache à ce degré est une règle féconde en pathologie.

Si dans l'état normal, l'acte moteur est une réaction proportionnelle à l'acte sensible qui la détermine, cet équilibre est rompu en pathologie. A une excitation faible succédera un mouvement fort et réciproquement.

Il faut faire remarquer tout de suite, qu'avec cette exaltation d'un côté et cette faiblesse de l'autre, Barthez indique déjà la faiblesse irritable, qui, dans la suite, ne cessera d'être désignée comme l'un des modes des réactions pathologiques et aussi que par là apparaît la notion qualitative de ces réactions.

Barthez a d'ailleurs critiqué le système de Brown et de ses nombreux successeurs, par lequel les phénomènes pathologiques sont purement quantitatifs.

De même Dumas, après avoir distingué les cas où la sensibilité est diminuée, ou augmentée, établit un troisième mode de réaction, dans lequel la sensibilité est troublée.

C'est encore à un mode qualitatif, que F. Bérard se range.

en disant que la maladie est autre chose que le plus ou le moins des fonctions physiologiques, et qu'avec la connaissance de la physiologie, on ne saurait deviner les réactions des maladies. Et, développant cette pensée, il écrit que la douleur est autre chose que l'augmentation de la sensibilité naturelle et que les mouvements convulsifs et toniques ne sont pas de même nature que les mouvements physiologiques. C'est que, pour lui, l'état de maladie est spécial et contre nature.

Un point qui a préoccupé particulièrement ces auteurs, et surtout Barthez, est l'étude des réactions qui caractérisent la faiblesse et les variétés de la faiblesse en pathologie.

Déjà Brown, après avoir indiqué la double division des maladies en hypersthéniques et asthéniques et de même Rasori, avait reconnu deux sortes de faiblesses très distinctes : la faiblesse directe, par défaut de stimulus et excès d'incitabilité.

La faiblesse indirecte, par excès de stimulus et défaut d'incitabilité.

Les deux variétés étaient traitées par des médications contraires, en progression croissante ou décroissante.

Ce qu'a fait l'Ecole de Montpellier, dans cet ordre d'idées, fut de distinguer les forces agissantes des forces radicales, de montrer que leur altération, au cours des maladies, était sans proportions et d'établir que l'épuisement, ou faiblesse apparente des maladies aigues, est le résultat de l'oppression des forces, en distinguant cette oppression de leur résolution.

Il y a des poisons, dit Barthez, qui détruisent les forces sans les user.

La médecine contemporaine, suivant la règle habituelle, a fait table rase des travaux et des doctrines du passé, pour donner toute son attention aux découvertes les plus récentes.

Il y a une autre raison pour laquelle l'École de Montpellier est tombée dans un oubli complet et plus justifié. C'est la façon métaphysique de concevoir le vitalisme qui lui est particulière.

On en pourrait faire, je crois, la critique dans les termes

suivants : Il n'y a pas de substances vitales, par la raison que la physique et la chimie sont partout les mêmes dans l'univers.

Et s'il n'y a pas de substance vitale, il n'y a pas non plus de « force vitale ».

Mais cela ne vise que la doctrine générale et les faits cités plus hauts démontrent une observation rigoureuse et une analyse pénétrante, entraînant des données précises et exactes, que le pathologiste ne peut pas négliger.

Les réactions pathologiques, envisagées suivant leurs modes habituels ont été aussi indiqués par Bichat. Ces modes comportent pour lui trois divisions.

Les deux premières sont quantitatives et consistent dans une augmentation, ou dans une diminution des forces vitales qui, pour Bichat, sont la sensibilité et la contractilité.

Le troisième groupe répond à l'altération de ces forces, sous forme de désordre, de déviation, et est indiqué par le terme d'ataxie.

Plus tard Andral reproduira les mêmes divisions, bien que désignées sous d'autres noms : l'hyperdynamie correspondant à l'augmentation, l'adynamie à la diminution et l'ataxie à l'altération des forces vitales.

En France, à partir de Barthez et de Bichat, la notion qualitative vient s'ajouter aux formes purement quantitatives de l'école anglaise et de l'école italienne.

Cependant, la place faite à la notion quantitative est encore de beaucoup la plus étendue.

Il en sera de même avec Broussais réduisant presque complètement la pathologie à l'irritation.

Broussais fut l'élève de Pinel, l'ami de Bichat et l'imitateur de Brown.

A Pinel, il emprunte l'explication des fièvres par un processus de réaction général, en excluant toute altération des humeurs.

Il admet, avec Haller et Bichat, l'irritabilité et il s'inspire de ce dernier en poursuivant l'étude de l'irritabilité dans chacun des tissus distingué par l'anatomie générale.

Tout en critiquant Brown et Rasori, il s'inspire largement

de leur doctrine, de sorte que de leur système au sien, il n'y a qu'un pas.

La seule propriété générale est l'irritabilité dans le sens de contractilité.

La stimulation limitée convenablement, répond à l'état de santé.

Trop forte ou trop faible, la stimulation est l'état de maladie : Trop forte, c'est *l'irritation;* trop faible, la *débilité.*

Tout cela est la doctrine de Brown. Avec Rasori il considère que le stimulus exalté répond à la grande majorité des maladies.

Finalement, il en vient à ne plus voir autre chose qu'irritation, stimulation et afflux liquide.

L'irritation est surtout facile pour l'estomac et l'intestin, dont la lésion est de toutes la plus fréquente, doctrine d'ailleurs déjà développée par les pathologistes allemands.

De ce point de départ, l'irritation est transmise à l'organisme entier par le système nerveux, ce qui constitue la maladie générale, en excluant l'autre explication, celle des altérations humorales.

L'irritation étant le cas très habituel, le traitement des maladies est par là l'action des débilitants.

De là cette conclusion, que les réactions pathologiques sont essentiellement quantitatives et presque toujours de nature exaltative.

Les conséquences de la doctrine apparaissent clairement. Les hémorragies sont le résultat de l'irritation des vaisseaux capillaires ; les fièvres le résultat de l'irritation gastro-intestinale ; la scrofule et la tuberculose le résultat de l'irritation des lymphatiques ; les névroses, la conséquence de l'irritation des nerfs ; la folie, la conséquence de l'irritation du cerveau.

Enfin, la doctrine entière de Broussais s'explique et se juge par sa thérapeutique anti-irritative et, par cette question qu'il pose au préalable : quelle est la mesure, quelle est la quantité de la maladie?

A la fin du XVIIIe siècle et au commencement du XIXe, les Écoles allemandes étudient la « faiblesse irritable » qui confond dans la même formule l'exaltation et la dépression des forces.

Comme il a été dit plus haut, le fait de la faiblesse irritable était déjà inscrit parmi les modes des réactions pathologiques. Mais ici le terme significatif est créé.

Je reviendrai donc un peu en arrière afin de préciser l'historique de la faiblesse irritable. Cela est justifié en ce que la faiblesse irritable est la formule la plus connue et la plus importante parmi celles qui expriment la notion qualitative des réactions pathologiques.

Et aussi par la raison, que si nombreux que soient les travaux faits à l'étranger il y a environ un siècle, c'est dans les originaux qu'il en faut chercher l'histoire, devant le silence complet de nos auteurs les plus considérables.

Comme on le verra encore, c'est à cette époque, et par ces pathologistes, que l'irritabilité et la faiblesse ont été étudiées et définies de la façon la plus parfaite et que les distinctions dans les variétés et le mécanisme des réactions pathologiques qualitatives atteignent leur plus haut degré de développement et de précision.

Comme d'après la doctrine de ces différents auteurs, les manifestations de la vie ont deux facteurs, la sensibilité et l'irritabilité, je voudrais préciser tout d'abord le sens dans lequel sont pris ces deux termes, qu'on retrouvera à chaque page.

La sensibilité comprend, suivant leurs propres expressions, l'action du système nerveux tout entier, nerfs, moelle et cerveau.

Ce qui se dégage de leur texte en ce qui touche l'irritabilité, la fait apercevoir comme une activité propre des éléments anatomiques envisagés en dehors de l'action nerveuse et relevant de l'influence du sang, en particulier de l'oxygène qu'il fournit aux tissus.

Cette définition éveille l'idée de l'activité nutritive et par là se rapproche de l'irritabilité telle que Bichat l'a comprise.

Les auteurs dont il s'agit, Grüner, Metzger, Consbruch, Roeschlaub, Kilian et les commentateurs de ces deux derniers, de Dobscha et Schmid, ont tous écrit à la fin du xviiiᵉ siècle et tout au commencement du xixᵉ (1).

Pour Grüner la santé est un état d'équilibre, mais non absolument stable comme comportant des oscillations dans les principales fonctions : température, pouls, appétit, force musculaire, activité psychique, etc.

Ce n'est qu'une augmentation ou une diminution *notables* de la force vitale qui entraînent l'état de maladie.

Il distingue la sensibilité et l'excitabilité qui l'une et l'autre sont susceptibles de variations en plus ou en moins et cela de façon simultanée. Il n'établit nullement le rapport inverse de la croissance et de la décroissance de ces deux facteurs de l'incitabilité et pas davantage la distinction entre le degré d'incitabilité et celui du pouvoir effectif fonctionnel, qu'on trouvera indiqué par d'autres auteurs, comme Kilian et Roeschlaub.

Il admet encore un troisième mode pathologique qui répond à un état moyen d'excitabilité et de sensibilité.

La notion qualitative des manifestations pathologiques n'apparaît avec Grüner que dans l'excellente distinction qu'il fait dès 1794 dans son *Traité de sémiologie,* de la faiblesse par oppression d'avec la faiblesse par épuisement des forces en joignant à cette dernière forme la notion de malignité.

Ainsi sa doctrine ne se distingue-t-elle pas notablement de celle de Brown et de ses successeurs.

Pour Metzger, dans son *Traité de pathologie* (2), il n'y a aucune maladie sans participation de la force vitale. Celle-ci comprend la sensibilité et l'excitabilité qui sont distinctes par leurs effets.

A. — L'excitabilité existe en dehors des nerfs. La chimie la rapporte à l'oxygène, mais elle est une force vivante liée à la constitution des tissus.

L'excitabilité est dans les maladies trop forte ou trop faible.

---

(1) Voir aussi à la même époque Hufeland et les collaborateurs de son journal.

(2) Kœnigsberg, 1792.

KLIPPEL. — Évolution de l'organisme.

16

Dans le premier cas elle prend le nom d'irritabilité, dans le second cas, celui d'engourdissement.

1° L'irritabilité se révèle par la vivacité des réactions en particulier des muscles, soit sous les excitants naturels, soit sous les excitants contre nature; ainsi que par la rapidité de la circulation.

Elle apparaît dans toutes les parties du corps ou dans quelques-unes.

Le tempérament excitable y prédispose, ainsi que le climat chaud, la nourriture abondante, la jeunesse et l'hérédité.

On l'observe surtout dans les maladies aigues.

2° L'engourdissement de l'excitabilité se manifeste par la faiblesse des réactions générales ou locales et avec torpidité des sens.

On l'observe surtout dans les maladies chroniques.

B. — La sensibilité est le deuxième élément ou facteur de la force vitale.

Il y a encore ici deux modalités, en plus ou en moins, dans la maladie.

1° L'hyper-acuité dans laquelle la sensibilité devient douleur, l'état inflammatoire marqué par des spasmes, le tout combiné avec l'irritabilité, dont il peut être difficile de faire le départ.

La perception et la volonté sont ici souvent défectueuses.

2° L'état d'asthénie de la sensibilité qui se caractérise par la suspension des mouvements de l'âme et par l'anesthésie de quelques parties. Ou c'est l'ensemble du système nerveux qui est prostré et alors peut entraîner la mort.

Si ces détails sont intéressants en montrant les symptômes de l'irritabilité et ceux de la faiblesse, on y reconnaît que l'auteur accepte les deux divisions de Brown, mais avec la double distinction de l'excitabilité et de la sensibilité, et c'est surtout à ce point de vue qu'il devait être cité ici.

Mais avec cette distinction, il n'est pas encore question de la faiblesse irritable.

Et il faut en venir à la partie thérapeutique de l'ouvrage

où l'auteur s'occupe des maladies nerveuses pour en trouver la mention précise.

L'irritabilité du système nerveux avec *faiblesse* constitue, d'après Metzger, un groupe spécial de maladies nerveuses.

Il n'avait point placé ce mode dans ses généralités et, par là, il ne lui a pas donné la place qu'il doit avoir en pathologie générale.

On trouve dans le *Traité de Consbruch* (1) des détails plus étendus, par lesquels apparaissent différentes combinaisons de l'irritation et de la faiblesse.

Pour lui, la propriété des corps vivants est l'incitabilité qui comprend l'irritabilité, la sensibilité et l'excitabilité spécifique.

L'incitabilité normale représente l'équilibre de la santé.

L'hypersthénie et l'affaiblissement de cette force vitale sont les deux formes des maladies. Cependant la santé est encore compatible avec un certain excès de sthénie, mais où ce degré est dépassé, commence la maladie.

Il faut, en pathologie, considérer le rapport entre l'incitabilité et le pouvoir fonctionnel effectif.

1° Entre ces deux éléments il peut y avoir égalité avec hypersthénie, ce qui répond à la Force irritable ou bien encore égalité, mais avec asthénie, ce qui répond à la Faiblesse.

Il vaudrait mieux dire faiblesse torpide, pour marquer clairement l'état des deux éléments, faibles ici tous les deux.

2° Entre ces deux mêmes éléments, il peut y avoir inégalité.

Ainsi l'incitation sera diminuée, avec pouvoir effectif augmenté, ce qui répond à la Force torpide.

Ou bien l'incitation peut être exaltée et le pouvoir effectif diminué, ce qui répond à la Faiblesse irritable.

Ainsi les deux premiers termes de la série répondant à la sthénie et à l'asthénie de Brown. Les deux derniers introduisent la notion de déséquilibre sous une forme nouvelle, celle de la Force torpide et de la Faiblesse irritable.

(1) Leipzig. 1804.

Il faut faire remarquer maintenant le sens particulier que l'auteur donne à la Faiblesse irritable. Ce qui est faible pour Consbruch, c'est l'effet produit ; ce qui est exalté, c'est l'incitation première.

C'est certainement le contraire qui est admis par les médecins de notre époque lorsqu'ils parlent de la Faiblesse irritable. Ainsi lorsqu'ils appliquent ce terme à la neurasthénie, ne disent-ils pas que la faiblesse est pour le fond et l'irritabilité pour la forme.

Dans sa thérapeutique, Consbruch établit ainsi le traitement de la Faiblesse irritable. Elle exige les excitants les plus faibles, les agents fortifiants, ou encore la suppression des excitants habituels. Tandis que la faiblesse exige les excitants les plus forts.

La doctrine de Consbruch est en somme éclectique. Il admet les deux éléments, en plus ou en moins, de Brown et en outre, deux modalités basées sur des rapports inverses entre l'incitation et l'effet produit.

Un peu avant lui, Roeschlaub avait publié une *Pathologie générale* en trois .volumes, dans laquelle il consacre plusieurs chapitres à l'étude de la même question.

Tandis que d'après Brown, la maladie générale est úne excitation trop forte ou trop faible, pour Roeschlaub elle est une disproportion entre le pouvoir effectif et la puissance de l'incitation.

Ainsi Brown appelle sthénie une incitabilité augmentée et Roeschlaub appelle hypersthénie (sthénie de Brown) un état dans lequel la puissance d'incitation est plus forte que le degré du pouvoir effectif ou énergie d'activité.

Avec cela le caractère important de la doctrine est la disproportion entre l'incitant et la réaction.

C'est le point essentiel, puisque cette distinction n'avait pas été faite par Brown.

Voici, maintenant, le résumé du système édifié par Kilian (1).

Tout d'abord il pose en principe que toute maladie dé-

(1) Iéna, 1802.

rive de l'incitabilité en plus ou en moins, ce qui correspond à la division de Brown.

Mais l'incitabilité normale a deux facteurs, la sensibilité et l'irritabilité.

Dans les maladies ces deux éléments sont troublés en sens inverse. Dans une classe de maladies il y aura exaltation de la sensibilité et dans une autre exaltation de l'irritabilité.

Ces deux éléments sont ainsi liés que souvent l'un diminue là où l'autre augmente.

Il en résulte que dans toute maladie, il y a à la fois exaltation d'un côté, dépression de l'autre.

Bien que Brown ait dépassé par le détail le résumé qu'on donne de sa doctrine, on ne pourrait lui attribuer justement la distinction faite par Kilian.

Tout au plus admet-il un désordre de la force vitale en coïncidence avec une maladie sthénique :

...omnes actiones prius augens, dein aliquas perturbans, alias, sed nunquam quam diu subest, debilitando minuens (CXLVIII).

Kilian a donc, pour sa part, établi que les maladies comportent un élément hypersthénique et un élément asthénique, et il a précisé que l'un était dans la sphère de l'irritabilité, l'autre dans celle de la sensibilité.

Alors une dernière question se pose. Puisqu'il y a des maladies sthéniques et des maladies asthéniques, comment les distinguer, alors que chacun de ces groupes comporte l'exaltation et la dépression ?

Sans doute en prenant pour trait distinctif l'irritabilité.

Ainsi une maladie sera sthénique quelque dépression que puisse montrer la sensibilité et réciproquement.

S'il y a là quelque chose que la clinique ne peut admettre que difficilement, je n'aurai exposé la doctrine de Kilian qu'au point de vue sous lequel elle a été envisagée plus haut.

Les systèmes des cinq auteurs précédents étant exposés, il est intéressant de se reporter aux critiques de leurs contemporains.

De Dobscha (1), en 1805, avec une verve et une érudition littéraire très remarquables, a écrit un volume entier, visant surtout le système de Kilian, secondairement celui de Roeschlaub, mais s'appliquant d'une façon générale aux auteurs qui ont développé, en la modifiant, la doctrine de Brown. Le livre de Dobscha pourrait justement passer pour un chef-d'œuvre de critique humoristique en médecine.

D'autre part, Schmid (2) a posé très nettement ses objections.

Les critiques de ces auteurs s'accordent en général.

La sthénie étant la force vitale, sa croissance ne peut pas être une maladie.

La force vitale est plus ou moins grande suivant les individus, sans que chez aucun d'eux il y ait état morbide.

Sthénie sans asthénie ne saurait exister en pathologie.

Au cas où la sthénie est partielle, cela ne répond plus à la sthénie maladie générale, telle qu'elle a été comprise.

L'organisme représente un ensemble de parties liées entre elles pour réaliser la santé et il ne peut être altéré qu'en sens contraire.

Dans toute maladie il y a désordre de cette harmonie. Ainsi il ne peut y avoir de pyrexies sthéniques pures.

L'état de santé ne correspond pas à un degré moyen, mais à un rapport entre l'excitation et sa réaction.

On peut dire que ce qui caractérise la maladie, c'est le déséquilibre et qu'ici il n'y a pas d'hypersthénie sans asthénie.

Que l'on étudie ces critiques et l'on verra que toutes concernent la division suivant le plus ou le moins des réactions pathologiques.

Que, par conséquent, elles ne s'opposent en rien à la faiblesse irritable et aux notions analogues.

Ce qui est donc critiqué chez les auteurs précédents, c'est avant tout le fait d'avoir admis, au moins en partie, le principe de la double division de Brown et de ses successeurs.

C'est aussi la conclusion à laquelle je suis arrivé moi-

(1) De Dobscha, Iéna, 1805
(2) Schmid, Iéna, 1803.

même par une voie toute différente, en m'appuyant sur le fait de la différenciation histologique des tissus impliquant la diversité de leurs réactions sous l'influence d'un même agent pathogène.

Ces considérations seront développées plus loin.

Mais pour en venir à l'historique, le double élément que comporte la faiblesse irritable était déjà accepté par J. Hunter par les termes de diminution de la force avec accroissement de l'action.

En France, Cl. Bernard l'a envisagé sous un rapport particulier, en montrant qu'un même agent qui paralyse à haute dose, excite à une dose plus faible. Brown-Séquard, en décrivant les phénomènes de dynamogénie et d'inhibition les considère, non comme relevant de deux centres distincts, dont l'un excite et dont l'autre paralyse, mais comme deux traductions possibles de l'action d'un même centre.

Verworn écrit que l'excitation et la paralysie, sont les résultats éventuels de la même action pathogène.

Avec ces auteurs, la faiblesse irritable, si même cette dénomination peut convenir à leur manière de voir, perd en tout cas de la netteté de ses caractères propres.

Sans doute encore la Neurologie, dont le grand développement est d'origine contemporaine, se préoccupe aujourd'hui d'établir le plus ou le moins, l'exaltation ou la perte des réflexes sensitifs, tendineux, osseux, vaso-moteurs, par comparaison avec l'état normal, marquant par l'équilibre l'intégrité du système nerveux. En cela, la Neurologie procède suivant les débuts de la pathologie générale.

Mais malgré tout la notion qualitative est définitivement inscrite dans la science médicale comme l'un des modes principaux de l'activité pathologique, à côté de l'exaltation et de la dépression, qui avaient tout d'abord permis de séparer en deux groupes distincts, l'ensemble des maladies.

*
* *

L'historique qui précède n'est qu'une esquisse et, par là, comporte de nombreuses omissions. Cependant son but était de pouvoir dégager des conclusions et celles-ci ne sauraient différer par l'accumulation de documents plus nombreux, ni rien changer à l'évolution des idées, touchant la nature des réactions pathologiques.

Il faut résumer cette évolution avant d'aller plus loin.

L'étude des réactions pathologiques, faite par la médecine physiologique moderne, s'inspire à ses débuts des expériences de Haller.

Haller y a préludé par la démonstration expérimentale de la propriété qu'ont les muscles de se contracter indépendamment du système nerveux.

L'irritabilité musculaire de Haller est, au fond, la contractilité.

La sensibilité en est distincte comme étant le propre du nerf, qui est au dessus du muscle.

Les muscles sont contractiles et ne sont pas sensibles ; les nerfs sont sensibles et ne sont pas irritables.

De là deux propriétés vitales très distinctes, la contractilité et la sensibilité.

L'irritabilité proprement dite, ou incitabilité suivant d'autres auteurs, étant d'un ordre plus général, suivant le sens que ce mot a pris dans la suite.

Ces distinctions, en ce qu'elles expriment une physiologie plus précise que celle des prédécesseurs de Haller, sont devenues la base de la médecine moderne, dite physiologique, depuis Brown, jusqu'à Bichat et ses successeurs.

Les auteurs qui ont basé sur elles l'étude des réactions pathologiques et la division des maladies, peuvent se classer de la façon suivante :

1° Ceux qui ont divisé les maladies, suivant la nature de leurs réactions, en exaltatives et dépressives, et suivant leur expression habituelle en hypersthéniques et asthéniques.

Et parmi eux, les uns donnant le maximum de fréquence aux premières, les autres aux secondes, et dont la doctrine est ainsi quantitative.

2° Ceux qui, à côté des deux groupes précédents, en ont admis un troisième, qui répond à l'altération des forces et qui par là impliquent une notion qualitative.

Et parmi ces derniers, les uns notent surtout la succession des deux états quantitatifs, au cours de la même action pathogène; les autres les faisant apparaître simultanément, ce qui traduit en particulier l'expression qualitative de « faiblesse irritable » ou des termes similaires.

II. — LA DIFFÉRENCIATION CELLULAIRE
EXPLIQUE ET COMMANDE L'ASSOCIATION DE L'IRRITATION
ET DE LA FAIBLESSE

Ainsi l'évolution des idées, d'après l'esquisse historique précédente et les conclusions qui s'en dégagent, a fait une place de plus en plus importante à la faiblesse irritable.

Ce qu'il faut se demander maintenant c'est si cette importance est justifiée.

Il y a, je crois, des raisons théoriques et des raisons de faits, pour la confirmer et pour l'augmenter encore.

Dans la vie normale et dans la maladie, tout s'accomplit avec une complexité très grande et, par là, une doctrine purement quantitative semble devoir être exclue *a priori*.

Si l'on veut bien examiner sous un jour philosophique ce qu'a été la médecine physiologique de Brown, de Rasori, de Broussais, on verra que, pour eux, la vie normale est dominée par une seule propriété, l'irritabilité ou incitabilité et que de là la santé représente un équilibre, en dehors duquel l'état pathologique ne peut comporter que des modifications, en plus ou en moins, de cet équilibre.

Le défaut de leur système est ainsi d'avoir négligé la complexité des propriétés de l'organisme vivant.

Aussi bien le vitalisme synthétique de Barthez, descendant de l'unité aux organes, s'oppose-t-il au vitalisme analytique de Van Helmont, de Bordeu et de Bichat.

Cette complexité biologique ne s'accommode pas de modifications purement quantitatives, bien que les nombres puissent servir à représenter toute chose.

En pathologie, le trouble d'une fonction complexe ne se présente pas non plus avec cette simplicité.

C'est là ce que démontre l'observation des faits.

Sans doute, si l'on examine quelle est l'action générale que produisent les agents pathogènes, les médicaments. ou les médications, on arrive à cette conclusion que les uns sont essentiellement exaltatifs, excitants ou irritants ; les autres dépressifs, paralysants, ou calmants.

Mais cette notion de deux états contraires exclusifs ne se dégage que comme une prédominance d'action et non comme pouvant résumer, dans la série des cas, des réactions envisagées dans leur totalité.

Une analyse plus pénétrante de l'action médicamenteuse et du trouble pathologique fera apparaître que partout se rencontrent à la fois l'exaltation et la dépression.

La raison de cette double modalité est la complexité fondamentale des forces et des fonctions de l'organisme vivant, depuis la cellule isolée, jusqu'aux tissus et aux organes les plus complexes. Du fait de la différenciation histologique et par elle de la susceptibilité très différente des éléments anatomiques et de leurs réactions diverses, on ne peut concevoir leur excitation universelle, ni leur paralysie exclusive.

Pour ce qui est de l'excitation, elle ne saurait être partout, même du seul fait qu'un agent excitant entraîne la faiblesse, ici directement et là secondairement.

Pour ce qui est de l'asthénie isolée, on ne peut la comprendre que dans un organe atteint d'une atrophie qui équivaut à une destruction. Et pour l'organisme entier on sait même qu'après la mort générale la vie individuelle des tissus s'éteint successivement et qu'on y observe alors des phénomènes d'hyperirritabilité.

Par l'étude, faite dans les chapitres précédents, des agents qui irritent ou qui paralysent progressivement les tissus, on a vu que, suivant la loi biotaxique, les premiers exaltaient les propriétés communes et les tissus de différenciation relativement moindre, pour remonter dans leur action progressive à des degrés plus élevés, tandis que les seconds provoquaient la paralysie suivant une marche inverse.

Il faut ajouter que cette marche progressive, suivant les

quantités et les doses, ne va pas sans entraîner, par ailleurs, pour les premiers, des phénomènes dépressifs, pour les seconds, des phénomènes d'exaltation.

Comme conclusion, c'est dans la différenciation histologique qui, en multipliant les espèces de tissus, entraîne de ce fait des susceptibilités et des modes de réaction différents, qu'il faut chercher l'explication d'une exaltation et d'une dépression, qui sont simultanées.

Avec la différenciation multiple, commandée par la loi de division du travail, une fonction intégrale est une complexité physiologique.

Par là, la base d'interprétation du trouble pathologique est encore ici l'anatomie et la physiologie. Mais, en tenant compte de la multiplicité des propriétés biologiques, au lieu de poser le principe d'une force vitale unique qui ne peut que croître ou décroître, suivant la doctrine de l'hyperesthénie et de l'asthénie.

Dans un système, dans un organe, dans un élément anatomique, qui représentent des complexités anatomo-physiologiques par division du travail, l'exaltation porte sur les fonctions, ou les propriétés les moins différenciées ; la dépression, ou la paralysie sur les plus différenciées.

Un élément anatomique, pris comme type, présente des propriétés communes, la nutrition, l'estho-kinèse, la reproduction et une fonction qui lui est spéciale, en tant qu'élément différencié. La part de la paralysie se détermine sur cette dernière fonction, la part de l'excitation, ou de l'irritation se détermine sur les fonctions communes.

Un même tissu, suivant la biotaxie, se compose d'un ensemble d'éléments anatomiques à différents degrés de différenciation, les uns allant jusqu'à la perte de la reproduction, les autres étant restés à un degré qui comporte la genèse d'éléments nouveaux et la régénération du tissu. La part de la paralysie est sur le premier groupe, la part de l'irritation sur le second. Pour aller aux extrêmes du processus pathologique, la nécrose et la prolifération représenteront la double altération provoquée souvent par le même agent pathologique dans un organe complexe.

Dans le foie, par exemple, le même agent pathogène entraînera la dégénérescence graisseuse de la cellule hépatique et la prolifésation du tissu conjonctif, dont la différenciation est inférieure. C'est que le mode de réaction des éléments composant les organes se trouve lié à la diversité de leur différenciation et de son degré.

Ainsi dans nombre d'organes, le tissu conjonctif peut-il proliférer, là ou les autres tissus tombent en déchéance.

En poursuivant cette étude, on trouve que les systèmes eux-mêmes sont composés d'organes, dont la biotaxie établit la hiérarchie de différenciation.

Dans le système digestif, que se passe-t-il dans le cas, par exemple d'un embarras gastrique aigu? La langue est couverte d'un enduit saburral, marquant l'hypersécrétion des cellules à mucus, en même temps qu'il y a diminution de la salive diastasique. De même pour l'estomac : hypersécrétion des glandes à muçus, diminution de sécrétion des glandes à pepsine.

D'une part le mucus, élément commun à toutes les muqueuses ; de l'autre les sécrétions spécialisées à la digestion de substances très particulières. Exaltation d'un côté et dépression de l'autre.

Le système nerveux est composé de centres, ou segments superposés qui, suivant la division du travail, représentent des différenciations d'évolution progressive.

La répartition de l'excitabilité est ici, par le fait, aussi distincte que pour l'appareil digestif.

En considérant les centres échelonnés du système moteur, il y aura parésie de l'archineurone qui, de l'écorce transmet l'incitation aux centres sous-jacents du mesocéphale et de la moelle et, par opposition, exaltation des réflexes dans la sphère du téléneurone, dont la cellule d'origine est dans la moelle et dont l'extrémité neurale aboutit à la fibre musculaire striée en état hyperexcitable. Si l'on suppose la paralysie destructive de ce dernier neurone, avec abolition du réflexe, on observe l'irritabilité croissante de la fibre musculaire, tant qu'elle ne sera pas détruite dans sa structure, ou altérée notablement.

Et dans le processus de destruction de cette fibre musculaire, on reconnaîtra souvent la prolifération irritative du
protoplasma nucléé indifférent, qui enveloppe les fibrilles,
alors que celles-ci, hautement différenciées, sont détruites
par ce travail inflammatoire. Si certaines fibres réagissent
par multiplication ou par hypertrophie, c'est que parmi
toutes celles qui composent un muscle, les degrés de différenciation sont divers, de même que pour les cellules
nobles qui composent les parenchymes.

Dans tous ces éléments la multiplicité des réaction est
encore explicable par la biotaxie, ainsi que cela a été établi
en traitant de cette question.

Que se passe-t-il encore dans les états cachectiques et de
dénutrition? C'est la réaction de débilité neuro-musculaire
que j'ai démontrée dans de nombreux travaux : à savoir le
myoïdème exaltatif généralisé à l'ensemble du système
musculaire strié, avec légère exaltation des réflexes tendineux, et cela, au moment où la force musculaire, mesurée
par la puissance motrice volontaire, s'épuise de plus en
plus.

C'est donc l'hyperexcitabilité et la faiblesse à la fois, la
première dans les éléments de moindre différenciation, la
seconde dans ceux où elle est plus élevée.

La même règle générale apparaît dans la sphère de l'activité mentale, au cours de nombreuses maladies organiques,
de névroses et de psychoses, où l'automatisme et la cénesthésie s'accroissent, tandis que les hautes fonctions psychiques sont affaiblies de la façon la plus évidente.

En suivant la composition progressive de l'organisme,
éléments anatomiques, tissus, organes, systèmes, on arrive
à sa composition par ces systèmes qui, eux-mêmes, renferment sa complexe unité, et dont la biotaxie établit aussi les
degrés évolutifs divers.

La surexcitation du système vasculaire contraste dans la
pneumonie franche avec la faiblesse des membres, ce qui
correspond, suivant l'opinion classique à la faiblesse par
oppression des forces.

Dans cette même maladie il y a aussi hyperleucocytose.

Peut-être cet état peut-il tenir parfois à autre chose qu'à la multiplication exaltative des globules blancs. Mais, en tous cas, dans l'hépatisation grise, ou dans la suppuration l'activité proliférative des leucocytes est indiscutable, et au moment où l'épuisement n'est pas moins manifeste dans d'autres systèmes plus différenciés.

Répartis en des points multiples, les centres formatifs des différentes races de globules blancs donnent naissance à ces éléments, qui en diffusant dans les humeurs de l'organisme tout entier, constituent un système illimité. Or ces éléments conservent, toute la vie, les propriétés communes et jusqu'à l'activité proliférative, criterium principal par lequel la biotaxie établit la hiérarchie différenciée des tissus.

A l'autre extrémité de la série se trouve la cellule corticale, qui, chez l'homme a déjà perdu à la naissance le pouvoir de se multiplier.

A ces extrêmes, entre lesquels se placent des transitions, la pathologie démontre de la manière la plus évidente que si l'on peut diviser les agents infectieux, toxiques ou médicamenteux en exaltatifs et en dépressifs, ces agents ne sont tels, que relativement à certains tissus.

Les exemples précédents pourraient être multipliés indéfiniment. Il faut donc reconnaître, en dépit des prédominances apparentes, l'association de l'exaltation et de la faiblesse des forces organiques, réparties et expliquées suivant la bionomie cellulaire.

En créant la diversité, la différenciation cellulaire ne permet pas à tous les éléments histologiques de réagir de la même façon, exaltative ou dépressive, sous l'influence d'un même agent pathogène.

III. — LES FORMES CLINIQUES DE L'ASSOCIATION, DE L'IRRITATION ET DE LA FAIBLESSE.

Après avoir montré l'existence et exposé les raisons de la coïncidence de l'exaltation et de la dépression organiques.

il faut pénétrer plus avant dans leur mécanisme, en montrant comment l'irritation entraîne la paralysie et comment la paralysie s'acompagne d'un état exaltatif.

Sur le premier point, toutes les Écoles de médecine ont admis le fait du passage de l'excitation à la dépression.

Pour le second il résulte aussi de l'observation. Quel est le mécanisme qui enchaîne ces deux phénomènes : voilà une question très importante dans l'étude des modes de réaction de l'organisme.

A. — *Irritation primitive et paralysie secondaire.*

La faiblesse qui naît de l'irritation a été étudiée par les différentes Écoles de médecine physiologiques.

La faiblesse secondaire a été reconnue par Brown, sous le nom de faiblesse indirecte et qui se distingue de l'asthénie primitive ou directe.

Barthez, en séparant les forces agissantes des forces radicales, a défini la faiblesse secondaire par l'oppression des forces, dont la destruction n'est qu'apparente.

La faiblesse secondaire par rapport à l'irritation est ainsi nettement séparée, en pathologie et en thérapeutique, de la faiblesse directe, ou primaire, qui répond à une action débilitante d'emblée, soit des agents morbides, soit des médicaments.

Cela posé au point de vue historique, je pense que la faiblesse secondaire à l'irritation doit être divisée en trois variétés distinctes, suivant la genèse et suivant la nature même de la faiblesse :

1° La simple *suspension des forces*, répondant à des cas de simple excitation, ou d'irritation légère.

2° L'*oppression des forces*, répondant à une action irritative qui peut être assez intense pour aller jusqu'à la suppression de telle ou de telle fonction différenciée. En voici deux exemples : Dans la période la plus aiguë des inflammations muqueuses, dans le simple coryza, les sécrétions peuvent être supprimées, avant d'être altérées et exaltées.

De même, dans le plus haut degré que puisse atteindre l'inflammation des séreuses, ainsi que l'a montré Gendrin, il y a abolition du pouvoir de transsudation, tandis que les épanchements séreux ne débutent qu'avec l'atténuation de l'élément irritatif.

3° La *destruction des forces*, en tant qu'usure du potentiel, ou du tissu lui-même.

Pour le dire tout de suite, avant d'y revenir en détail, ces trois états : suspension, oppression et destruction des forces, correspondent au mode d'action respectif de trois états physiologiques, par lesquels l'organisme normal lutte contre le milieu naturel, dès qu'il tend à devenir nocif, à savoir : le sommeil qui suspend l'activité différenciée ; l'émotion qui l'opprime ; la fatigue, dont la condition est l'usure des matériaux.

Revenant maintenant aux trois modalités de la faiblesse pathologique, il faut noter, comme un fait capital, qu'au cours d'une maladie, elles peuvent se trouver en rapport de succession. Tout particulièrement, la faiblesse par usure peut succéder à la faiblesse oppressive, qui aura marqué le début de la maladie aiguë. De sorte que la faiblesse du début et celle de la fin, bien que toutes deux reconnaissent une origine irritative, sont nettement distinctes l'une de l'autre, et cela par leur nature profonde. La thérapeutique basée sur ces différentes conditions, doit tenir un compte égal de la genèse et du fond de la faiblesse secondaire.

L'irritation, qui est la cause, doit être combattue tant qu'elle est active. Cela pour les deux premiers degrés de l'irritation, répondant à la débilité par suspension ou par oppression des forces. Mais aussi dans le début de la troisième forme, car en ce cas les stimulants ou les toniques ne font encore qu'augmenter la faiblesse, malgré le fond destructif du potentiel ou du tissu lui-même.

Quant à la médication stimulante, au temps où elle est entreprise, Rasori a démontré qu'elle devait débuter, dans toute sorte de faiblesse, par des stimulants faibles, en croissance progressive.

B. — *Paralysie primitive et irritation secondaire.*

La paralysie primitive comporte l'excitation, ou l'irritation secondaire.

Déjà dans le sommeil normal, qui répond à la suspension de l'activité psychique la plus haute, apparaît à un
faible degré une hyperexcitabilité, appréciable dans le domaine sous-cortical et qui préside à l'automatisme des centres inférieurs de la vie de relation et, en quelque sorte, à
leur vigilance pendant la suppression de l'attention et de
la réflexion dirigées par la volonté et qu'entraîne l'état de
sommeil.

Dans le domaine de la vie mentale elle-même, le rêve
automatique, fréquent dans le sommeil normal et surtout
toxique, démontre la part d'exaltation que subissent les
centres corticaux de moindre différenciation évolutive, par
rapport à ceux qui sont endormis.

En pathologie l'élément excitatif ou irritatif apparaît
secondairement avec une intensité en rapport avec les causes
non naturelles qui le produisent.

1° Les agents narcotiques ou pathologiques paralysants
suspendent et endorment les forces dans le domaine des
fonctions relativement plus différenciées.

C'est ce qu'on observe au degré le plus faible, mais aussi
le plus fréquent, par cette moindre aptitude à penser ou à
agir, qu'elle soit ou non consciente, et qu'on rencontre dans
toutes les maladies, mêlée dès le début à un état de malaise
cénesthésique, élément exaltatif.

L'insomnie elle-même doit être considérée comme un
état de veille automatique, dont le cycle diurne est constitué par un degré d'activité mentale inférieur à la normale
et le cycle nocturne par un excès relatif. De la sorte, l'insomnie pathologique apparaît comme un état à peu près
continu, offrant un mélange de dépression et d'exaltation
relatives, au lieu des deux phases nettement séparées, où
l'activité mentale est pour l'une élevée en complexité, et
pour l'autre abaissée au maximum. De l'insomnie ainsi

comprise, au sommeil troublé par le rêve, le cauchemar, la divagation, marquant l'exaltation des fonctions inférieures, il n'y a qu'un pas.

En descendant du domaine psychique à des fonctions moins élevées, c'est encore ce mélange de faiblesse et d'exaltation qu'on observerait, suivant la même relativité de répartition.

2° Les phénomènes d'excitation ou d'irritation dans des sphères de différenciation inférieure par rapport aux localisations de l'action paralysante primitive, vont jusqu'à l'exaltation marquée des forces.

Ce qui importe ici, c'est de préciser le mécanisme du passage de la paralysie à l'irritation secondaire.

L'apparition de l'exaltation se produit en des temps variables, suivant qu'il s'agit d'une fonction dont les cycles d'activité et de repos sont eux-mêmes plus courts ou plus longs. Les fonctions les plus différenciées ont des cycles d'activité et de repos nettement tranchés ; les moins différenciées présentent une activité de plus en plus continue (1).

Plus une fonction est intermittente, et plus l'état de besoin qui provoque sa suppression est long à se produire.

Or la paralysie, en supprimant une excitation habituelle, entraîne cet état de besoin, qui est précisément l'intermédiaire entre la paralysie qui est primitive et l'irritation qui lui est secondaire. Qu'en physiologie la suppression d'une fonction entraîne l'excitation, c'est chose trop banale pour s'y attarder.

Mais il faut justifier en pathologie le principe de la rapidité ou de la longueur de temps qui est relative aux cycles de l'activité, en ce qui concerne l'apparition de l'excitation.

Dans la ligature expérimentale de l'artère mésentérique, la suppression du sang, excitant continu des fibres musculaires lisses de l'intestin, entraîne de leur part un spasme violent, après une très courte période paralytique.

L'excitation est, ici, relative à une fonction de nutrition

______

(1) A ce sujet voyez la *Biotaxie histologique.*

et à un tissu musculaire inférieur à celui du système strié de l'action volontaire.

Par opposition, on peut noter le temps où se produira la contracture secondaire tardive des muscles des membres dans la section du faisceau pyramidal par un foyer destructif quelconque, siégeant dans l'hémisphère cérébral. La paralysie est immédiate ; la contracture et l'exaltation des réflexes tendineux, qui sont des phénomènes marquant l'irritation, ne se produisent qu'à longue échéance.

En ce cas, on peut admettre que l'irritabilité a pour double condition la sclérose secondaire et la suppression des incitations, partant de l'écorce cérébrale et en particulier des incitations de la volonté sur le centre spinal et de là sur les muscles eux-mêmes. On a l'habitude de traduire cet ensemble de phénomènes, en disant que le cerveau est modérateur de l'action spino-musculaire. Rien n'est plus contradictoire, ni plus inexact. Le cerveau ne modère pas l'action, il l'incite.

Mais la suppression, entraînant la perte d'une excitation habituelle, a pour conséquence un état de besoin, qui à la longue se traduit par un processus irritatif. La section des nerfs d'un organe et la vie séparée entraînent aussi dans des viscères des sécrétions irritatives, de sorte qu'il s'agit en tout cela d'un fait d'ordre général.

Ainsi l'irritation secondaire, outre l'oppression des forces, dont le mécanisme est celui des émotions, aboutit éventuellement à l'épuisement du potentiel de fonction et à son usure, comme dans l'extrême fatigue physiologique. En pathologie, ce déficit correspond à l'amaigrissement simple. Mais à un second stade éventuel, c'est la destruction par atrophie et dégénérescence du tissu lui-même, de sa substance de fonction différenciée.

*
* *

Comme conclusions relatives à l'irritation primitive, avec paralysie secondaire et à la paralysie primitive entraînant l'irritation, on peut considérer qu'il existe trois modes pathologiques analogues aux réactions du sommeil, de l'émotion et de la fatigue, en ce que le sommeil suspend les forces, en ce que l'émotion les opprime et en ce que la fatigue les use et les détruit.

De là, les modes de réactions pathologiques qui se montrent dans les changements du milieu sous des causes morbides, ne sont point autres, au fond, que les moyens par lesquels l'organisme lutte contre les forces du milieu normal.

Dans l'état physiologique, le sommeil, l'émotion et la fatigue protègent l'organisme à ce point que la santé et la vie ne sauraient se maintenir sans eux dans le milieu naturel.

Dans l'état pathologique, l'organisme use de ces mêmes moyens, pour lutter contre le milieu morbide. On peut donc dire que les réactions pathologiques dérivent nettement des réactions défensives de la vie normale; mais non des fonctions intégrales. Car les types sommeil, émotion et fatigue répondent à des fonctions réduites et automatiques, du fait de la diminution de l'activité la plus haute et de l'exaltation sous-jacente.

Il y a donc, dans l'état physiologique, une vie réduite qui est celle de l'émotion, du sommeil et de la fatigue et qui se manifeste chaque fois que le milieu normal tend à devenir nocif et c'est de ces formules d'activité réduite que procèdent les modes de défense contre la maladie.

En se plaçant à un point de vue finaliste, qui cherche à trouver des raisons aux faits, on peut dire que moins l'organisme est complexe et plus il est apte à résister aux agents qui tendent à le détruire, et aussi à s'adapter éventuellement au milieu nouveau.

Ainsi, le mode pathologique représente une vie réduite aux fonctions les plus essentielles. C'est la conclusion à laquelle j'étais déjà arrivé en étudiant la biotaxie dans ses rapports avec des maladies générales.

Le rapprochement des états du sommeil, d'émotion et de fatigue avec les modes pathologiques se justifient par tout ce qui précède. Mais peut-être faut-il indiquer dès maintenant au moins l'une des différences qui distingue ces trois états dans la vie normale et dans la vie pathologique.

A l'état physiologique, leurs causes sont naturelles; le sommeil succède à la fatigue, la fatigue à l'activité fonctionnelle et les organes sont sains. A l'état pathologique, les causes sont morbides ; l'émotion est toxique au lieu d'être de cause morale, le brisement des membres est infectieux au lieu d'être le résultat de la fatigue de la marche et ici les organes sont altérés.

Et un rapprochement complet n'est plus possible que dans le cas où les causes physiologiques, deviennent excessives à ce point, qu'elles entraînent l'état de maladie.

CHAPITRE XI

LES MODES DE VIES RÉDUITES :
ANATYPIE FONCTIONNELLE ET ANATYPIE PLASTIQUE.

Les agents pathogènes, en affaiblissant ou en paralysant les éléments les plus différenciés d'une fonction complexe, ont pour conséquence un mode de vie réduite.

A cette réduction peut convenir le terme d'anatypie.

Or, dans l'état normal, on observe sous le rapport de la complexité fonctionnelle, deux modes biologiques. L'un qui représente la fonction intégrale, l'autre qui représente la vie sous une modalité réduite.

Cette dernière comprend les états du sommeil, d'émotion et de fatigue.

C'est à eux que la vie pathologique emprunte ses réactions.

Ce n'est pas par la fonction la plus haute, mais par son mode simplifié, que l'on peut, d'une façon précise, faire dériver le trouble pathologique de la fonction normale.

On peut définir l'anatypie, une moindre complexité fonctionnelle que ne le comporte la différenciation complète et la division du travail, et dont la conséquence, pour l'organisme, est de pouvoir mieux résister aux causes qui tendent à affaiblir la santé dans le milieu normal et à l'altérer, ou à la détruire dans le milieu pathologique.

C'est qu'en effet, plus une fonction est complexe, et plus elle est vulnérable.

Ainsi, même en mécanique, les molécules les plus simples sont les plus résistantes ; en chimie les ferments les plus complexes sont les plus instables.

Dans les règnes biologiques inférieurs, la simplification

de l'être par sporulation est un moyen de lutter contre les causes extérieures, quand elles deviennent nocives.

Aussi bien, en pathologie, le retour des éléments anatomiques, à l'état embryonnaire et leur multiplication s'imposent souvent dans les mêmes conditions de nécessité.

Ainsi c'est par des raisons relatives à la défense organique qu'on peut justifier un mode d'activité réduite en physiologie et en pathologie.

La réduction biologique apparaît déjà, ici et là, par la façon dont on peut provoquer et mettre en évidence des manifestations fonctionnelles dissociées.

Lorsqu'on percute un muscle pour déterminer le myoïdème normal, ou pour en démontrer l'exaltation pathologique en tant que vie séparée ; lorsqu'on percute un tendon pour obtenir un réflexe ; lorsqu'on provoque la raie méningitique avec l'ongle ; lorsqu'on électrise un muscle, etc., on se sert d'agents provocateurs, qui ne sont pas les agents spécifiques de la contraction musculaire. Mais, bien plus, on restreint, en ces cas, l'activité totale, en s'adressant à un segment fonctionnel inférieur.

Ainsi l'action est sur le muscle séparé, ou sur les centres sous-corticaux isolément.

De la sorte, les réactions qui suivent ces pratiques, sont celles de vies partielles.

De même encore, quand on excite directement les centres corticaux moteurs, ou quand une lésion irritative locale réalise cette excitation, on observe en deux phases des mouvements convulsifs toniques et cloniques, alors que les multiples centres qui président à l'action volontaire coordonnée ne prennent aucune part à ce processus.

En affaiblissant l'activité des centres supérieurs et en ayant une action irritative sur des segments isolés de ce fait, la maladie aboutit à des résultats semblables.

***

L'anatypie musculaire, sensitivo-sensorielle et psychique va montrer comment la vie de relation la plus haute s'abaisse, en se réduisant à un mode fonctionnel, dont les caractères participent de ceux de la vie végétative.

Dans la fatigue de la fibre striée, on voit survenir des réactions fonctionnelles avec un ensemble de caractères qui reproduisent ceux de la fibre lisse.

1° A l'état normal, si l'on percute un muscle strié, on voit survenir au point correspondant une intumescence par contraction directe et locale, qui est le myoïdème.

Le myoïdème physiologique apparaît plus spécialement dans la fatigue et le surmenage des muscles.

En pathologie, cette exaltation est commune et se montre spécialement dans les états cachectiques, dans la convalescence des maladies, où la dénutrition et l'amaigrissement sont marqués par un ensemble de signes que j'ai réunis sous le nom de débilité neuromusculaire.

Il se rencontre encore à la suite de la section des nerfs, qui les sépare de leur centre spinal, dans les intoxications et dans la première phase des atrophies musculaires, pour ne disparaître qu'avec des lésions équivalentes à une destruction du tissu.

Dans les maladies générales, le myoïdème s'accompagne d'exaltation des réflexes tendineux et de la faiblesse marquée de la force sous l'action volontaire.

Cette réaction exaltative est si bien le fait de la vie séparée du muscle, que j'ai démontré que, même dans les cas où les réflexes tendineux étaient abolis, le myoïdème persistait sous l'influence des maladies générales et avec la même exaltation qu'on y voit habituellement.

Il en est de même dans les maladies organiques du système nerveux, qui détruisent le nerf sensitif, en entraînant l'abolition des réflexes tendineux. Si, en pareil cas, le myoïdème peut être masqué, en raison de l'hypotonie, il apparaît exalté à la suite de l'amaigrissement et de la cachexie des malades.

La réaction de la fatigue et celle des maladies précitées sont donc identiques, marquées qu'elles sont par l'exaltation de la contractiltié idiomusculaire.

Cela étant posé, il faut ajouter que le myoïdème exalté

est, pour la fibre striée, un mode de contradiction, qui appartient à la fibre lisse dans son état normal.

Si, après ouverture de l'abdomen, on percute l'intestin d'un animal avec un corps mousse on voit se produire une contraction locale intense et que Ranvier a désignée sous le nom de plaque indurée.

De la sorte pour la fibre striée, le myoïdème exaltatif est la régression à un type fonctionnel, qui est le mode normal de réaction pour un élément classé dans un ordre inférieur par la biotaxie.

En d'autres termes, la réaction observée dans le domaine de la vie de relation se rapproche, en pathologie, de celle qui est le caractère de la vie végétative.

Si l'on examine d'autres caractères de la contraction, on arrive aux mêmes conclusions pour l'analogie de la fatigue avec la maladie et en ce qui touche le caractère régressif.

Dans la fatigue et en pathologie, les réactions de la fibre striée par excitation du nerf moteur, sont celles de la fibre lisse dans l'état normal. Le tétanos expérimental, par excitations motrices souligne ces analogies relatives. En effet, il faut peu d'excitation pour entraîner le tétanos de la fibre striée en état de fatigue et il en faut peu aussi pour le produire dans l'état normal de la fibre lisse. Plus le muscle strié est fatigué et moins il faut de secousses dans l'unité de temps pour le tétanniser.

D'après Weiss, il faut, d'une façon générale, d'autant plus d'excitation pour produire le tétanos, que la secousse d'un muscle donné est plus brève dans l'état normal. Plus la température d'un animal est basse et plus est longue la période latente et la longueur de la secousse, et moins il faut d'excitation pour produire le tétanos.

Par là apparaît encore nettement le retour de la fibre striée fatiguée à un type de différenciation inférieur.

Le nombre des agents pathogènes, qui entraînent la réaction de la fatigue, est considérable, par action toxique et par lésion du nerf moteur.

Le curare, la nicotine, l'aconitine, la conicine, les agents qui altèrent le système moteur ont ce double effet de paralyser et d'exciter, en réduisant, dans la fonction complexe, la division du travail.

La réaction de dégénérescence elle-même, qui accompagne tant de processus destructifs de la fibre striée, a été considérée comme identique à ce qu'on voit dans la fatigue du muscle, suivant la conclusion des travaux de Mlle Joteyko. S'il y a une restriction à faire à cette identité, d'après l'opinion de Laquerrière et de Delherm (1), c'est la différence suivante : la fibre lisse a pour caractère de réagir quand le courant est constant; tandis que dans la réaction de dégénérescence des muscles striés, il n'y a contraction qu'avec changement d'état.

Ce qu'il faut noter encore, c'est que dans la fatigue et en pathologie l'excitabilité du nerf moteur et sa vitesse de conduction sont diminuées, ce qui le rapproche des nerfs du sympathique, dans lesquels la conduction est d'une vitesse moitié moindre.

La réaction de fatigue étant posée avec ses analogies en pathologie, on trouvera encore la preuve de l'anatypie biotaxique de la fibre striée en considérant ses modes de contraction aux époques de la vie embryonnaire, où elle est à un degré évolutif incomplet, alors que le développement du système nerveux moteur, qui viendra compliquer sa fonction, n'est pas achevé.

Au cours des phases du développement intra-utérin, l'excitation directe produit sur les muscles striés une contraction analogue à celle de la fibre lisse adulte, et cela au moment où l'excitation du nerf ne donne encore rien.

La contraction, écrit Sottman, est, dans ce cas, celle de la fatigue ou de la fibre lisse.

Chez le fœtus aussi, la fibre striée se contracte sous l'influence de la chaleur, tandis qu'elle ne le fait plus dans la suite de son évolution et alors que la fibre lisse conserve toujours ce caractère qu'a la fibre striée à son état imparfait.

La fibre lisse et le myocarde au point de vue biotaxique,

____

(1) Congrès des Sc. de Grenoble, 1904

représentent une phase évolutive de la fibre striée, à laquelle
ils se sont arrêtés définitivement. En pathologie les choses
se passent comme si la fibre striée revenait à cette phase
pour les modes de la vie de relation.

Même chez le nouveau-né, les fibres volontaires n'ont
pas encore atteint leur pleine évolution, ce qui est en rapport, ainsi qu'on l'a vu dans les chapitres précédents, avec
le degré de différenciation à atteindre.

Voici, en effet, les caractères de l'excitabilité électriques
des muscles chez le nouveau-né, d'après Narbonte (1) :
plus courte durée de la période latente ; courbe à amplitude
peu accusée, avec descente assez douce, tandis que plus
tard l'amplitude est plus grande et la descente plus rapide ;
la fatigue augmente alors considérablement la durée de la
période latente.

De là l'évolution progressive de la fibre striée l'éloigne
de plus en plus de la fibre lisse ; la fatigue et les maladies
la rapproche de l'une de ces phases successives.

Sans doute, à côté du type fatigue, la maladie se traduit aussi fréquemment sur les muscles striés par des modes
somnolents ou émotionnels, au moins pour ce qui peut
surtout frapper l'attention. Car, pour le fond, les cycles de
l'activité normale empiétant, en pathologie, les uns sur les
autres, se confondant entre eux.

Déjà en physiologie animale, l'hibernation, moyen de
défense contre le milieu normal, se caractérise dans les
fibres striées par une période latente et par une secousse
allongée.

Les modes de la contraction du type somnolent se montrent nettement dans les trois états de l'hypnotisme, qui
répondent à la catalepsie, à la léthargie et au somnambulisme, et en pathologie par des modes analogues à ceux-ci.

Les types émotionnels sont caractérisés soit par des troubles rythmiques, soit par des mouvements automatiques
incoordonnés et dans les névroses coïncident fort souvent
avec des états psychiques émotionnels, des modifications

____

(1) *Journ. de Physiol.*, 1902.

du caractère effectif, ou mieux des psychoses à base d'émotion. D'une part, ce sont les tremblements, les convulsions, les spasmes, les myoclonies, les chorées rythmées, les tics, les hypertonies, les contractures, etc. D'autre part, ce sont toutes les formes de mouvements incoordonnés, depuis l'ataxoadynamie, jusqu'aux chorées les plus désordonnées.

Si l'on considère l'ensemble de ces troubles, on remarquera qu'ils répondent à une diminution plus ou moins évidente de l'activité statique ou dynamique des centres supérieurs, restreignant la complexité de la fonction et par conséquent la division du travail.

Et en second lieu, que la vie rythmique représente l'automatisme des actions réflexes et que la vie coordonnée du système musculaire est la dernière acquise, faisant place à la maladresse et à l'irrégularité des mouvements de la première enfance.

Par là, apparaît nettement la réduction du mode biologique, qui répond au terme d'anatypie et l'analogie de la maladie avec les trois états de fatigue, de sommeil et d'émotion, qui dans la vie normale sont les modes d'activité réduits.

Avant de parler de l'anatypie dans les sphères de sensibilité, il faut considérer encore ce qu'on peut observer dans les fibres musculaires d'un ordre moins élevé que le muscle strié.

Dans la classification biotaxique, le cœur apparaît comme composé par un ensemble de fibres de même structure, mais dont le degré de différenciation physiologique est nettement variable et beaucoup plus qu'elle ne l'est dans l'ensemble des fibres d'un muscle strié. C'est ainsi que les ventricules et oreillettes se distinguent, ainsi qu'on l'a vu dans les chapitres précédents.

Cependant, la fibre cardiaque striée et anastomosée, peut marquer, au moins pour certaine partie du myocarde, une transition entre la fibre striée volontaire et la fibre lisse végétative.

L'anatypie du myocarde, quand la pathologie y montre un retour à la contraction de la fibre lisse, y est justifiée, en ce que d'après Bozzari, le cœur du fœtus se rapproche de cette dernière par son mode de contraction.

L'évolution y apparaît donc comme une succession de passages d'un ordre inférieur à un ordre supérieur, l'influence du système nerveux y marquant, grâce à la division du travail, le perfectionnement évolutif définitif, le grand sympathique et le pneumogastrique se superposant à la contractilité idio-musculaire.

Parmi les exemples d'anatypie myocardique, on pourrait citer les suivants.

La lenteur de la diastole exprime pour Durosiez et pour Huchard un mode de contraction, que le premier a observé dans le rétrécissement mitral, au moment où survenait une bradycardie notable et que le second signale comme un symptôme lié à un état grave du myocarde. Ce rythme se rapproche de la contraction de la fibre lisse. Les pulsations petites et superficielles, de la tachycardie toxique, faisant place au ralentissement avec diastole allongée.

Les arythmies liées aux intoxications, en action sur les nerfs cardiaques, et qui peuvent être rapprochées de l'irrégularité des battements de l'embryon, à la période où les mêmes nerfs ne font pas encore sentir leur influence régulatrice. Ce stade de contractions désordonnées faisant place à un stade de tachycardie régulière, encore ébauchée chez l'enfant et précédant l'état parachevé.

Les fibres cellules vasomotrices, plus différenciées que d'autres fibres lisses, pourraient aussi être l'objet de cette étude. Mais j'ai surtout en vue ici les extrêmes de la série différenciée, puisque l'anatypie la plus caractéristique se déduit du retour de l'activité la plus élevée à la plus inférieure.

C'est à dessein que je n'ai pas épargné les redites dans les lignes précédentes. De la sorte les conclusions relatives à l'anatypie des muscles sont peut-être superflues. Cependant d'une façon très brève, on peut dire ce qui suit :

En pathologie, les symptômes et les réactions musculaires sont empruntées aux caractères de la fatigue, de l'émotion et du sommeil, et par là sont des modalités de vies réduites et séparées, par diminution ou suppression de l'activité la plus différenciée.

Parmi ces troubles, les plus caractéristiques de l'anatypie fonctionnelle, s'observent dans les modalités de la fatigue, en ce qu'elles réalisent au plus haut point pour la fibre striée un retour au mode de contraction de la fibre lisse, qui est placée au degré inférieur de l'ordre biotaxique ; ou encore au mode de contraction de cette fibre striée elle-même, mais à une époque de l'évolution ontologique, où sa différenciation n'est pas encore parachevée; ou enfin au mode de contraction observé dans la fibre striée des animaux à sang froid et des animaux pendant l'hibernation.

⁂

Après l'étude précédente, il est permis d'être bref en parlant de l'anatypie dans le domaine des nerfs sensitifs.

Les agents qui provoquent des paresthésies et des douleurs pathologiques, comme dans les altérations du sang, ou par des produits apportés par lui dans le névrilème, ne sollicitent pas la sensibilité différenciée du contact; ils s'adressent à la sensibilité commune à tous les nerfs, à la cénesthésie profonde, sur laquelle est greffée la sensibilité spéciale, au cours de la différenciation.

De là les douleurs et les paresthésies de la sensibilité profonde, exaltant pathologiquement cette sensibilité, qui, dans l'état normal, donne le ton cénesthésique et plus ou moins conscient de l'état organique nutritif.

Avec cela, si ces agents morbides provoquent des troubles dans la sensibilité différenciée, c'est en la diminuant en intensité et en finesse et dont l'anesthésie douloureuse des névrites est le degré extrême.

Il y a donc ici anatypie, du fait que la partie la plus différenciée tend à diminuer, avec exaltation de la moindre différenciation.

De plus, comme pour le muscle, la réaction pathologique et la réaction de l'état de fatigue de l'organe sont ici analogues, non seulement en raison du point de départ des modifications dans le domaine de la sensibilité profonde, mais très souvent, par les caractères mêmes des sensations. Ainsi deux sujets, dont l'un éprouve ces sensations à la suite d'une marche trop prolongée et l'autre du fait des toxines grippales, diront tous les deux qu'ils ont les membres ou les reins courbaturés, endoloris, brisés.

Dans le domaine des sensibilités spéciales, la réduction fonctionnelle est appréciable aussi.

A propos de la fatigue expérimentale de l'odorat, Féré écrit : « L'odeur est perçue comme excitant, avant de l'être, comme une sensation différenciée. Les odeurs les plus fétides provoquent une sensation de bien-être, avant d'être perçue comme odeur. »

Les mauvaises odeurs que les malades accusent à l'occasion de n'importe quel excitant olfactif, démentent aussi l'exaltation de la cénesthésie, qui remplace la distinction que, dans l'état normal, peut faire la sensibilité spéciale.

Pour la vue, les couleurs complémentaires peuvent s'expliquer, en physiologie et en pathologie, par une réduction fonctionnelle de la vision des couleurs, c'est-à-dire par cause déficiente. Ainsi la vision prolongée du rouge finit par paralyser les éléments qui en donnent la sensation. Si dans ces conditions la lumière blanche est en action sur la rétine, c'est la couleur complémentaire du rouge qui est perçue, par la raison que la sensibilité au rouge est paralysée.

En cela la sensation est anatypique.

Voici un autre exemple : La rétine est pour beaucoup dans la perception des couleurs, mais une part très importante revient au centre nerveux. Si ce centre est lésé, les couleurs sont affaiblies et l'acuité visuelle persiste et réciproquement dans les lésions de la rétine, où l'acuité visuelle est plus particulièrement troublée.

*
* *

En raison de l'extrême complexité de la vie mentale, l'anatypie y apparaît avec des détails qui correspondent ici à la multiplicité de la division du travail, et à un perfectionnement intellectuel, qui est continu chez l'homme jusque vers l'âge de quarante ans.

Depuis l'antiquité, avec Théophraste résumant dans une étroite formule l'opinion de ses prédécesseurs, jusqu'aux temps modernes, avec Locke et Condillac, la sensation a toujours été pour les écoles empiriques, à l'origine de la vie mentale. De la sensation naît l'idée, y compris le mot, avec sa représentation idéale motrice, ou langage intérieur.

La sensation n'est pas seulement l'origine de l'idée, en ce qu'elle la précède dans l'évolution générale, elle en est l'origine en ce que l'idée naît de la transformation de la sensation, en faisant place au souvenir.

La sensation doit être définie comme un phénomène actuel et dont l'objet est en action présente sur les nerfs de sensibilité. L'idée résulte de la complexité analytique, synthétique, associative, consciente, dont le point de départ est, ou a été, la conséquence de la sensation.

L'idée dépouillée de sa complexité sera perçue comme sensation.

Le rêve ordinaire (hallucinatoire) de l'état normal, le délire de rêve et l'hallucination du sommeil éveillé, qui en est un degré, représentent des états dans lesquels la sensation imaginaire prédomine, en se substituant à l'idée, car il ne saurait y avoir de sensation réelle, là où l'objet qui la provoque est absent, suivant la définition précédente.

C'est aussi, souvent, une sensation réelle qui est à l'origine du déclanchement automatique du rêve et du délire de rêve, qui commencent et qui finissent après avoir parcouru un cycle, provoqués par la nature de cette sensation, et dont l'idée fixe si fréquente en pathologie, sera la dernière épave.

Si l'anatypie psychique apparaît déjà en tout ceci, elle se caractérise nettement par le fait qu'en même temps font défaut les actions associatives de la vie mentale supérieure : la pleine conscience de la veille, les facultés de contrôle, l'attention volontaire, la coordination précise des idées, la notion de temps, dont le déficit permet d'établir encore l'anatypie des caractères du rêve et des formes délirantes qui lui correspondent.

Pour préciser davantage, je donnerai ici une explication qui, je crois, peut rendre compte de l'ensemble du rêve.

Ce que le rêveur, ou le malade délirant, pense est rapporté, en quelque sorte projeté, à l'extérieur et de là la fausse sensation, celle qui naît en l'absence de son objet.

Cela étant posé, pour se rendre compte du rêve et de l'hallucination, suivant l'explication dont il s'agit, il faut distinguer, dans l'acte de penser, la conscience qu'on a de la pensée et la conscience que l'on pense, c'est-à-dire de l'acte lui-même. Dans la vie éveillée, ces deux conditions sont réalisées, bien que la distinction ne soit pas faite effectivement. Mais l'analyse permet de le rconnaître.

Dans le rêve et l'hallucination, il n'y a que la conscience des objets auxquels on pense, non de l'acte de penser. La conséquence de ce dernier fait est l'absence de distinction entre la sensation, qui est phénomène actuel, et l'idée qui est souvenir.

De là, tout ce qui est venu du monde extérieur, y est automatiquement reporté et rapporté.

L'idée dégagée de sa complexité ou dualité consciente équivaut à une sensation, c'est-à-dire à un phénomène, qui est à la fois actuel et extérieur.

Rêver, c'est penser, sans savoir que l'on pense. Ne pas le savoir exclut la direction complète de la pensée, d'où l'incohérence notoire du rêve, et la coordination incomplète du songe.

La sensation, suivant ses degrés évolutifs, a deux origines, le système sensitivo-sensoriel, qui appartient à la vie de relation et le système de la sensibilité profonde, humorale et viscérale, en rapport avec la vie de nutrition et la vie végétative.

Les états cénesthésiques et les associations d'idées par lesquelles la douleur est jugée un mal présent et le plaisir un bien présent, dérivent surtout de la sphère de ces dernières sensibilités, entraînant un état affectif prédominant.

Le rêve devient, dans ces conditions, le cauchemar, et les

délires correspondants en offrent les caractères particuliers, par la prédominance de l'état cénesthésique.

L'émotion exaltative ou oppressive y apparaît avec les mêmes caractères que dans le rêve sensitivo-sensoriel, à savoir le déficit de la vie mentale supérieure. Et alors que les malaises viscéraux et les réactions émotionnelles qu'ils entraînent, sont une réalité, le rêveur, ou le malade y ajoute toutes les conceptions erronées que cet état cénesthésique peut faire naître.

Ici encore, ce que le délirant pense, il le sent. Son langage traduit exactement ce phénomène. Voyez, dit l'hypocondriaque, j'ai le doigt enflé. Et pensant qu'il est malade, il sent qu'il souffre.

Et aussi bien, par une cénesthésie inverse, le mégalomane éprouve le plaisir, ou l'orgueil, en même temps qu'il pense qu'il est riche, ou puissant.

Ce que démontre cet ensemble de faits, c'est que les réactions dont il s'agit, sont des modes de vie réduite, le sommeil suspendant, l'émotion opprimant, la fatigue épuisant la fonction mentale dans sa partie la plus hautement différenciée.

Mais il est encore possible d'établir des distinctions, suivant des degrés que la biotaxie assigne à l'ensemble des fonctions psychiques.

Déjà on vient de voir que le rêve et le délire de rêve peuvent évoluer plus spécialement dans la sphère de la sensibilité sensitivo-sensorielle, ou dans la sphère de la sensibilité viscérale. Que dans le premier cas, le point de départ qui déclanche le rêve, ou le délire de rêve, est une sensation provenant des nerfs cérébro-spinaux et que le processus mental est caractérisé par des hallucinations des cinq sens, plutôt que par des troubles affectifs.

Que dans le second cas, le point de départ est dans la sensibilité viscérale et que le processus hallucinatoire s'accompagne d'une plus grande part de troubles émotionnels, comme c'est le cas du cauchemar, ou rêve cénesthésique et des formes pathologiques qui en dérivent.

Revenant au premier groupe, je voudrais indiquer des

différences de détails, concernant des degrés évolutifs particuliers à ce groupe. Il suffira d'ailleurs d'en citer un exemple.

On sait que les hallucinations de l'ouïe sont constituées par de simples bruits ou par des paroles. C'est déjà là une différence évolutive, car les paroles sont composées de mots, lesquels sont le résultat d'une éducation prolongée.

Mais en cela les mots ne sont que l'éveil des idées, souvenirs de sensations auditives. Ce qui caractérise le plus haut degré de l'évolution, le caractère spécial de l'homme et celui par lequel il atteint sa puissance intellectuelle, est de penser avec des mots.

Cette sorte de pensée est le langage intérieur, effectué à l'aide de graphiques moteurs, représentatifs des sensations verbales auditives. Ce langage intérieur est, lui aussi, l'origine d'une hallucination par laquelle le malade croit qu'on devine et qu'on répète sa pensée, ou qu'il parle lui-même effectivement.

Cette hallucination qui est relative à la pensée par le graphique des mots, s'oppose dans l'ordre de différenciation, à l'hallucination auditive verbale.

Le plus souvent elle appartient aux formes d'aliénation mentale, où l'intelligence est en intégrité relative, alors que les hallucinations de la vue et de l'ouïe proprement dites sont le fait des états les plus somnolents, les plus confus et les plus communs, sous toutes espèces de causes pathogènes.

En considérant les divisions principales de l'ordre évolutif psychique, on peut admettre trois centres de formation :

Au plus haut degré, la conscience de la personnalité, relevant de l'éducation longuement poursuivie et tout particulièrement du langage intérieur.

Au degré moyen la conscience du monde extérieur, ayant pour origine la sensibilité sensitivo-sensorielle.

Au degré inférieur, la conscience somatique, dont la source est dans la sensibilité profonde et viscérale.

Chacun de ces systèmes comprend ses sensations, ses

états effectifs particuliers, ses émotions, ses groupes, ses souvenirs et ses modes d'impulsions motrices.

Il ne s'agit pas de développer ici ce que chacun peut impliquer de différences sous le rapport du trouble pathologique. Mais seulement, de faire remarquer encore :

1° Que les délires peuvent évoluer plus spécialement dans l'une ou l'autre de ces sphères et, par conséquent, s'accuser par des troubles portant sur des fonctions de degrés évolutifs différents;

2° Que la perte progressive des facultés mentales peut se faire, successivement, de l'une à l'autre de ces sphères évolutives (1).

*
* *

Si l'anatypie n'est le plus souvent qu'un trouble fonctionnel, on connaît aussi, en pathologie, des modifications structurales, qui s'y rapportent étroitement.

Il arrive parfois que les éléments néoformés et croissant suivant leur différenciation première, s'arrêtent à un stade évolutif inférieur, par rapport à la morphologie structurale du tissu auquel ils appartiennent. L'anatypie est alors plastique.

Dans l'acnée varioliforme, les cellules sébacées peuvent retourner au type de l'épiderme avec éléidine (Renaut).

Les glandes sébacées ou les glandes sudoripares se transforment en globes épidermiques (Darier).

Le cancer primitif du pancréas s'accuse par des cellules analogues à celles de l'intestin (Hillemand).

Et ainsi dans d'autres cancers, en général.

A la suite de la section des nerfs sensitifs, les cellules dites sensoriales se transforment en cellules épithéliales ordinaires (2). Ce que décrit Sémi-Meyer, après section du glosso-pharyngien et Baginski, après section du nerf olfactif.

Que, dans les processus prolifératifs, une cellule au lieu

____

(1) Voir à ces deux points de vue la biotaxie des facultés mentales
(2) Dansusianu, *Soc. anal.*, oct. 1900.

d'arriver au stade le plus élevé, demeure à un degré évolutif inférieur, c'est la perte de l'évolution complète, avec conservation de la vie (métaplasie).

Les modifications ischémiques, ou toxiques du milieu humoral, la suppression de l'influence du nerf par section, ramènent les éléments à leurs conditions biologiques, à la période du développement où l'influence du milieu n'a pas atteint sa complexité.

Le milieu en sa composition définitive et stable, a été établi plus haut comme la condition de la conservation de la différenciation des éléments anatomiques. Ce milieu est humoral et il est dynamique (humeurs et incitations nerveuses).

Ainsi, à côté de l'anatypie fonctionnelle restreignant la complexité des fonctions, se place une anatypie plastique, ou morphologique, qui restreint la complexité de structure.

Et cela depuis des degrés invisibles et suivant toute une gamme de lésions dont l'anatypie plastique représente une forme lésionnelle, précédant souvent la dégénérescence et la mort de la cellule.

*
* *

Comme conclusion du chapitre entier, voici quels sont les caractères généraux de l'anatypie.

Elle se définit par la réduction de la complexité fonctionnelle par rapport à son plus haut degré d'évolution différenciée et de division du travail, dans un système, dans un organe, dans un élément anatomique.

Étant par cause déficiente, la suppression portant dans la fonction sur la différenciation la plus élevée, l'exaltation des forces les moins différenciées peut déjà être le résultat de la déficience.

Dans la vie physiologique, la fonction totale est représentée par l'état de veille et l'activité normale la plus haute.

La vie réduite est manifestée dans le sommeil, dans les émotions et la fatigue, qui sont les modes par lesquels la santé se maintient dans le milieu normal.

En pathologie, c'est-à-dire dans le milieu nocif, les réactions biologiques sont empruntées à ces trois états qui, étant des modes de vie réduite, sont conformes à la définition de l'anatypie fonctionnelle.

Le mode somnolent agit en suspendant les forces, depuis la vie latente de l'élément anatomique jusqu'au sommeil cyclique proprement dit. Le mode émotionnel agit en opprimant les forces. Le mode fatigue, en les épuisant à divers degrés. Pour chacun d'eux, ces actions se faisant sentir dans les différentes sphères de l'activité.

En même temps qu'elles marquent la vie réduite, ces réactions peuvent exprimer une régression évolutive. Ainsi le mode fonctionnel se rapprochera de celui d'une des phases du développement ontologénétique pour un tissu donné.

. Le terme de vie séparée correspond bien à l'indépendance relative des éléments et des fonctions et aux moindres coordinations fonctionnelles, au moment de ce développement, tandis que la différenciation n'a pu encore établir la nécessité du consensus vital le plus complet.

De même pour la part plus grande de l'automatisme et de la continuité de fonction, qui, dans les différents tissus, est d'autant moindre, que les fonctions sont plus différenciées.

Le milieu normal, après avoir été une des conditions de la différenciation, tend à la conserver lorsqu'il reste stable. En se réduisant et en se décomposant, le mode de vie atteint à un degré de vulnérabilité qui est notablement moindre. Car plus une fonction est complexe en son mécanisme, et plus elle est fragile. De plus, dans cette complexité, les substances différenciées étant multiples, les agents pathogènes y trouvent un plus grand nombre d'affinités et par conséquent de possibilités de localisations spécifiques. Il y a donc deux raisons à la vulnérabilité de la fonction la plus compliquée.

La vie réduite se trouve dans de meilleures conditions de résistance vis-à-vis des causes qui tendent à altérer la santé, ou à détruire l'organisme. L'exaltation des fonctions qui sont communes aux éléments anatomiques, marquées par la nutrition, l'estho-kinèse et la prolifération, réagissent contre les agents nocifs et pathogènes, tandis que la déficience porte sur la fonction complémentaire, qui est la moins utile à la vie. Et d'autre part, la réduction et éventuellement le retour à une moindre différenciation, réalisent des conditions qui, en conservant la vie, sont favorables à l'adaptation des éléments dans le milieu nouveau.

Le dynamisme de la vie pathologique n'est donc pas caractérisé par l'exaltation de la fonction physiologique totale et dans son expression la plus haute.

Mais, si la vie physiologique réduite et la vie pathologique sont analogues dans leurs réactions, leur but et leurs conséquences, elles offrent cependant des différences profondes.

Ainsi en physiologie, les causes de la réduction sont naturelles et les éléments anatomiques sont sains ; en pathologie les causes sont morbides et les tissus sont altérés.

C'est distinguer la lésion de la réaction biologique qu'elle entraîne.

Il y a, entre tous les faits que posent ces conclusions, une concordance complète.

CHAPITRE XII

LES CARACTÈRES ACQUIS INDIVIDUELS ET HÉRÉDITAIRES

Dans le développement ontogénétique et phylogénétique, le rôle du milieu, interne et externe, a pour conséquence des adaptations des éléments de l'organisme. Ces adaptations ont été successives et sont devenues ensuite le fait de l'hérédité, présidant à l'évolution des êtres.

Ainsi agissent, d'après la théorie évolutive, les forces physiques, chimiques, mécaniques, en conflit avec les forces biologiques qui en sont un mode particulier.

Cette théorie explique ainsi les merveilles de l'organisme, en rapport avec ses adaptations, la persistance des caractères utiles, et tout un ensemble de lois relatives aux espèces et à leurs modifications possibles.

Le développement de l'œil, en partant de la tache pigmentée sous l'influence de la lumière, les perfections du calcaneum révélées et admirées par Galien, l'architecture des travées osseuses ordonnées suivant la direction de la pesanteur, sont des exemples de cette conformité entre l'organisme et le milieu.

Il faut appliquer ces principes aux réactions organiques dans le milieu accidentel et pathologique, en indiquant que, s'il s'agit le plus souvent de modifications d'urgence, et par conséquent transitoires, les caractères nouveaux, nés de la maladie, peuvent parfois persister et passer dans l'hérédité.

C'est, par là, poser la question de la transmission des maladies, celle des diathèses, des prédispositions patentes ou

latentes, celle des tempéraments intermédiaires entre l'état
de santé et l'état morbide, celle de l'hérédité progressive vis-
à-vis de la tendance si puissante du retour aux caractères
primitifs de l'espèce.

Ainsi que le fait remarquer Duclos, les éléments anatomiques d'un malade, même rétabli, ne sont pas identiques
à l'état qui a précédé la maladie et révèlent des différences
appréciables par certains procédés.

Ces modifications comprennent l'immunité vis-à-vis
de la maladie qui vient d'évoluer. Ailleurs, l'immunité sera
acquise vis-à-vis d'une autre maladie, ou encore ce sera une
prédisposition à telle ou telle infection d'une autre nature.
Et l'hérédité et la race viennent encore modifier cet état de
l'individu.

L'acquisition de propriétés biologiques nouvelles semble
être le résultat d'un enchaînement de phénomènes, qui
seraient les suivants :

Modifications accidentelles et pathologiques du milieu
normal.

Réaction, sous forme de vie réduite (anatypie), plaçant
les éléments anatomiques dans un état qui leur permet à
la fois de mieux résister par diminution de complexité biologique, mais aussi de s'adapter au milieu nouveau.

Pour les éléments différenciés, le retour à l'état embryonnaire et la prolifération sont les moyens les plus efficaces
vis-à-vis de l'adaptation.

Enfin, vient l'adaptation elle-même par résistance et par
propriétés nouvelles.

Une fois acquises, ces propriétés pourront être éphé-
mères ou persister, être mises en évidence, et se manifester sous l'action de causes très diverses, parfois devenir
héréditaires.

Lorsque des causes pathologiques, ou des causes physiologiques, mais novices par excès et par la fréquence de leur
répétition, n'entraînent pas l'affaiblissement progressif et
la mort, l'organisme réagit par accoutumance ou par immunité.

Bien qu'il y ait des cas où il est difficile d'établir la distinction qui convient, ces deux termes répondent à d'autres choses.

L'accoutumance, impliquant surtout la longueur de temps, se caractérise par des réactions moins vives et apparaît comme une seconde nature créée par l'habitude. Son caractère le plus important est de ne pas entraîner une dissociation notable dans le mode fonctionnel qui répond à la plénitude physiologique.

Dans l'immunité, l'action plus profonde et d'abord destructive des éléments, a pour suite leur régénération et leur adaptation par des propriétés plus spécifiques.

Les faits qui viennent d'être indiqués se vérifient dans leur ensemble, d'après ce que l'expérimentation apprend de plus certain pour l'immunité acquise.

L'injection de poisons cellulaires, de sang ou de tissus d'un animal d'une espèce différente, de produit de sécrétion d'un même animal et là où ces produits ne sont pas en action habituelle, provoquent une destruction de tissus, puis une rénovation d'éléments de même espèce et toujours aussi de leucocytes (leucocytose).

Si après quelque temps, on injecte à nouveau la même substance, les éléments y résistent et la détruisent dans l'organisme et aussi sous le microscope, si ces éléments, ou les humeurs dans lesquelles ils baignent, sont placés au contact de la même substance, qui tout d'abord fut nocive pour eux. Telle est en quelques mots, l'ensemble des phénomènes qui conditionnent et caractérisent l'immunité cellulaire et humorale.

D'après les auteurs qui ont étudié l'immunité, l'explication profonde de sa genèse, qui se superpose aux faits constatés, s'établit sur des fantômes : récepteurs et haptines, accumulation sur les récepteurs, anticorps, sensibilisatrices, alexines, etc., etc. et de même pour l'anaphylaxie dont le mécanisme, non les effets, est rapproché de celui de l'immunité.

Les choses se passent, en effet, comme si ces substances étaient des réalités chimiques.

Avec cela l'immunité peut se définir une propriété cellulaire acquise en milieu anormal, et répondant à l'élaboration par la cellule, d'une substance neutralisante vis-à-vis de l'agent nocif, qui l'a provoquée tout d'abord.

Dans l'immunité le mode de réaction nouveau se résume ainsi dans une substance spécifique. C'est là, certainement, le caractère acquis le plus important par ses conséquences prophylactiques et thérapeutiques.

Cependant, en dehors de l'immunité, les modalités nouvelles, fonctionnelles ou plastiques, acquises en milieu pathologique, sont en nombre indéfini et s'inscrivent dans les fonctions et dans les tissus les plus divers.

Ces modifications vont, parfois, jusqu'à des caractères morphologiques nouveaux, acquis par les cellules après multiplication.

Un exemple bien connu est celui de la modification régressive de l'épithélium de la muqueuses rectale, se transformant en épiderme, lorsqu'elle est placée dans les mêmes conditions de milieu, à l'état permanent.

En milieu infecté, les cellules vasculaires et conjonctives donnent naissance à des formes qui sont diverses, suivant les toxines qui sont en cause. Par exemple par la production de nombreuses cellules plasmatiques dans plusieurs sortes d'infections cutanées, encéphaliques, etc., et, en second lieu par la production de formes cellulaires différentes dans chacune des zones plus ou moins voisines, ou distantes du point où l'infection est au maximum de virulence, comme on l'observe dans les infections nodulaires.

Ces différences morphologiques expriment aussi bien des caractères spéciaux, acquis en raison du milieu et à titre de réactions, où l'on peut admettre vraisemblablement un rôle définitif.

Encore ici, de même que pour l'immunité, la proliferation d'éléments relativement peu différenciés, est l'intermédiaire pour acquérir un caractère biologique nouveau.

Puis il faut citer les modifications des troubles de la nutrition et de l'estho-kinèse, c'est-à-dire des deux autres propriétés communes à tous les éléments anatomiques envisagés isolément.

La diathèse arthritique acquise a pu être considérée comme un mode de nutrition ralenti, consécutif à des infections aiguës.

L'arthritisme constitutionnel, avec manifestations goutteuses, a existé depuis très longtemps, puisque des auteurs très anciens décrivent la goutte en termes excellents. Il faut du moins rappeler, à ce sujet, qu'il y a longtemps aussi que cette forme spéciale de la diathèse a été considérée comme ayant fait son apparition et comme étant devenue héréditaire à la suite de maladies articulaires ayant sévi de façon endémique.

En troisième lieu, des troubles fonctionnels plus complexes par l'intervention du système nerveux, manifestés au cours des maladies profondément infectieuses, demeurent un certain temps après la disparition des toxines qui les ont fait naître.

Certainement, ni l'ataxo-adynamie, ni les convulsions, ni les délires aigus, qu'on peut observer au cours de ces maladies, ne leur survivent.

Mais il n'en est pas moins vrai que des modes de réaction qui demeurent dans la suite, prennent naissance au moment où ces manifestations violentes sont des symptômes actuels.

Et aussi qu'il existe entre eux des rapports de genèse qui sont très étroits.

L'étude de la convalescence de ces maladies et même de périodes plus éloignées, en particulier à l'aide des méthodes qui peuvent provoquer les réactions de la vie réduite et séparée, ne laisse point de doute sur la persistance de réactions modifiées, par comparaison avec l'état antérieur.

Même après la convalescence de la fièvre typhoïde, c'est-à-dire au temps où un malade a repris son poids, sa santé apparente et ses travaux, on observe encore assez souvent la tachycardie dans la station debout ou au moindre effort et le myoïdème pathologique, si l'on a soin de les rechercher chez un bon nombre de sujets.

L'exaltation des réactions vasomotrices sous forme de raies congestives, ou de raies et d'îlots hyperhémiques, qui, d'après Muller, sont la preuve d'une action réflexe, peut être mise en évidence au cours de beaucoup d'infections ou d'intoxications et se reproduire dans la suite avec facilité.

Les réflexes tendineux et sensitifs, le plus souvent exaltés, peuvent être abolis, après l'évolution de ces mêmes maladies.

Dans les mêmes conditions, on rencontre aussi l'hyperalgésie et l'hyperesthésie sous des causes banales.

Ou l'instabilité thermique; ou encore les réactions de la fatigue et qui impliquent la présence des toxines qui s'y rattachent et cela en l'absence des causes physiologiques qui produisent la fatigue. Ainsi se révèle un trouble de la nutrition qui est au fond de tous ces modes réactionnels.

Si l'on compare cet ensemble de réactions persistantes avec ce qu'on observe dans l'immunité, on y trouve des différences relatives aux fonctions modifiées et qui s'imposent assez pour qu'il soit inutile de les souligner.

Mais, il faut aussi reconnaître que ces modes acquis ne sont pas moins des moyens par lesquels l'organisme s'est adapté à des conditions accidentelles du milieu, et que leur point de départ et le but auquel ils concourent sont les mêmes.

On peut donc conclure que les réactions dans le domaine humoral et dans celui d'autres fonctions, acquises en même temps, sous les mêmes causes pathogènes, durables les unes et les autres en leur survivance aux agents qui les ont provoquées, concourant au même but, peuvent être réunies par des analogies étroites.

En poursuivant leur étude il faut insister sur les faits suivants dans l'ordre des généralités.

C'est d'abord le fait capital que toutes ces propriétés acquises, demeurent présentes au moment où leurs agents provocateurs, les cytotoxines, les toxiques externes. les auto-toxiques, les causes physiologiques en action intensive et répétée souvent, etc., tout ce qui est susceptible de créer le milieu pathologique, ont disparu de l'organisme et, par conséquent, ne peuvent plus ni provoquer, ni entretenir les divers modes de réaction dont il s'agit. C'est par là d'ailleurs que se justifie surtout le terme de caractères acquis.

En second lieu, il faut noter que des causes banales, multiples et différentes sont susceptibles de provoquer la nouvelle modalité des fonctions, qui est devenue propriété organique.

On s'explique bien par là que le caractère acquis puisse demeurer chez l'individu et éventuellement être transmis par hérédité, du moment que l'exercice en est répété sans cesse.

C'est la seule manière de comprendre comment un caractère étroitement lié à une cause toute spéciale, puisse persister après elle ; et en dépit de cette tendance, si puissante et d'ailleurs si habituellement réalisée après un certain temps, que présente l'organisme, de faire retour à l'état antérieur, qui est celui de la race, ou de l'espèce.

D'après la théorie évolutive, il faut aussi que le caractère acquis soit d'une utilité certaine pour qu'il persiste. Or, n'est-il pas, à l'heure actuelle, le mode de la défense de l'organisme contre les causes qui tendent à l'altérer, au moment où la récupération de l'état antérieur, qui ne s'accomplit qu'à la longue, n'est pas encore effectuée, soit chez l'individu, soit chez ses descendants.

Où ce rôle de défense apparaît nettement, c'est le cas où l'immunité acquise contre une maladie, entraîne l'immunité vis-à-vis d'une autre maladie.

Ce qui est vrai dans l'ordre de la spécifité, l'est aussi dans l'ordre des réactions générales, lesquelles gardent l'organisme contre les atteintes les plus banales.

Cependant, tout est-il pour le mieux dans ces conditions? Cértes non. La transformation subie par l'organisme entraîne aussi ses susceptiblités spéciales. C'est également ce que démontre l'immunité, en ce qu'elle peut être une prédisposition pour d'autres infections et ce que démontre aussi le mode de nutrition qui est le support des autres réactions fonctionnelles acquises, en créant cet état de tempérament ou de diathèse, qui, à son tour, favorise un certain nombre d'affections définies.

Quel est maintenant le temps que vont durer ces propriétés acquises en milieu accidentel et pathologique?

Les unes sont instables, finissant avec la convalescence, ou peu de temps après. Les autres sont stables et durent beaucoup plus longtemps, ou toute la vie de l'individu. En troisième lieu elles peuvent devenir héréditaire.

A quel degré, sous quelles formes et dans quelles conditions ?

*
* *

On vient de voir qu'une fois que les causes pathologiques se sont éteintes, après avoir provoqué des modes de réaction nouveaux, ceux-ci deviennent chez l'individu des moyens de défense vis-à-vis des causes quelles qu'elles soient, et par là sont exercées et entretenues dans l'organisme. De là leur transmission possible à la descendance.

En étudiant les conditions et les résultats de cette transmission, je ne me propose pas de considérer l'hérédité sous les multiples points de vue qu'elle comporte, mais seulement sous ceux qui sont relatifs aux modes de réaction acquis et qui deviennent chez les descendants une habitude, un état diathésique permanent, un tempérament.

Pour les uns, les modifications acquises par l'organisme individuel, c'est-à-dire par les cellules somatiques, peuvent retentir *secondairement* sur les cellules séminales, c'est-à-dire reproductrices de la race et devenir héréditaires de ce fait.

Pour d'autres, en particulier pour Weismann, s'il y a transmission à la descendance de propriétés acquises, c'est que les causes qui les ont provoquées ont aussi agi *directement* sur les cellules germinatives.

Quelle que soit l'explication que l'on adopte et qui chacune compte des arguments favorables, le simple fait de transmission demeure le même.

Le problème de l'hérédité, tel qu'il est compris ici, doit être envisagé suivant les notions qui découlent de la biotaxie histologique. Avec cela, les choses se simplifient de la façon suivante : plus une fonction est élevée quant au degré de différenciation et moins les acquisitions individuelles qui s'y rapportent sont transmissibles à la descendance, et réciproquement.

Ainsi, ce sont les modifications acquises dans le domaine de la vie réduite, relatives par conséquent à la prolifération, à la nutrition, à l'estho-kinèse, qui au maximum deviennent héréditaires.

Ainsi tout ce qui relève de l'éducation dans l'état moral est sans hérédité.

Si le long travail intellectuel des ascendants peut transmettre quelque chose à leur postérité, ce n'est que par l'intermédiaire du surmenage physiologique qui altère l'organisme et le modifie en quelque sorte d'une façon pathologique.

Ainsi c'est en considérant ce qu'ont été, par exemple, les fils de Socrate ou de Périclés, qu'on est arrivé à cette doctrine singulière, que la supériorité intellectuelle était elle-même et de sa propre nature, une déchéance.

Et cela pour n'avoir point considéré quels résultats la supériorité intellectuelle pouvait entraîner, d'abord chez l'individu lui-même, et ensuite chez ses descendants.

Mais c'est là une digression.

C'est donc dans une sphère de différenciation réduite que des modalités réactionnelles issues des maladies, sont transmises par hérédité.

Les caractères acquis constatables par les réactions du dynamisme pathologique sont, de la sorte, reproduits à des degrés divers dans la descendance et sous la forme où ils sont demeurés chez l'individu, décelables par les mêmes procédés et constituant ici et là à la fois des réactions défensives et des prédispositions spéciales.

Chez les descendants, comme chez l'individu, il s'agit aussi toujours de modifications générales et multiples et bien qu'il y ait des prédominances des unes ou des autres.

Les réactions qui aboutissent à l'immunité, comme celles qui sont relatives à la nutrition, à la sensibilité cénesthésique, à la contractibilité de la fibre vasomotrice, etc., suivant leur marche naturelle, tendent à disparaître en obéissant à la loi du retour à l'état primitif, comme cela se voit dans l'individu lui-même.

Mais d'autre part l'hérédité, cumulée par les deux générateurs, les maintient, les accroît et cela même suivant une proportion géométrique. De même des maladies en général, ou des affections qui sont spéciales à un état diathésique donné.

L'arthritisme et le nervosisme représentent, en particulier, des constitutions prédisposantes, sur lesquelles viennent se greffer, pour le premier, des manifestations spéciales pour lesquelles la clinique a démontré depuis longtemps une parenté indiscutable et que Bouchard a réunies par le fait du ralentissement de la nutrition ; pour le second, l'ensemble des affections que Féré réunit dans la famille névropathique.

De ces deux états constitutionnels, l'arthritisme est surtout manifesté par des troubles de la nutrition; le nervosisme par des troubles des réactions nerveuses.

Il est reconnu que ce fond héréditaire apparaissant de bonne heure, précède, à titre de constitution organique, les multiples affections pathologiques, qui éventuellement viendront se greffer sur lui, au cours de la vie et à des périodes souvent les mêmes pour chacune d'elles.

Lancereaux, qui a étudié l'arthritisme sous le nom d'herpétisme, a insisté longuement sur les modes de réactions qu'on y observe très habituellement dès l'enfance.

Suivant sa description, une part importante revient aux réactions nerveuses.

C'est aussi un fait reconnu, et sur lequel Charcot a établi l'étiologie des maladies nerveuses, que la parenté qui unit l'arthritisme et le nervosisme.

Les deux tempéraments héréditaires comme fond, variables par les affections définies dont ils sont susceptibles, peuvent justifier le terme de neuro-arthritisme, si souvent employé.

Les caractères acquis ne sont stables qu'en ce qu'ils ne disparaissent pas, mais non en ce qu'ils ne se modifient pas.

A travers la vie individuelle, à travers l'hérédité, introduisant un déterminisme.complexe, les caractères acquis accidentellement sont en fluctuation et en transformation incessantes. Les variétés qu'ils offrent suivant les sujets sont multiples, bien que pour le fond ils restent les mêmes.

L'hérédité neuro-arthritique est essentiellement caractérisée par ce fond ; ensuite se placent les éléments distinctifs entre l'arthritisme et le nervosisme, puis des variétés individuelles dans chacun d'eux et enfin les affections nettement définies, qui en sont les conséquences, c'est-à-dire une grande partie des maladies dites héréditaires.

Les relations qui existent entre ces maladies sont encore mises en évidence par l'alternance très fréquente que la plupart des auteurs signalent dans des générations successives.

Lorsqu'on considère de si grands changements dans des manifestations cliniques, lorsqu'on se rend compte de la complexité du déterminisme qu'il faut invoquer pour se faire une idée d'une telle multiplicité de formes, des causes surajoutées chez chaque individu, de la part des prédispositions et de celle des agents occasionnels et efficients, il faut bien le reconnaître, la notion de l'hérédité tend à devenir quelque peu confuse.

On sent la nécessité de retourner à l'observation des faits et de s'efforcer de les préciser encore.

Il n'en est pas moins vrai, que pour être ainsi combiné avec d'autres événements, qui peuvent motiver les différences observées, l'hérédité du fond fût-elle plus ou moins latente est un fait certain, car le terrain est ici donné dès la naissance et favorise insensiblement les états pathologiques, qui feront leur apparition aux diverses époques de la vie de l'individu, suivant une évolution qui est souvent régulière quant aux manifestations successives, quant aux causes qui les provoquent plus spécialement, quant à l'âge ou chacune d'elles survient très habituellement.

Ainsi, un ordre aussi précis que possible, a été établi par Lancereaux en ce qui concerne l'herpétisme (arthritisme).

Pour le nervosisme, n'est-il pas d'observation fréquente que dans l'enfance les rêves ou cauchemars terrifiants, aient comme suite, dans l'adolescence, une émotivité habituelle notable et plus tard une névrose d'angoisse. Si ce sont là trois manifestations qu'on peut rattacher très nettement à un même état névropathique, il n'en est pas moins vrai que toutes trois se distinguent à la fois par des caractères tranchés et par le fait qu'elles se succèdent suivant les périodes de l'évolution individuelle.

Dans la névrose hystérique, caractérisée par des accidents très multiples, mais ayant les mêmes caractères d'instabilité, il n'est pas très rare de voir survenir, à un moment donné, d'autres névroses définies, ou des psychoses qui sont au plus haut point constitutionnelles et incurables.

Les caractères acquis à la suite des intoxications, des maladies infectieuses aiguës ou chroniques, des excès, de l'alcoolisme, etc., constituent un fond névropathique commun, transmis aux descendants et aboutissant chez eux aux syndromes les plus divers.

Les réactions acquises par hérédité, comme celles qui survivent chez l'individu après disparition de la cause qui les a provoquées, se manifestent aussi en l'absence de cette cause et sous les influences les plus banales.

Voyons, par exemple, comment les choses se passent à ce point de vue dans l'épilepsie et dans le délire systématisé, qui sont deux maladies nerveuses, dont l'hérédité similaire, ou non, est à peu près constante.

L'alcoolique, on le sait, présente parfois des attaques d'épilepsie sous la forme classique, à part les trois particularités suivantes : la prédisposition héréditaire est au minimum, si même elle existe ; la première attaque au lieu de se montrer à l'âge de dix à quatorze ans, est retardée jusqu'à l'âge de quarante ans ; les attaques sont peu nombreuses relativement à l'épilepsie qui survient par hérédité.

L'auto-intoxication créée par l'alcool en action actuelle sur l'encéphale, est la cause des convulsions, tandis que les lésions que l'alcool y a déterminées préexistaient aux crises et ne sont que prédisposition.

Or, si l'on recherche quelle est la cause de l'épilepsie

dans les cas où elle est héréditaire, on trouve très souvent, si je ne me trompe, que c'est l'alcoolisme du père.

Il n'y a cependant pas d'alcool dans l'organisme de son descendant, qui a dix ans et qui est parfaitement sobre et il n'y a pas davantage de lésions hépatiques, rénales ou autres, qui rendent ses organes insuffisants et qui entraîneront l'auto-intoxication, laquelle a été la condition des crises de son ascendant.

Ainsi, ce qui est héréditaire se produit ici en dehors des conditions pathogéniques qui ont présidé à la genèse de l'épilepsie transmise.

Et si même on peut arriver à motiver les attaques, les causes en sont banales, c'est-à-dire insuffisantes à produire l'épilepsie chez un sujet non héréditaire.

On a dit quelquefois que les névroses « essentielles » étaient celles dont nous ne connaissons pas les causes. Nous ne les connaissons pas parce que leur mécanisme est différent et que les choses changent à travers l'hérédité.

Pour le second exemple que je veux donner, il faut placer en parallèle un délire accidentel naissant et s'effaçant avec la cause qui l'a produit et une psychose constitutionnelle, dont la base est une tare héréditaire.

Ce sera encore un alcoolique auto-intoxiqué ou un infecté aigu, présentant au lieu d'épilepsie, une confusion mentale, avec délire de rêve.

Je résume ici l'histoire d'un des malades que j'ai observés, afin de plus de précision et au sujet duquel je suis arrivé aux conclusions que je dirai ensuite.

Chez ce malade, âgé de trente-cinq ans, on note pendant les douze premiers jours : 1° des troubles psychiques caractérisés par un délire de rêve à hallucinations surtout visuelles et un état confus. Le malade englobe les personnes qui l'entourent dans son délire et méconnaît ce qu'elles sont en réalité. Tous les sujets de conversation qu'on entreprend avec lui, démontrent que son délire est général et en activité actuelle ; 2° un état gastrique, avec tout un cortège de symptômes auto-toxiques.

Après douze jours de traitement, on note les modifications suivantes : l'état gastrique a disparu, l'auto-intoxication par toutes les recherches relatives à l'examen du foie, des urines, etc., ne peut plus être admise. Au point de vue des troubles mentaux, l'amélioration va jusqu'à l'apparente guérison. Le malade reconnaît les personnes qui l'entourent. Il en parle correctement et juge bien de toutes choses, dont on peut converser avec lui. Excepté sur ce qui fut renfermé dans la sphère de son délire.

Cet homme, qui tout d'abord apparaît normal, dès qu'on réveille la mémoire de l'une de ses idées délirantes, revient à l'état de confusion complet, où il se trouvait auparavant. La différence est, maintenant, que le délire est localisé à une sphère d'événements, tandis qu'avant le délire se manifestait à tout propos.

Or, c'est là la différence profonde qui sépare le délire auto-toxique ou infectieux d'une psychose systématisée constitutionnelle.

Le malade dont il s'agit, avant sa guérison complète, qui devait survenir à bref délai, a donc passé par une phase qui reproduit les traits d'un délire monomaniaque, tel qu'il apparaît après déchéance héréditaire. Il faut insister sur cette phase pour dégager les conclusions qui importent ici.

Il est difficile d'admettre, qu'en dépit des recherches faites, l'auto-intoxication en persistant en partie, puisse motiver le délire partiel, et cela en raison de l'intégrité mentale vis-à-vis de tout autre sujet, et par le fait que la confusion est totale dans la sphère du délire, ce qui exigerait une intoxication intense. Une moindre quantité de toxine peut impliquer un moindre délire, mais non l'état tranché qui se trouve ici.

L'idée qui réveille le souvenir du délire, en associant des faits de mémoire qui s'y rattachent, rappelle l'état de confusion avec lequel elle est née :

L'idée morbide est l'équivalent de la toxine.

L'idée hallucinatoire entraîne l'état somnolent, puisqu'il s'agit d'une psychose de sommeil et avec cet état l'automatisme qui préside au rêve. Le malade alors paraît rêver tout éveillé. Dans une autre sphère d'événements le malade est en état de veille complète. Ainsi, encore ici, en l'absence de la cause, de l'intoxication ou de l'infection, qui a été l'origine du trouble, ce trouble renaît sous une cause d'un autre genre et l'idée délirante ancienne, rappelée à l'état de souvenir, remplace la cause toxique.

Par les exemples précédents, j'ai essayé de justifier le fait de la mise en activité des caractères acquis par l'individu, sous l'influence de causes différentes de celles qui leur ont donné naissance, en ajoutant qu'il en pouvait être de même chez les descendants. Lorsqu'il s'agit d'admettre qu'un mode de fonction acquis et présent chez l'individu peut être suscité par des causes banales, on n'éprouve à cela aucune difficulté sérieuse.

Mais, lorsqu'il faut admettre que des caractères acquis passent dans l'hérédité à travers des cellules germinatives, qui actuellement ne possèdent aucune fonction, on sent tout de suite, que quelque chose nous échappe complètement c'est le mécanisme de cette tronsmission. Peut-on du moins avoir une notion touchant ce mécanisme?

Je crois qu'on peut l'expliquer par les faits suivants.

En disant que les caractères fonctionnels sont transmis, on se sert d'une expression qui est très défectueuse, en indiquant seulement le résultat final et d'ailleurs fausse en elle-même.

Ce qui est transmis, ce ne sont pas des caractères, ce sont des substances.

On ne peut pas transmettre de caractères de fonctions, là où il n'y a pas encore de fonctions, au sein de la vie latente des cellules séminales.

Si ce sont des substances qui leur sont transmises, quelles sont ces substances?

Il a été montré plus haut qu'il fallait des réactions touchant l'organisme entier pour avoir l'hérédité dont il s'agit.

1° On peut admettre que dans des intoxications ou des infections touchant l'organisme entier, les agents pathogènes déterminent directement des lésions des cellules séminales et que leurs substances y soient présentes. Mais comme ces substances, alcool, toxines microbiennes, etc., ne sont pas de celles que l'organisme peut produire lui-même, elles ne sauraient être reproduites par les cellules qui se multiplieront après la fécondation. D'ailleurs ces substances, en lésant les éléments séminaux, sont sans doute modifiées et détruites par leur action.

L'hérédité est alors une variation assimilable à un traumatisme, sans caractères spécifiques et qu'on peut rapprocher des variations brusques, suivant le langage des naturalistes. Dans ces conditions, les manifestations héréditaires seront quelconques; par exemple, en atteignant leur plus haut degré, elles répondent à ce que l'on qualifie de monstruosités.

2° D'autre part, l'organisme forme des substances spéciales, en réagissant contre les poisons ou les toxines précédentes, par exemple celles qui entraînent l'immunité. Ces dernières étant diffuses dans l'organisme et, bien plus, reformées en continuité après la disparition brusque et définitive des agents pathogènes provocateurs, elles peuvent, aussi bien et mieux, atteindre les cellules germinatrices et s'y trouver représentées.

Or, ces substances, en ce qu'elles sont formées par l'organisme, peuvent se développer par genèse dans les cellules ovulaires qui reproduisent ce même organisme. Par là ces substances auront les mêmes effets chez les descendants qu'elles avaient chez les générateurs en faisant partie intégrante de la vie des éléments anatomiques, capables de les élaborer.

Une hérédité de cette sorte sera différente de la précédente et cela par ses causes et sa nature.

Enfin, il faut ajouter que l'une des modifications n'est pas exclusive de l'autre.

Jusqu'à quel point l'hérédité peut être une chose complexe, cela ressort nettement des faits précédents.

J'ai laissé de côté le cas de l'inclusion des germes pathogènes vivants dans le plasma germinatif, par la raison que c'est là une autre forme, et très spéciale, de l'hérédité, analogue à celle de l'infection du fœtus par le sang d'une mère variolique, syphilitique, etc.

Ce qu'il faut ajouter encore, c'est que certains ovules ou certaines cellules de la couche fertile d'où sortent les éléments sexuels mâles, peuvent être ou plus résistantes, ou mieux protégées que d'autres et ainsi échapper à la double influence nocive des agents morbides et des réactions qu'ils suscitent.

Alors dans la descendance des mêmes générateurs, les lésions ou les caractères acquis en milieu pathologique, pourront être au maximum chez certains sujets et manquer chez d'autres, ainsi que le montre l'observation.

Ces faits sont aussi relatifs aux deux façons d'agir de l'hérédité séminale et se distinguent par conséquent de la transmission des maladies maternelles pendant la grossesse.

Par là seulement, on peut comprendre le fait de sujets, dont les uns sont pathologiques, les autres indemnes, issus des mêmes parents.

⁎⁎

ÉTUDE DES TEMPÉRAMENTS.

Les tempéraments individuels qu'on ne peut considérer comme pathologiques et qui cependant ne représentent pas non plus un état tout à fait normal, dès que les réactions qui en sont le fond sont assez tranchées, peuvent servir de transition entre l'état morbide et l'état pris comme type normal.

Le terme de races physiologiques, employé par de Candolle, pourrait aussi définir des tempéraments, qui sont par prédominance, ou exaltation des caractères normaux.

Mais quoi qu'il en soit, de limites précises, il n'y en a pas et toutes délimitations échappent au calcul.

Étant la conséquence du milieu accidentel et aussi du milieu pathologique, les tempéraments qui résultent de modifications des habitudes corporelles ou morales doivent être étudiés ici.

Et d'autant plus qu'ils se rattachent à la pathologie par la part qu'ils peuvent prendre dans les réactions des maladies éventuelles.

Envisagés dans les conditions habituelles, les tempéraments comportent un ensemble de réactions générales, depuis les fonctions de nutrition, jusqu'à la sphère des émotions morales.

C'est dans cette sphère de l'activité qu'on trouve habituellement les signes les plus manifestes, sinon les plus importants, parmi ceux qui peuvent révéler des différences de constitutions physiologiques.

C'est pourquoi les rapports du physique et du moral ont été le point dominant de cette étude depuis les Prénotions Cnidiennes, jusqu'à Cabanis et ses commentateurs.

Les tempéraments ont surtout été classés en se basant sur les humeurs et définis par la prédominance du sang, de la lymphe, de la bile, etc.

Sans nier ce qu'il peut y avoir de vrai dans cette conception, les divisions adoptées ici seront différentes et établies à un autre point de vue, qui est celui des faits admis dans les pages précédentes.

Les modes de réaction acquis dans un milieu accidentel ou morbide sont empruntées à celles du sommeil, de l'émotion et de la fatigue, qui représentent la vie psysiologique sous ses formes réduites.

Et par le fait, quand les causes accidentelles disparaissent, les modes réactionnels qu'elles laissent après elles, acquis à leur occasion, sont aussi ceux de ces mêmes états.

Certainement ces réactions sont générales. La vie latente des éléments anatomiques, les troubles de la contraction vasomotrice, l'exaltation de la cénesthésie des nerfs profonds le tout avec les modifications corrélatives de la nutrition peuvent demeurer parfaitement latents et n'en pas moins exister.

Mais lorsqu'il s'agit de l'état somnolent, de l'émotion et de la fatigue, manisfestés dans le domaine de la vie psychique, les caractères de ces trois états deviennent évidents et répondent avec exactitude à l'idée qu'on se fait du sommeil, de l'émotion et de la fatigue.

De là, la très grande netteté des tempéraments suivant la division précédente et aussi l'évidence des rapports du physique avec le moral.

Comme dans les trois cas, il s'agit de modalités de la vie réduite, on peut conclure que ces tempéraments ne sont pas sans utilité chez l'individu où ils se sont développés et chez les sujets qui en héritent.

En second lieu, on peut déduire par comparaison avec ce mode réduit, ce qu'il faut entendre par le tempérament normal.

Celui-ci étant marqué par la fonction dans son expression physiologique totale. Le tempérament qu'on nomme robuste, considéré comme normal, n'est robuste que relativement au milieu, ce qui paraît assez dans le sort réservé aux habitants des campagnes, au jour où des circonstances les appellent dans les grandes villes. Et puis les tempéraments caractérisés par la vie réduite, eux aussi sont robustes.

La netteté du caractère prédominant chez le somnolent, l'émotif et le fatigué, peut dispenser de longs développements.

Elle apparaîtra d'autant mieux que l'on fera abstraction du degré d'intelligence et de culture de l'individu, qui sont choses variables.

Ce qui caractérise le somnolent, c'est la vie intérieure, la tendance à la rêverie, l'enchaînement automatique des idées, l'imagination dans ses formes troubles ou **vives**, le défaut d'action ou de persévérance, ou la ténacité **instinctive** et parfois irréductible, dont certains peuples ont donné l'exemple séculaire.

Le tempérament émotif est infiniment plus complexe, en raison de la multiplicité des formes des émotions et dont l'exaltation et la dépression sont les types fondamentaux, avec les variétés qu'ils renferment.

La doctrine humorale est ici consacrée à ce point que le langage la traduit lui-même : L'humeur noire qui dérive de l'atrabile, le caractère bilieux, la bonne et la mauvaise humeur.

Mais la question est de savoir si vraiment il s'agit en tout cela d'autre chose que de métaphores.

« Un homme qui se fait de la bile ! » Est-ce quelque chose comme l'ictère émotif, qui, s'il existe, répondrait plutôt à un spasme névropathique qu'à une polycholie. Si Apoltonius a mérité le surnom de dyscole, cela veut-il dire que la bile était pour quelque chose dans le défaut d'affabilité de ce grammairien, ou dans la difficulté des questions qu'il posait?

Un homme dont le caractère s'est aigri, dont les réparties sont amères. Est-ce que vraiment l'aigreur et l'amertume des humeurs est en cause ici?

Au fond c'est le contraire, ce sont les désordres nerveux qui ont pour conséquence des modifications humorales définies, lorsque celles-ci peuvent être constatées ici. Il est beaucoup plus facile de comprendre les tempéraments émotifs par des réactions qui se feront sentir en l'absence des causes qui les ont jadis provoquées, et qui rentrent dans le caractère normal de l'individu. Cela, en admettant un retentissement secondaire sur les divers organes et en particulier sur les glandes à sécrétion interne, dans le cas où les émotions sont brusques, ou prolongées pendant longtemps.

Ce qu'il faut encore noter dans le tempérament émotif, c'est, chez le même individu, le jeu et l'alternance d'émotions diverses. Timidité, tendance à la colère, susceptibilité du caractère et phobies sont liées étroitement. Un genre d'émotion fait place à un autre sous une forme plus ou moins cyclique et dont l'exemple le plus frappant est dans les alternatives d'un caractère aimable ou désagréable, vis-à-vis d'autrui. Cet état est l'ébauche de la folie circulaire, ou cyclothymique, qui est une forme de maladie mentale étroitement liée à la constitution individuelle.

On pourrait multiplier les exemples des délires de cette sorte, dont on trouve le point de départ dans le caractère moral de l'individu, si l'on a soin de les rechercher dans les phases de son développement émotionnel, au lieu de s'en tenir seulement à ce qu'il est en général et de négliger les conditions de son hérédité.

L'irritabilité du caractère apparaît souvent comme le fond commun à des manifestations diverses ou de genres opposés.

Avec elle, les réactions émotionnelles, bien qu'elles se fassent sentir sous des causes morales, empruntent les caractères de l'anaphylaxie, en sorte que les plus faibles objets de mécontentement, après répétition fréquente, engendrent des troubles disproportionnés avec les causes qui les provoquent, même en tenant compte du tempérament émotif.

Le tempérament qui, dans la sphère morale, répond à la fatigue est distinct, dans ses traits dominants, du tempérament émotif, bien que ceux-ci s'établissent en grande partie sur le mode d'affectivité.

Les douleurs, les paresthésies, la lassitude, le doute, le dépit, le pessimisme, la misanthropie, l'impuissance à résister et le dégoût des choses et de la vie en sont des caractères spécifiques. Ce sont des états émotifs, c'est entendu, mais ce sont ceux de la fatigue.

Autant que la déception peut différer de la colère ou de la peur.

Que le tempérament de fatigue fasse un pas en avant, il devient la neurasthénie, avec ses paresthésies multiples et bizarres et son impuissance survenant à bref délai dans l'action extérieure, ou dans l'acte de penser.

Que la neurasthénie elle-même soit poussée à un plus haut degré de trouble mental, et toutes les comparaisons que le neurasthénique emploie pour rendre compte de ses étranges sensations, « les bêtes qui rongent les os et le vide dans la tête » seront affirmées dans le délire de fatigue comme des réalités. Mais il n'y aura pas de distinctions dans l'origine et la nature des sensations dans l'un et l'autre de ces degrés, attendu que les paresthésies de la fatigue, si multiples et variées fussent-elles, sont présentes ici et là.

Les trois tempéraments liés à la vie réduite étant esquissés de la sorte, il faut avoir soin de remarquer que, par exemple, l'état somnolent imprime des caractères spéciaux à la fatigue et aux émotions qui s'y manifestent et de même pour les éléments secondaires des deux autres états.

Par exemple, le sommeil de la fatigue comporte le cauchemar avec une fréquence extrême.

Les tempéraments et les syndromes des névroses et des psychoses qui en sont en quelque sorte l'exagération pathologique, empruntent au sommeil, à l'émotion, ou à la fatigue leurs caractères prédominants, mais non exclusifs les uns des autres.

Dans la vie physiologique les cycles sont tranchés ; dans la vie pathologique ils empiètent les uns sur les autres, ainsi que cela a été posé plus haut.

Que l'on analyse avec soin tous les exemplaires des névroses ou des psychoses, on y reconnaîtra les caractères du sommeil, de l'émotion et de la fatigue, avec ou sans prédominance, mais pas autre chose.

CONCLUSIONS.

L'organisme en réagissant contre les causes accidentelles et pathologiques, peut acquérir des propriétés nouvelles, en entrant en conflit avec ces causes, qui tendent à l'altérer, et en s'adaptant aux conditions imposées à ce moment par les modifications du milieu normal.

Une fois que ces réactions nouvelles ont été acquises, elles peuvent survivre aux causes qui les ont provoquées et deviennent alors des manifestations habituelles et des modes de défense contre des influences de toutes sortes. En persistant chez l'individu, elles peuvent être transmises par hérédité.

Elles sont à l'origine de l'état constitutionnel et diathésique, des idiosyncrasies et des tempéraments acquis ou héréditaires, des immunités et des prédispositions de l'individu ou de sa descendance.

L'adaptation au milieu par les éléments histologiques est

d'autant plus facile que leur différenciation est moindre, car l'état de vie le plus simple, la possibilité du retour à l'état embryonnaire et la régénération sont les moyens de résister au milieu nocif et d'acquérir des caractères nouveaux.

Dans l'acquisition de l'immunité, la destruction des tissus, leur prolifération nouvelle et la formation de la substance immunisante constituent un ensemble de phénomènes connexes.

Il n'est même pas démontré que, dans le cas de propriétés immunisantes acquises contre des cellules épithéliales, ce soient les éléments épithéliaux eux-mêmes qui s'assurent contre l'action destructive de leurs analogues.

Il en doit être ainsi des éléments histologiques qui sont en action dans l'anaphylaxie, régissant les idiosyncrasies acquises ou héréditaires.

Pour d'autres réactions acquises que celle de l'immunité, c'est dans la sphère de la vie réduite, dans la fonction de nutrition élémentaire, et non dans la complexité des fonctions différenciées, qu'il faut en chercher la genèse.

Ainsi les phénomènes qui aboutissent à des caractères acquis, se déroulent dans une sphère de différenciation inférieure, et ce qui est conservé et transmis est l'œuvre de la vie élémentaire et réduite.

Chez l'individu les caractères acquis sont instables ou stables. De même l'hérédité est régressive, stable ou progressive. Mais la tendance naturelle est de toujours revenir aux caractères primitifs de l'espèce.

Ce qui éventuellement est transmis par hérédité, ce ne sont pas des réactions fonctionnelles acquises, ce sont des substances.

Du fait de leur production constante et de leur diffusion dans tout l'organisme, ces substances peuvent être représentées dans le plasma germinatif ou cellules séminales.

Et, du fait qu'elles sont les produits des cellules de l'organisme, elles peuvent aussi devenir ceux des cellules ovulaires qui les conservent et les développent en se multipliant après fécondation.

Ce mode d'hérédité s'oppose à celui qui résulte de l'action brutale et temporaire des agents pathogènes eux-mêmes sur le plasma germinatif, et qui, étant des substances étrangères à l'organisme, ne sauraient être reformées au cours du développement ontologique.

La coïncidence des deux processus précédents a pour conséquence des modifications héréditaires de nature différente.

Les tempéraments acquis dans le milieu accidentel et pathologique peuvent passer chez l'individu à l'état d'habitude, en empruntant leurs réactions à la vie réduite du sommeil, de l'émotion et de la fatigue.

Ces réactions sont **générales** et par conséquent dépassent le domaine du caractère moral. En effet, la réduction biologique des éléments anatomiques, les réactions vasomotrices et les paresthésies cénesthésiques des nerfs profonds, pour être latentes et inconscientes, n'en existent pas moins.

Mais quand la somnolence, l'émotivité et la fatigue sont envisagés dans le domaine du caractère moral de l'individu, non seulement ces états apparaissent d'une façon appréciable, mais les termes qui les désignent répondent plus étroitement à l'idée qu'on se fait de ces états que lorsqu'il s'agit de leurs manifestations élémentaires.

Les trois tempéraments classés d'après les modes de la vie réduite peuvent prendre pour base le caractère moral de l'individu, sur lequel repose aussi la classification par prédominance des humeurs.

Par opposition à la réduction dont il s'agit, on peut définir le tempérament normal par le plus haut degré de plénitude fonctionnelle. Dans les névroses et les psychoses constitutionnelles, l'analyse des symptômes montre l'état de rêve, d'émotion et de fatigue, avec ou sans prédominance, mais on n'y trouve pas autre chose, même dans l'empiètement le plus complet des cycles les uns sur les autres.

⁎⁎

Tous les caractères acquis en milieu pathologique ont leur origine dans les modes de réaction de la vie physiologique réduite et non dans la complexité fonctionnelle marquant le plus haut degré de différenciation évolutive.

La raison en est qu'un mode de vivre moins complexe est le moyen de mieux résister et de mieux pouvoir s'adapter.

CHAPITRE XIII

APPLICATION DES NOTIONS PRÉCÉDENTES
A L'ÉTUDE DES NÉVROSES ET DES PSYCHOSES

En faisant paraître les analogies de la vie pathologique avec les états de sommeil, d'émotion et de fatigue, ces derniers termes ont été pris dans leur sens le plus extensif.

La nutrition ralentie ou la vie latente d'une cellule anesthésiée, l'exaltation de la cénesthésie périphérique en dehors du ton affectif moral, la réaction lente d'un muscle, après excitation prolongée répondent exactement à ces termes pris en ce sens étendu.

Mais, comme les mots de sommeils, d'émotion et de fatigue se rattachent habituellement à la vie mentale cyclique et consciente, c'est par l'étude des psychoses et des névroses, que des réactions pathologiques, qui correspondent à ces états, doivent apparaître dans leur plus grande netteté. Comme développement des chapitres précédents, je rappellerai ici, sous un point de vue synthétique, des pages déjà publiées ailleurs (1).

Les syndromes ainsi que les symptômes isolés qui composent les névroses et les psychoses se résument dans des modes somnolents, émotionnels ou de fatigue. Ces analogies de la vie physiologique réduite et de la vie pathologique s'expliquent parce que dans la vie physiologique le sommeil, l'émotion et la fatigue sont des moyens indispensables pour conserver la santé dans le milieu normal et que l'organisme réagit dans le milieu nocif par des moyens dont

<hr>

(1) Classification biologique des névroses et des psychoses. *Semaine méd*, 21 juillet 1909.

il dispose habituellement. La vie la moins complexe étant, pour les éléments anatomique, la condition favorable à la lutte et à l'adaptation, qui leur sont imposées.

Après avoir signalé ces analogies, il faut indiquer, en les plaçant en parallèle, les différences qui séparent le sommeil, l'émotion et la fatigue en physiologie et en pathologie.

En pathologie, les manifestations ne sont plus le résultat de l'exercice des organes.

La somnolence du délire de rêve, l'émotion névropathique ou délirante, les paresthésies et l'asthénie de la fatigue sont ici de causes pathogènes ; le rêve, l'émotion, la fatigue sont toxiques, infectieuses, auto-toxiques, etc.

Aussi, ces manifestations se rapprochent-elles davantage de celles que fait naître l'usage et surtout de l'abus de substances toxiques, par lesquelles on les provoque artificiellement, sous forme de rêveries ou de cénesthésies affectives et qu'on pourrait considérer comme des névroses, ou des psychoses d'un genre spécial.

En physiologie, les causes sont naturelles, les agents qui provoquent les fonctions leur sont adéquates et les tissus sont sains.

En pathologie, les causes sont morbides, non spécifiques des fonctions et les tissus sont lésés.

Cependant, il ne faut point méconnaître que des agents physiologiques deviennent pathogènes quand ils sont excessifs et surtout trop répétés. L'intempérance, les excès, le surmenage, l'alimentation trop copieuse, les émotions répétées et intenses sont à l'origine de névroses et de psychoses. On ne peut donc pas dire, par exemple, qu'un sujet n'est pas un malade, quand il présente un état névropathique, à la suite d'une émotion morale en disproportion avec sa résistance individuelle, et si l'on peut écarter la simulation.

Une autre différence capitale entre les agents physiologiques et pathologiques est que les derniers entraînent un trouble profond dans le cycle de l'activité de la vie de relation. A l'état normal la veille avec ses émotions et ses fatigues fait suite au sommeil en deux périodes nettement tranchées.

En pathologie, le sommeil, l'émotion et la fatigue empiètent les uns sur les autres, comme cette insomnie qui n'est ni une veille ni un sommeil complet.

C'est pour cette raison que s'il existe trois grandes formes délirantes répondant aux psychoses somnolentes, aux psychoses émotionnelles et aux psychoses de fatigue, on rencontre dans chacun de ces groupes des symptômes des trois séries, tandis que le fond seul marque une prédominance.

Et c'est aussi pourquoi, dans d'autres cas, l'ensemble des signes des trois groupes sont représentés à ce point que le choix d'une dénomination est rendu difficile entre eux, à un moment donné et dans le cours de l'évolution pathologique en ses phases.

Ainsi, les réactions somnolentes, émotionnelles et de fatigue sont relatives à la fois aux syndromes et aux signes pris en particulier.

Ces différences générales étant tracées entre la vie réduite normale et la vie pathologique, il reste à signaler ce qui diffère pour le détail.

Les causes morbides ont souvent, dans les névroses et les psychoses, un mode d'action spécial, qui est très intéressant en ce qu'il permet de mieux interpréter certains phénomènes.

Il s'agit d'une interversion entre l'action périphérique morbide et le moment psychologique auquel elle est rapportée et que j'ai étudiée sous le nom « d'interversion psychique ».

Mais déjà ce phénomène apparaît dans le rêve de l'état normal et dont voici un exemple : un sujet rêve qu'il marche sur la glace ; en se réveillant il constate que l'un de ses pieds, échappé aux couvertures, avait subi l'impression du froid, tandis que la sensation correspondante n'a pas été perçue tout d'abord par la conscience.

L'interversion consiste en ce que cette impression devait être ressentie la première. Ainsi dans la fiction du rêve l'ef-

fet apparaît comme la cause. Cette modalité peut être géné-
réalisée à une foule de cas divers en pathologie.

Ainsi, dans le trouble émotionnel, l'agent pathogène a-t-il
déterminé le tremblement des jambes, c'est le sentiment
de la peur que le malade exprime. Alors ce n'est plus la
peur qui fait trembler ; c'est le contraire, le malade a peur
parce qu'il tremble.

Souvent les signes périphériques des émotions précèdent,
de cette façon, les sentiments moraux auxquels ils correspondent.

La crainte, l'angoisse pathologique ont encore leur point
de départ dans la cénesthésie périphérique dans des cas où
la sensation incitatrice échappe à la conscience.

C'est pour cela que l'épithète d'indéfinissable est souvent
jointe à la peur ou à l'angoisse par les malades. Et ainsi
sont-ils tristes ou gais, sans savoir pourquoi.

Souvent, l'hystérique déclare que le premier avertisse-
ment des attaques est pour elle la peur, l'émotion, l'angoisse, qui s'expliquent nettement par l'aura gastro-glot-
tique.

Les divers sentiments qu'accusent les malades sont ceux
qui existeraient, sous leur forme normale, si les réactions
périphériques leur étaient secondaires dans l'ordre chronologique.

Mais, au contraire, ces malades sont tristes parce qu'ils
pleurent et joyeux par la raison que les éclats de rire terminent leur attaque. Les pleurs précèdent la tristesse, le
rire précède la joie. Le spasme ou les troubles des sécrétions trompent les malades sur leur état moral. Par de
tels troubles psychiques, la névrose et la psychose se lient
intimement.

A côté de l'interversion psychique, il faut envisager les
rapports qui lient les émotions morales *morbides* aux réactions périphériques qu'elles comporteraient dans la réalité.
Il y a sous ce rapport des modes d'actions pathologiques très
particuliers.

L'idée morbide émotionnelle entraîne, au plus haut degré,
les réactions périphériques de l'émotion correspondante.

C'est ce qui apparaît dans les névroses d'angoisse, où le souvenir fait renaître l'état émotionnel complet et intense.

L'idée émotionnelle n'a pris naissance elle-même, et tout d'abord, qu'an sein d'un trouble général. Et ce qui ressort de l'observation, c'est que le souvenir de cette idée entraîne de nouveau le trouble général qui a présidé à son éclosion.

Il faut poser comme une loi que, dans une psychose somnolente, l'idée délirante fait reparaître l'état somnolent ou confusionnel au sein duquel elle est apparue d'abord.

Que dans la psychose émotionnelle, l'idée spécifique ramène l'état d'angoisse.

Que dans une psychose la fatigue, l'idée fait renaître l'asthénie générale.

Et de là les deux conclusions suivantes : l'état psychique du malade comporte, dans la sphère qui correspond à son idée morbide, un trouble général, qui le rend inapte à juger correctement, quand il est placé dans ses conditions, alors qu'il en est autrement dans d'autres moments psychiques.

C'est là le caractère des monomanies, ou folies partielles.

En second lieu, l'idée morbide, qui a pu naître en milieu toxique, est susceptible de rappeler les manifestations générales dont il s'est accompagné, la somnolence, la confusion, l'angoisse, l'asthénie, alors qu'aucune intoxication n'est plus présente à ce moment.

C'est encore là le caractère des névroses et des psychoses constitutionnelles, dans lesquelles l'idée morbide est comme l'équivalent d'une toxine spécifique.

Une autre question, relative aux analogies et aux différences du sommeil, de l'émotion et de la fatigue dans l'état normal et pathologique, concerne les modifications humorales.

En physiologie, le sommeil faisant suite à une phase d'activité organique, on admet vraisemblablement le rôle des substances de désassimilation dans sa production.

Les émotions, dans le cas où elles sont très vives, retentissent sur les sécrétions et tout particulièrement sur les glandes closes.

La fatigue intense comprend, de son côté, des déchets qui doivent être éliminés.

Dans l'état pathologique émontionnel, il faut compter avec l'intensité et la continuité du processus morbide. Il est certain que les troubles des sécrétions sont marqués par l'exaltation qu'on observe dans beaucoup d'états maniaques, aigus, et par la diminution si notable qui est liée aux psychoses dépressives chroniques.

Il y a, en particulier, dans ces deux conditions des modifications des sécrétions externes et des glandes closes, qui parfois fournissent leur part distincte dans l'ensemble des symptômes.

L'amaigrissement, qui donne la mesure de la désassimilation organique, est souvent notable, parfois extrême, dans les psychoses de fatigue.

D'autre part, les organes qui neutralisent ou éliminent les produits toxiques, peuvent être altérés.

La part de leur insuffisance, surtout celle du foie, joue un rôle considérable dans les manifestations de l'alcoolisme, au point que j'ai pu poser en principe, que la cellule hépatique était altérée chez tout alcoolique ayant présenté du délire aigu, sub-aigu, ou chronique.

Le poison alcool n'est en action que dans l'ivresse ; en dehors d'elle, c'est l'auto-intoxication qui est en cause, créée qu'elle est par l'état d'insuffisance hépatique latente, et devenant effective sous les causes les plus banales, traumatisme, maladies aigues, émotions morales, embarras gastrique, etc.

La brusquerie de certaines convulsions, d'accès délirants, de narcolepsies répétées, autorisent à admettre la présence des toxogènes de l'anaphylaxie, mais ce n'est là qu'une hypothèse.

Sans doute les névroses et les psychoses doivent être divisées ou accidentelles, liées à des toxines infectieuses, à des toxiques de causes externes, et à des auto-intoxications.

Et en maladies constitutionnelles, dans lesquelles toutes les recherches relatives à une auto-intoxication que l'on est tenté d'admettre, sont le plus souvent négatives. Resterait la possibilité d'une dyscrasie minime pouvant agir par le fait d'une tare prédisposante.

On peut admettre que pour les maladies ou affections accidentelles, les troubles humoraux sont primitifs et qu'ils sont habituellement secondaires, s'ils existent, quand il s'agit des névroses ou des psychoses constitutionnelles.

SYNDROMES SOMNOLENTS, ÉMOTIONNELS ET DE FATIGUE

En certains cas, les signes qui se rapportent au sommeil, ou à l'émotion, ou à la fatigue prédominent à ce point chez divers malades, qu'on peut décrire des syndromes qui répondent à ces trois états.

I. — *Névroses et psychoses somnolentes.*

La léthargie, la catalepsie, la catatonie, le somnambulisme, la fugue inconsciente terminée par réveil, l'automatisme ambulatoire, certaines amnésies, la narcolepsie ou sommeil paroxistique, l'état de suggestibilité morbide, les narcoses toxiques, les encéphalites somnolentes en particulier la maladie du sommeil, le rêve prolongé à l'état de veille, les variétés des délires de rêve, la confusion mentale hallucinatrice, les hallucinations marquant toujours un sommeil au moins partiel, etc., etc., ne sont pas autre chose que des formes, et surtout des degrés, du sommeil pathologique.

Ces états, en impliquant des maladies de nature différente ou des moments propres à telle ou telle névrose. démontrent que les réactions somnolentes sont d'un ordre très général.

Ce que les lignes suivantes montreront, c'est jusqu'à quel point la notion de sommeil peut se préciser devant les faits et suivant l'interprétation dont ils sont justiciables.

C'est particulièrement dans les psychoses délirantes qu'il

faut mettre en évidence l'état somnolent, et d'autant plus
que ses degrés les plus faibles ou que les courts moments
où il apparaît, par des hallucinations où le malade rêve
tout éveillé, pourraient faire méconnaître son influence
capitale. Il faut poser en principe que, dans l'état normal
et en psychiatrie, il n'y a ni rêve, ni hallucination sans
somnolence, ne durât-elle qu'un instant.

J'ai substitué depuis longtemps le terme de psychoses
somnolentes à celui de délires de rêve, que j'ai employé
tout d'abord, afin de lui donner une plus grande extension
et surtout de préciser par lui, ce qui est le fond même
de la maladie.

Sans doute le délire de rêve y est compris, mais il n'est
ici qu'un des éléments de la maladie.

Le terme de psychoses somnolentes répond ainsi à un
ensemble de symptômes sensoriaux psychiques et moteurs,
qui sont tous des modalités relevant du sommeil.

Par exemple, quand un malade a en même temps des
hallucinations et de la catatonie, il existe chez lui un état
de sommeil qui régit ces deux symptômes.

Ainsi, je ne veux point me borner à répéter que la folie
ressemble au rêve ainsi que les siècles l'ont proclamé.

Ce que j'ai posé en principe, c'est que l'organisme malade réagit, non par un simple délire de rêve, mais par
des états somnolents, qui comportent le sommeil en ses
signes et en ses formes diverses.

*
* *

A. — *Les caractères des manifestations somnolentes.*

Les fonctions les plus hautement différenciées de la vie
mentale sont en déficit et l'automatisme exaltatif marque
l'activité mentale dans une sphère de différenciation inférieure.

La diminution du pouvoir de la volonté implique l'absence de l'attention, l'absence de contrôle, l'absence de la
puissance des jugements. Devant les événements les plus

imprévus et les plus absurdes il y a absence d'étonnement, absence de doute provisoire.

A ce sujet, il faut préciser ces faits en ajoutant que le sujet peut rêver qu'il est étonné ou qu'il doute et aussi qu'il raisonne, mais que rêver cela ou être étonné des images que suscite le rêve ou le délire, en ce qu'elles sont incohérentes, n'est pas la même chose.

Il y a absence des trois unités d'identité, de temps et de lieu : Un autre déficit a, selon l'explication que je donne de l'extériorisation de la pensée dans le rêve et dans le délire de rêve, une importance capitale. Il s'agit de la distinction entre la conscience qu'on a de la pensée et la conscience du fait de penser. La première est conservée ; la seconde est absente. Cette dernière condition implique la pensée ou souvenirs de sensations, où l'image n'est pas distinguée des sensations de ces images. De là celles-ci sont par le fait rapportées à l'extérieur, d'où elles sont venues. Tel est en effet le mécanisme très simple des hallucinations dans lesquelles les idées deviennent les équivalents de sensations qui seraient actuelles.

A côté de ces déficits, l'activité mentale de la vie réduite du sommeil se manifeste par les hallucinations, les illusions, l'interversion psychique définie au commencement de ce chapitre, la crédulité, la suggestibilité, la confusion des sensations et des idées, les modes somnolents des paroles, des mouvements et des actes, l'automatisme substitué à la volonté.

Cet ensemble constitue l'activité mentale somnolente délirante.

Les hallucinations sont remarquables à la fois par leur fréquence, leur rôle et la multiplicité de leur point de départ dans les différents sens de la vie de relation ou de la cénesthésie. Ce sont choses trop banales pour y insister.

Les hallucinations sont assez souvent des images qui se meuvent, mais surtout qui se transforment devant les yeux du malade. Elles croissent et décroissent, en présentant des modifications successives, surtout sous le rapport de leurs détails. De là des sentiments ou des réflexions qui naissent au gré de ces transformations. Non seulement les personnages et les objets se rassemblent et se succèdent d'une façon incohérente, mais ces images se modifient rapidement elles-mêmes d'une manière étrange.

Si le délirant reconnaît telle personne à son visage, ce visage, que le malade en fasse ou non la remarque spontanée, n'est point une représentation correcte ; il offre telle ou telle particularité étrange ou même absurde. Mais de plus, l'attention en s'y fixant d'une manière automatique, y découvre bientôt des changements, comme sur un visage aux grimaces successives et diverses. Parfois même c'est la transformation soudaine et complète d'un objet dans un autre. De sorte que l'image hallucinatoire est elle-même pleine d'illusions.

En dehors des hallucinations, le délire somnolent s'édifie sur des illusions, sur des allusions et sur des interprétations erronées. « Il m'a semblé qu'on voulait me signifier telle chose... Je me suis dit qu'on voulait me mystifier... J'ai vu des sacs sur lesquels il y avait des croix, et j'ai compris que la maison ne serait pas ouverte. » Tel est le langage qui traduit les impressions des malades.

Le degré de cette incohérence est variable. Il devient moindre dans les phases où le malade, moins somnolent, tire des objets réels des interprétations qui se rapportent alors souvent à un système délirant plus ou moins bien agencé. « On m'a rendu ma monnaie en me disant : cinq et quatre, neuf et en la jetant sur le comptoir avec mépris... J'ai *vu*, ou j'ai *compris*, qu'on disait du mal de moi. »

C'est sur une hallucination ou sur une illusion que le délirant greffe parfois un nouveau rêve, qui lui apparaît comme un souvenir. Et il croit à cette occasion se rappeler une chose qui en réalité, est une illusion de sa mémoire et qui constitue une fausse reconnaissance. La sensation première n'était ni correcte, ni distincte : fausse sensation, fausse interprétation et fausse réminiscence sont liées étroitement.

Une étude attentive des malades somnolents permet avec fréquence de constater le phénomène d'interversion psychique. En ce cas, le point de départ du délire est dans une sensation qui devient le dernier élément de l'épisode délirant.

Un délirant qui se met à courir, croit que les « Esprits » le lui ont commandé et l'ordre explique ainsi la course qui, en réalité, était antérieure.

La sensation, l'idée, l'acte qui suscite le rêve ou le délire s'efface de la conscience en tant que point de départ, pour reparaître comme conclusion.

Il faut toujours tenir compte de cette particularité, si l'on veut interpréter la genèse des délires, car les malades n'accusent pas une cause originelle, qui est amnésique.

L'élément confusion est, comme l'état somnolent, à des degrés variables, suivant les divers types de ce vaste groupe, et dont la stupeur est le degré le plus accusé. Dans la confusion du temps, le malade rapporte à son délire actuel des événements d'une autre époque de sa vie.

Il confond les lieux relativement au temps qu'il faudrait pour passer d'un endroit dans un autre.

Il complique et dédouble sa personnalité, et jusqu'à constituer des personnalités fragmentaires, qui apparaissent comme des groupes d'association liés aux degrés de somnolence et de veille.

Dans les périodes aiguës, les malades ne savent où ils sont, ils confondent les personnes qui les entourent avec d'autres et accumulent illusions sur illusions.

Dans les phases d'améliorations qui précèdent la guérison, ou dans les états somnolents chroniques, le délire n'apparaît que dans une sphère en quelque sorte spécifique et en dehors de laquelle le malade est lucide.

Ou encore, il n'existe plus qu'une idée fixe, suivant la description de Baillarger.

L'amnésie, qui est un des caractères fréquents des rêves de l'état normal, intervient souvent dans les psychoses, dont elle est l'un des éléments.

Ainsi le malade oublie immédiatement ce qu'on vient de lui dire.

Ou bien un oubli rentre dans le délire en ce que le malade, méconnaissant cet oubli, interprète de façon délirante les idées qu'il a fait naître.

De plus l'oubli est relatif à la phase délirante. Dans les délires accidentels, infectieux ou autotoxiques, le malade ne peut souvent se souvenir des particularités de son délire, une fois qu'il est guéri. Et inversement pour les accès de délires constitutionnels.

De même il y a des rêves dont on se souvient, d'autres qui échappent à la mémoire.

Il suffit de dire que les sensations sont ici confuses, voilées, incertaines, pleines d'illusions et que les émotions participent aussi de l'état de sommeil et dont le cauchemar offre le type. Mais il faut insister davantage sur les troubles du mouvement parce qu'ils justifient pleinement, par les formes qu'ils revêtent, le terme de psychoses somnolentes, depuis le rêve à haute voix jusqu'au somnambulisme.

Le rêve délirant moteur et en action accompagne le rêve délirant sensoriel.

Voici un malade confus, halluciné et catatonique. La psychose somnolente n'est-elle pas évidente ici par la réunion de la catatonie, mode somnolent, avec l'état confus et hallucinatoire. Ces trois modalités ne sont pas étrangères l'une à l'autre ; le fond mental régit ces trois symptômes.

Voici un autre malade : au repos le regard est fixe : il semble regarder dans le vide ; il n'y a point de clignements des paupières, ce qui caractérise la torpeur ; lorsqu'on lui parle, il répète à tout moment la même chose, à savoir qu'il est sans instruction, ce qui répond à l'idée fixe. Quand on l'interroge, il répète qu'il ne sait pas, qu'il ne peut pas dire ; il fait d'autres fois des réponses inexactes, ce qui démontre un état confus. Veut-il agir, il sort de la salle, sans savoir où il va, sans but et il s'égare.

Cet ensemble : torpeur, idée fixe, confusion, automatisme ambulatoire, se résume dans un état somnolent, dont le rêve sensoriel, s'il existe, n'est qu'un des éléments.

Dans d'autres cas c'est la catalepsie ou le somnambulisme typique qui accompagne le délire de rêverie ou de rêve hallucinatoire.

Lorsque la psychose est partielle et systématisée, les malades se rendent compte que l'action est pour eux un effort, qu'ils sont impuissants à agir, ce qui répond à l'engourdissement somnolent d'une période relativement éveillée.

Ce signe, comme beaucoup d'autres, demande à être recherché et on ne saurait trop s'y efforcer, si l'on veut pénétrer la véritable nature des délires.

Si les délires répondent à des formes du sommeil, c'est qu'il est possible parfois de réveiller des malades.

Dans les cas aigus on peut réveiller les malades, pour un court instant, par une interpellation brusque, par un bruit, par un choc. Un délirant en frappant du poing un meuble sur lequel il voyait un animal, a pu se réveiller lui-même.

Comme conclusion de ces observations, on voit que le fait essentiel des psychoses de ce groupe se trouve dans l'association, chez le même malade, de signes et de symptômes qui appartiennent isolément à des formes diverses du sommeil.

Il faut donc le répéter encore, le terme de psychoses somnolentes vaut en ce qu'il réunit un ensemble de maladies dans le fond ou mode général de réaction, est le même.

*
* *

B. — LES FORMES DES PSYCHOSES SOMNOLENTES.

Par la description précédente on a pu voir qu'il y a des sommeils, et aussi bien, que les variétés des rêves étaient multiples, suivant les phénomènes sensoriaux, cénesthésiques ou moteurs.

Dans mes premiers travaux, j'ai distingué trois formes de délires basées sur la prédominance de ces signes. Ensuite j'ai multiplié ces divisions, en ce que la clinique peut établir parmi elles des types secondaires. A tout prendre, les formes des psychoses somnolentes sont les suivantes :

1° *Le délire de la rêvasserie.* — Les médecins qui ont étudié le délire des fièvres adynamiques ont décrit, chez les malades profondément infectés ou typhoïdiques, une sorte de marmottement ou logorrhée incessante surtout nocturne, dans le décubitus dorsal, caractérisée par des paroles mal articulées et exprimant des idées délirantes incohérentes. Le fait que le rêve est prononcé à haute voix à mesure qu'il se déroule est distinctif ainsi que l'incohérence.

Cependant les psychoses somnolentes ont un domaine qui s'étend, depuis les états infectieux les plus profonds, jusqu'aux manifestations des délires constitutionnels et aux troubles du sommeil chez les psychopathes et les névropathes. Chez ces derniers on observe aussi le rêve parlé sous forme d'incessantes conversations pendant le sommeil. Le terme d'hypnolalisme ou d'hypnolalie convient parfaitement à ces cas.

2° *Le délire du rêve hallucinatoire.* — C'est plus particulièrement ce dernier qui a fait l'objet des généralités exposées plus haut. Il faut ajouter que ses caractères particuliers sont surtout les hallucinations qui relèvent de la vie sensitivo-sensorielle, c'est-à-dire des cinq sens, sans toutefois que cette origine soit exclusive.

C'est peut-être la forme la plus importante des psychoses du sommeil, et dont l'extension considérable comprend des maladies infectieuses ou toxiques aiguës, aussi bien que des délires très systématisés.

Entre ces extrêmes, se place le cas, où un malade intoxiqué ou infecté, se trouve arrivé à une période voisine de sa guérison. A ce moment, les symptômes toxiques ou infectieux ne sont plus en cause et le délire qui tout d'abord se produisait à tout sujet, est maintenant limité à la sphère du rêve particulier, qui a résumé le délire initial sous sa manifestation principale. Il suffit d'en rappeler le souvenir au cours d'une conversation, pour que l'idée provoque dans l'esprit du malade l'état de confusion somnolente dans lequel elle a pris naissance et pour que le délire reparaisse.

La cause toxique ou infectieuse n'étant plus présente, à ce moment, c'est le cas de dire que l'idée est l'équivalent de la toxine pathogène (1).

____

(1) Voir le chapitre traitant de l'anatypie mentale.

Ce délire partiel établit la transition avec le délire systématisé chronique, incurable et constitutionnel, dont il offre le caractère principal.

3° *Le délire du cauchemar, ou rêve cénesthésique.* — Le point de départ est ici plus spécialement dans la sphère de l'affectivité, de la sensibilité cénesthésique profonde et viscérale. Le rêve s'accompagne volontiers d'angoisse, de constriction épigastrique, d'oppression respiratoire, de cyanose, de sueurs, d'idées fixes obsédantes, de zoopsie, d'hallucinations et de scènes terrifiantes, de panophobie.

Ces caractères du cauchemar sont ceux du délire qui en est l'analogue.

Au point de vue nosologique on reconnaît les traits du délire des alcooliques dans l'une de leur forme fréquente. De plus, on rencontre aussi ce rêve et ce délire dans des auto-intoxications et des infections aiguës, ce qui s'explique par le fait que j'ai démontré que, chez les alcooliques eux-mêmes, ce n'était pas le toxique alcool en action actuelle sur l'organisme, mais l'auto-intoxication relevant de l'insuffisance hépatique, créée antérieurement par l'alcool.

Il y a des malades de ce genre qui rendent compte, dans leur délire, de leurs hallucinations à mesure qu'elles se produisent. C'est alors que la description précédente peut apparaître dans toute sa netteté.

4° *Le délire du songe.* — Le rêve proprement dit et le songe ne sont pas des termes synonymes.

Le songe est un rêve plus complexe, plus suivi, dont les péripéties se relient davantage entre elles, dont les hallucinations, moins mobiles, sont interprétées et qui, en dépit de l'incohérence, ou mieux de l'absurdité, constitue un certain tout.

Faut-il invoquer le témoignage des grammairiens ? Ils disent que le songe est plus spécieux, plus important, plus réel que le rêve, moins extravagant.

Ils ajoutent très justement : « Les chimères, les imaginations, les idées fantastiques d'un visionnaire ressemblent à des songes. » — Le délire reflète ces caractères.

Le délire du songe se combine souvent à un délire de

rêverie qui est encore autre chose. La rêverie interprète ici l'hallucination. Les malades en état de veille plus apparente, édifient leur délire sur une combinaison d'hallucinations, de rêveries et d'interprétations de faits réels, comme s'ils étaient dans un état instable, où les degrés de la somnolence se succèdent sans intervalles appréciables. Cette forme constitue une des plus intéressante des psychoses somnolentes en se liant à la folie proprement dite.

On en trouvera une longue observation que j'ai publiée sous le titre significatif de « délire systématisé de rêve à rêve. » (1).

5° *Le délire de la rêverie.* — Ce qui distingue la rêverie des formes précédentes, c'est l'absence d'hallucinations, le degré de la somnolence y étant habituellement moindre. C'est une suite de pensées plus ou moins incohérentes, mais dont les idées-images ne sont pas extériorisées, de sorte que le délire de rêverie est surtout un automatisme somnolent intellectuel.

Ici point de rêve proprement dit, c'est-à-dire point d'hallucinations, avec lesquelles les images de la pensée incoordonnée ne sauraient être confondues, mais une succession d'idées et d'idées sans liens précis, semblant se développer à l'aventure ; un retour à chaque instant de mots, impliquant une direction monotone du processus mental, par dominance d'un sentiment, ou d'une assonance ; une auto-suggestion démontrée par cette idée fixe et par les incitations actuelles des choses extérieures.

6° *Le délire de l'illusion.* — Dans l'illusion, la somnolence n'atteint pas non plus jusqu'à l'hallucination.

Une sensation, un sentiment, une idée est dans ce processus, le point de départ d'un faux jugement.

La sensation, le sentiment ou l'idée comportent une apparence trompeuse sur laquelle se greffe la conception délirante.

Le malade trouve aux objets, aux personnes, aux événements une signification erronée et étrange.

____

(1) M. Klippel et P. Trenaunay *Rev. de Psych.*, avril 1901.

Préoccupé de lui-même et placé sous l'influence de ses idées délirantes antérieures, il voit, dans le geste le plus insignifiant, dans la lecture la plus banale, dans la disposition ou dans le nombre des objets, des allusions à son état, à ses désirs, à sa situation. Souvent il s'en étonne et procède par une interrogation, qui, elle-même, est pleine de soupçons délirants.

Il est impossible de ne pas reconnaître l'état somnolent qui a présidé à ces symptômes, si l'on met en comparaison l'insignifiance de l'objet avec la signification que lui donne le sujet.

Celui-ci se rapproche plus de l'état de veille, au moment où il rend compte de ses impressions passées et si le degré de veille s'accuse, on voit surgir des doutes. Mais, avec les réflexions qui épuisent rapidement le malade, il incline en général du côté du délire.

En réalité, il ne s'agit point d'autre chose que d'une interprétation délirante, suivant le langage très juste et très classique.

Si je n'ai pas employé le terme de délire interprétatif, c'est pour garder la même base de classification que j'ai prise pour toutes les formes des psychoses de ce groupe et qui répond aux différents types du sommeil.

Si l'on examine ce qui se passe dans le sommeil avec rêve, on trouve que l'hallucination et l'illusion y ont des liens étroits. Or, s'il est certain que le délire illusoire peut être dégagé de toute hallucination, il y a cependant lieu de toujours faire quelques restrictions.

Il est très fréquent de voir une phase d'illusions interprétatives faire place à des hallucinations dont l'importance sera décisive.

Ensuite l'illusion et l'hallucination sont si proches l'une de l'autre qu'il est parfois très difficile d'en juger par le récit des malades. A travers l'illusion, l'hallucination s'ébauche et transparaît. Une malade raconte qu'en lisant dans un livre de prières, elle a reconnu qu'on faisait allusion à sa personne, et elle ajoute : la phrase dont il s'agit était soulignée. Actuellement, plus éveillée, elle reconnaît que les traits en question n'existent plus.

Disons donc que dans cette forme, l'interprétation est au moins le caractère dominant.

7° *Le délire du rêve moteur ou somnambulique.* — Ici se placent les troubles du mouvement, comme la catatonie, la catalepsie, qui accompagnent parfois les hallucinations existantes en fait, ou qui sont révélées à l'observateur par des gestes.

La variété la plus nette est ce somnambulisme, dans lequel les actes les plus délirants sont commis pendant le sommeil, oubliés ensuite par le malade réveillé, mais dont le souvenir peut parfois être évoqué chez lui, en le replaçant dans son état second.

D'autres malades vivent correctement dans le même état, mais s'il n'y a pas délire, ces faits se rangent cependant dans les psychoses.

Il faut encore revenir ici sur la variété indiquée sous le nom d'hypnolalie, mot composé qui signifie sommeil et parler sans choix, bavarder, articuler des sons. Il peut s'agir parfois d'un véritable rêve ou action compliquée, par exemple une conversation, avec débat contradictoire de deux personnes, pendant leur sommeil.

8° *Association des formes précédentes.* — Si l'on peut distinguer un délire du songe, du cauchemar, de la rêverie, etc., on les rencontre aussi en associations diverses.

La plus importante est celle du songe avec la rêverie, et dont j'ai indiqué plus haut le caractère, en montrant chez ces malades l'instabilité des degrés de la somnolence, instabilité qui permet à un sujet de mêler le sommeil et la veille pour tirer son délire de l'un et de l'autre. Dans l'état intense, c'est l'hallucination sensorielle ou intuitive qui résume l'interprétation délirante et que la rêverie développe.

Si la somnolence diminue encore, toutes les conceptions délirantes persistent, mais sans entraîner de confusion extensive.

En cela, on trouve le passage insensible du sommeil relatif à la veille relative.

Le songe se prolonge et se poursuit dans la rêverie et la rêverie alimente le songe, suivant les définitions précédentes.

Et ces phases se succèdent, et s'enchevêtrent si bien, que l'ensemble peut apparaître comme homogène, sous la dominance générale de l'état somnolent en ses degrés.

D'une façon générale, on peut dire que ces degrés sont très variables dans une même psychose. La dissociation de la personnalité monomaniaque fait apparaître des contrastes dans les différentes sphères, le jugement étant faussé ici et à peu près normal ailleurs.

L'association du rêve hallucinatoire et du rêve moteur est faite pour démontrer que la vie mentale entière traduit le sommeil.

En établissant la combinaison en nombre indéfini des symptômes du sommeil en ses diverses modalités, j'ai prouvé, je crois, que le terme de psychoses somnolentes était une appellation rigoureusement exacte comme s'appliquant à un groupe défini par des caractères biologiques distincts.

⁎⁎

C. — Nosologie des psychoses somnolentes.

Les différentes formes cliniques des psychoses somnolentes étant ainsi fixées, il importe de les dégager au point de vue de leur valeur nosologique.

D'ailleurs, on en peut conclure facilement, sur ce qui se déduit du principe même de cette étude, savoir :

Que les sommeils dans leurs modalités multiples, et souvent confondues chez le même sujet, sont les réactions fonctionnelles de l'organisme malade. Des agents pathogènes en nombre indéfini et de nature très diverse sont donc à l'origine des psychoses somnolentes.

De là, la variabilité de leur intensité, de leur durée, de leur évolution.

Les psychoses somnolentes, sont, en effet, liées aux infections, aux intoxications accidentelles ou médicamenteuses,

aux psychopathies dites organiques, aux accès délirants des
sujets mentalement tarés, aux psychonévroses et à la folie
dans son acceptation la plus complète de maladie chronique
et incurable. Et tantôt encore, elles ne sont qu'un épisode
délirant, tel que le rêve prolongé à l'état de veille, au cours
d'une psychose émotionnelle ou de fatigue.

En dehors de la réaction biologique qui les distingue,
leur intérêt clinique réside dans l'agent pathogène qui en
est la condition. Les formes à symptômes somnolents très
accusés n'auront, parfois, qu'une gravité relative si elles sont
liées à des maladies aiguës curables elles-mêmes.

L'intoxication, révélée par l'examen clinique et les
recherches de laboratoire, sera chez tel malade au maximum, dans un délire de rêve, pendant la veille apparente,
s'alimentant des phénomènes de l'ambiance, en pleine confusion des personnes et des choses.

Chez le même malade, l'intoxication révélée par ces
recherches, sera nulle dans une autre phase, tandis que le
délire apparaîtra comme le reliquat de la période précédente, alors que l'intoxication qui l'a provoqué, a disparu
la première.

Cette transition conduit aux psychoses du songe ou de la
rêverie, dans lesquelles la somnolence se confond avec l'état
apparent de veille et où les signes du délire sont confinés
dans une sphère d'association d'idées et de sentiments, qui
est spéciale.

Il y a, dans l'ensemble, une grande variété de conditions
pathogéniques, avec des formes cliniques diverses, mais
comportant toujours l'état somnolent comme un fond commun à tous les cas.

II. — NÉVROSES ET PSYCHOSES ÉMOTIONNELLES.

Je ne veux pas décrire en particulier les maladies nerveuses dont les caractères sont ceux des émotions. Le but
que je poursuis est moins de ne rien omettre que de défendre ma conception générale et qui consiste à établir des
groupes syndromiques, en partant du principe exposé au

début de cette étude, à savoir que dans le milieu patholcgique les modes réactionnels de l'organisme sont ceux de la vie physiologique réduite, marquée par le sommeil, l'émotion et la fatigue.

Les termes de névroses et de psychoses émotionnelles signifient que l'émotivité est ici, vis-à-vis de l'émotion, ce que le sommeil est vis-à-vis d'un rêve dans le groupe précédent.

Ils impliquent un état général émotionnel marqué par de multiples réactions similaires dans le domaine sensoriel, moteur et psychique, de même que tout à l'heure, c'était l'état somnolent qui dominait tout un ensemble de réactions.

*
* *

Certainement, l'émotion morale définie et consciente est le symptôme en relief dans les psychoses émotionnelles, mais encore une fois, elle n'en est qu'un des éléments parmi les manifestations du trouble général de la vie affective.

Or les choses sont à ce point, que l'émotion, élément conscient de la vie mentale, peut faire défaut. C'est-à-dire que la cause pathogène peut provoquer l'ensemble des réactions qui, habituellement, accompagnent telle ou telle émotion sans que celle-ci soit accusée par les malades.

Dans le frisson des maladies générales aiguës, la pâleur de la face, l'horripilation et le tremblement qui secoue les membres sont bien des signes dont s'accompagne la frayeur, mais la cause de ces réactions est toute différente de la peur morale.

Il en est de même dans des névroses et des psychoses où il n'y a pas de délire. Les signes des émotions y sont provoqués en dehors du ton moral affectif qui les provoquent en physiologie.

Dans les cas où les choses sont ainsi, l'émotion morale peut cependant apparaître, mais alors, comme conséquence et conclusion d'un ensemble de troubles émotionnels sous-corticaux qui sont primitifs.

C'est ce qui a été exposé plus haut sous le nom d'interversion psychique. Il faut y insister maintenant par des exemples.

L'élément moral de l'émotion fait défaut dans beaucoup de névroses. La maladie de Basedow reproduit par l'ensemble de ses symptômes : tuméfaction du cou, exorbitis, battements carotidiens violents, tachycardie, tremblement, facies spécial, un ensemble de signes que l'on rencontre dans la colère et dans d'autres émotions. De plus, des phénomènes comme la glycosurie, les sueurs, les troubles vasomoteurs, les hypersécrétions urinaires et intestinales qu'on voit parfois chez les basedowiens sont aussi des manifestations liées aux émotions vives. De sorte qu'il est impossible, en considérant les symptômes principaux et accessoires de cette maladie, de n'y point reconnaître les traits des états émotifs exaltatifs.

Or, l'ensemble de ces signes se manifeste en dehors d'une émotion morale définie, comme la colère, par exemple.

D'autre part, il est certain que ces malades sont des névropathes et qu'ils présentent, avec fréquence, des troubles psychiques qui se superposent aux symptômes précédents.

L'irritabilité du caractère, la colère par accès sont presque inséparables de cette affection. Et encore faut-il considérer que l'émotivité fait redoubler la violence des symptômes et même que les émotions morales ont un rôle important dans la genèse de cette maladie.

Voici un malade qui pâlit subitement, son visage se décompose, il pousse un cri spasmodique, il tombe sans connaissance et entre en convulsions pendant quelques secondes. Une émotion violente pourrait réaliser ce syndrome. Cependant d'émotion morale définie, il n'y en a pas chez l'épileptique.

L'aura qui annonce l'attaque d'hystérie, le spasme qui remonte de la région épigastrique, ou sous sternale vers le cou, est une étreinte, qui reproduit une angoisse très vive ; les cris et les pleurs ou les éclats de rire, qui souvent sont une phase de l'attaque, sont des manifestations émotionnelles indiscutables.

Or il semble que ces signes précèdent l'émotion morale, dans les cas où elle existe. Si les malades affirment un état d'émotion psychique au début de leurs attaques, il semble qu'à ce moment, l'aura constrictive ait déjà débuté et par conséquent que l'angoisse périphérique soit ici le phénomène initial.

Beaucoup de tremblements, de tics, de spasmes, de mouvements choréiques, sont aussi des manifestations qui se lient aux émotions. Les émotions les provoquent ou les font redoubler ; les sujets qui les présentent sont des névropathes, mais il n'y a pas chez eux une émotion consciente et définie qui réalise ces symptômes. La peur qui fait trembler ou le tremblement qui éveille la peur sont choses différentes.

Ainsi, dans les névroses émotionnelles, l'état émotif peut ne pas comporter l'émotion morale ou la comporter secondairement.

Il n'en est plus de même dans beaucoup de névroses et de psychoses non délirantes, dans lesquelles l'émotion mentale apparaît avec prédominance. Entre ces psychoses là et celles qui sont délirantes et où l'émotion devient le délire. il y a toutes les transitions.

Déjà, certaines émotions morales conduisent insensiblement à l'état pathologique. N'est-il pas, en effet, des passions qu'on peut qualifier de malsaines, d'accidentelles, d'anomales, en ce qu'elles n'existent pas chez l'individu parfaitement sain d'esprit.

La folie dite « morale », dans ses formes lucides rentre souvent dans les psychoses émotionnelles.

L'obsédé, conscient de l'absurdité de son idée angoissante, établit lui-même une relation étroite entre cette idée et les troubles si pénibles de l'état émotionnel général qu'il éprouve.

La valeur de l'émotion morale morbide est mise, ici, en relief sous plusieurs rapports.

Le seul souvenir de l'idée morbide, surtout si les conditions de circonstance et d'ambiance sont de nouveau présentes, suffit à faire renaître l'accès, avec l'ensemble de ses manifestations périphériques : constriction respiratoire, malaise épigastrique, raideur musculaire, cyanose des extrémités, troubles sudoraux, vasomoteurs, etc.

L'intensité du ton affectif qui accompagne l'idée · fixe opprime les facultés. C'est par là qu'on peut expliquer le défaut d'attention et l'insuffisance du contrôle, les erreurs du jugement pendant la crise qui ne permet pas au malade conscient de son état, de se ressaisir, l'aboulie, l'obnubilation des sens et leurs illusions, tandis que l'esprit tout entier semble se concentrer sur une idée.

Si ces malades présentent du délire, c'est encore à l'intensité de l'émotion morale qu'il le faut rapporter. Si le délire est chez eux exceptionnel, il apparaît dans les deux conditions suivantes. L'angoisse aboutit à un acte impulsif qui lui correspond ; — ou bien c'est une hallucination, sous laquelle se présente l'objet de l'angoisse.

Telle cette femme, qui avait souvent l'idée qu'elle pourrait assassiner son enfant et qui, un jour qu'elle était en proie à cette sorte d'angoisse, entendit soudain une voix qui lui criait : « Tue-le, tue-le ! » et dont une fuite éperdue fut la conséquence.

Dans les psychoses délirantes, la place de l'émotion pathologique, devient encore plus importante.

Les troubles de la cénesthésie sentimentale, du ton affectif, sont à la base des psychoses émotionnelles les plus variées. Il suffit pour en juger, de se reporter aux termes qui les désignent : obsessions délirantes, mégalomanie, maladie du remords, lypémanie, mélancolie, anxiété du doute, mélancolie anxieuse, manie, excitation maniaque, nosomanie, manie du suicide, folie jalouse, érotisme, auto-accusation, etc., autant de termes qui traduisent une émotion, et dont la multiplicité est sans bornes.

Il faut, au contraire, s'efforcer de réduire des formes si semblables, en prenant comme point de départ des divisions qui peuvent correspondre aux caractères principaux des diverses émotions. Il est vrai qu'on peut les classer de cette façon, en se plaçant à plusieurs points de vue.

On peut diviser les états émotionnels en deux groupes

fondamentaux : le plaisir et la peine, ou la joie et la tristesse, qui comprennent chacun des variétés.

Les termes d'émotions exaltatives et dépressives expriment également ces deux modalités fondamentales. Il faut faire remarquer, qu'en matière d'émotion, le mode dépressif ne répond pas à un état passif, mais à une oppression afflictive qui dépasse en intensité ce que le sentiment opposé peut comporter d'exaltation.

En se résumant dans la joie et dans son contraire, la tristesse, la cénesthésie de la vie mentale peut être le point de départ de deux psychoses qui s'opposent par leur caractère. Mais toutes deux représentent un état qui est actuel. On n'est pas triste ou joyeux dans l'avenir.

Si le plaisir ou la peine sont relatifs à l'avenir, les délires correspondent au désir ou à la crainte et comme en ce cas le doute est possible, il a aussi souvent sa part dans de tels délires.

Si la joie et la tristesse caractérisent souvent les psychoses émotionnelles, elles sont, plus souvent encore, puisées dans les émotions qui se lient aux diverses modalités de la crainte, ce que traduit si bien le langage des mélancoliques qui envisagent l'avenir.

Le malade qui attend des événements fâcheux, qui a l'anxiété de ce qui va se produire, est sans doute triste actuellement, mais il l'est par prévision. Ainsi il se distingue du mélancolique qui est décidément ruiné.

Chez lui, en effet, il y a place pour l'incertitude, pour le soupçon et pour le doute. Chez le maniaque, dont la vie végétative est en pleine exaltation, la joie est actuelle.

Tel mégalomane, qui va jusqu'à dissimuler ses ambitions, fait concourir l'espoir à son délire et, en cela, envisage aussi l'avenir.

Il y a déjà une importante distinction entre les deux états fondamentaux, impliquant ces variétés. Celles-ci se multiplient encore, sans d'autres distinctions, et jusqu'aux objets très particuliers, qui en sont le caractère émotionnel spécifique.

La cénesthésie affective s'accompagne de manifestations

émotionnelles intérieures et de réactions extérieures, qui traduisent et qui font apparaître que l'émotion morale est l'élément capital des psychoses de ce groupe. Ces phénomènes peuvent, eux aussi, se résumer dans les deux termes opposés d'exaltatif et de dépressif.

La parole mise à la disposition de l'émotion, la physionomie, l'attitude, les gestes, les mouvements instinctifs et volontaires des malades sont, à ce point de vue, nettement significatifs. Violence, abattement, fureur, gaieté, mégalomanie, vanité, agitation, angoisse, suicide ont servi à qualifier diverses sortes de délires. Un examen plus complet ou plus délicat montre encore une foule de troubles sensoriaux, moteurs hypo ou hyper-sécrétoires, vasomoteurs, thermiques, viscéraux, nutritifs, qui accompagnent les émotions et qui les traduisent.

Dans leur extrême multiplicité, ils vont de la basophobie à la cyanose ; de l'horripilation à la lipothymie ; de l'immobilité figée à l'agitation, aux spasmes, aux tics ; de l'angor à l'hypersécrétion thyroïdienne ; des larmes à la glycosurie

Il faut d'ailleurs faire une place à part aux troubles sécrétoires des glandes closes. De là, des syndromes secondaires dont la pathogénie est humorale et en rapport avec celles des glandes qui sont spécialement affectées dans la série des cas.

Beaucoup de troubles dyscrasiques sont effets, et non causes, dans les psychoses émotionnelles. Des réactions de ce genre appartiennent aussi aux émotions normales, à ce point qu'avant, comme après Cabanis, tous les auteurs se sont trouvés d'accord pour admettre le retentissement de l'état moral sur l'organisme tout entier.

Ce fait est en rapport, avec la thèse que j'ai posée, d'une façon si évidente, qu'il est inutile d'y insister.

D'autres caractères distinctifs que ceux qui répondent à la double division précédente et aux variétés qu'elle comporte relèvent de la sphère évolutive, dans laquelle se produit l'état émotionnel.

Il y a, au cours de l'évolution, une succession dans l'acquisition et dans le développement de la vie affective, depuis les instincts les plus rudimentaires, jusqu'aux émotions intellectuelles et morales, esthétiques et personnelles.

J'ai déjà souligné que l'émotion était prise ici dans son sens le plus général, jusqu'à y faire rentrer des manifestations inconscientes ou insensibles.

Pour chaque variété d'émotion, distinguée tout d'abord à d'autres points de vue, on peut en considérer l'échelon, le degré par rapport à l'évolution.

Je prendrai comme exemple le délire maniaque. Il y a d'abord un syndrome maniaque, qu'on pourrait qualifier de *manie sous-corticale* et dans lequel l'homme se rapproche singulièrement de l'animal.

Un malade pousse des cris, hurle, rugit, vocifère, en même temps qu'il se roule sur le sol ou sur son lit, frappe çà et là en des mouvements désordonnés de ses quatre membres, semble lutter contre un obstacle qui l'étreint, mord ses couvertures, se débat.

On remarquera qu'il n'y a ici ni paroles prononcées, ni actes moteurs coordonnés par la volonté ; il n'y a que des cris inarticulés et des mouvements de défense instinctive. Et, d'autre part, il ne s'agit pas de simples convulsions, car la manie sous-corticale comporte un état émotionnel défini, quoique rudimentaire.

Pour passer de ce type inférieur à l'extrême opposé, considérons l'excitation maniaque sous la forme qu'elle revêt assez souvent dans la phase exaltative de la folie circulaire. Voici un malade levé et dispos de grand matin ; tout de suite il éprouve le besoin de voir du monde et de faire des visites ; il a déjà faim et soif. En son langage il est vaniteux, ironique, inconvenant et spirituel. Dans l'acuité de ses sens, une trace de fatigue sur le visage d'autrui, un défaut minime est tout de suite l'objet d'une réflexion piquante, d'un trait d'esprit, d'une plaisanterie. Un tel malade s'étonne ou se fâche de l'accueil qu'on lui fait, mais il ne comprend pas jusqu'à quel point il est indiscret et insupportable.

Or, entre ces deux aspects extrêmes de la manie, il y a

place pour plusieurs modalités intermédiaires sous le rapport émotionnel évolutif.

On peut hiérarchiser ainsi les différents degrés des psychoses. Combien il est fréquent de voir chez les malades les mieux éduqués disparaître les sentiments que l'éducation et le milieu ont développés en dernier lieu, tandis qu'un atavisme plus ou moins reculé semble être chez eux le caractère de l'état morbide. Parfois les modes de la colère, de la fureur elle-même, semblent avoir fait retourner l'homme civilisé à l'état sauvage.

C'est une vie réduite par rapport à la plus haute différenciation émotionnelle, qui est en jeu dans les réactions pathologiques.

C'est en se plaçant aux différents points de vue qui viennent d'être indiqués qu'on peut trouver la base logique d'une classification complète des psychoses émotionnelles.

A côté de ces divisions, il ne reste plus qu'à signaler, comme pour les psychoses somnolentes, des formes émotionnelles combinées dans lesquelles des émotions diverses ou opposées se trouvent réunies actuellement ou en succession. Il faut signaler l'association par succession de phénomènes exaltatifs et dépressifs, qui, pour être parfois nettement tranchés, peuvent se déceler à un degré quelconque dans tous les cas. A l'exaltation succède la dépression.

D'autre part, dans l'exaltation la plus vive, on découvre souvent une part d'asthénie. Ainsi, chez le maniaque, le ton cénesthésique élevé s'accompagne volontiers d'une faiblesse musculaire, en dépit de la violence apparente.

Chez un certain nombre de malades, il y a aussi d'un instant à l'autre, des phénomènes exaltatifs et dépressifs qui se combinent dans un même délire.

Une émotion provoque ainsi un état qui, à son tour, a pour réaction une émotion différente de la première.

Il y a enfin des sujets qui expriment en riant, ou sur le ton de la satisfaction, des choses tristes, mais que leur fond de faiblesse incohérente peut faire classer en dehors des psychoses émotionnelles.

*
* *

Les mêmes considérations nosologiques développées à l'occasion des psychoses somnolentes, sont applicables ici.

Cependant l'intoxication et l'infection accidentelles diminuent d'importance, pour laisser plus de place à la constitution de l'individu, aux réactions habituelles de son organisme moral, et à son caractère affectif.

III. — LES NÉVROSES ET LES PSYCHOSES DE FATIGUE

Les névroses et les psychoses qui se traduisent par des symptômes d'adynamie et par des modifications de la sensibilité profonde, c'est-à-dire dont les réactions sont celles de la fatigue, sont nombreuses et variées dans leur aspect.

Dans le sommeil, il y a le rêve, le cauchemar, le songe, la rêverie, etc.

Dans l'émotivité, il y a toute la série des émotions exaltatives et dépressives.

Dans la fatigue, on trouve le double élément symptomatique, que je résume ici dans ces deux mots : *l'asthénie paresthésique*, c'est-à-dire la faiblesse de l'acte avec la perversion de la sensibilité profonde.

Les psychoses somnolentes trouvaient surtout leurs réactions sensorielles dans la sensibilité très différenciée, comportant l'illusion et l'hallucination des cinq sens.

Or, les psychoses de fatigue tirent leurs réactions dynamiques de la sensibilité profonde et viscérale.

On remarquera que ces sensibilités, qui s'exaltent dans l'état de fatigue, sont, en général, obscures et mal définies. La sensibilité profonde et la sensibilité viscérale, en dehors de la fatigue et de la maladie, fournissent plutôt une notion générale de l'état de la santé et des forces organiques que des impressions nettes et localisées : il s'agit d'une cénesthésie de fond, par rapport au ton particulier aux diverses variétés d'émotions.

De là, avec fréquence, la difficulté que le sujet éprouve à rendre compte de ce qu'il ressent dans l'état de maladie. Aussi le caractère clinique des névroses de fatigue est-il l'emploi de la comparaison pour définir le symptôme.

A chaque instant, dans la conversation des malades, on rencontre ces expressions : « C'est comme si..., on dirait que..., je ne sais comment dire... » et même ces mots significatifs : « Ce que je ressens est indéfinissable. »

Lorsqu'un malade somnolent voit, autour de lui, des têtes sans corps, suspendues dans l'espace et qui font des grimaces, il voit quelque chose d'absurde et qui peut offrir plus ou moins de vague dans les détails, mais c'est quelque chose qu'il n'éprouve aucune peine à indiquer en deux mots et en termes précis : ce sont des têtes grimaçantes. Il n'en est pas ainsi dans les paresthésies profondes et viscérales ; ce qui manque au langage, c'est un terme défini pour exprimer un fait accidentel, dans une sphère de sensibilité habituellement sans netteté consciente.

Je n'aurai pas de peine à démontrer que la faiblesse et la paresthésie, c'est-à-dire l'asthénie paresthésique, sont le caractère de la fatigue normale.

La faiblesse est évidente par la diminution ou l'impuissance de l'activité, par la difficulté d'un effort soutenu, par le défaut de l'adresse complète, par la moindre aptitude à penser, par la diminution générale de la vie végétative, par l'usure du potentiel.

Les paresthésies mal définies, existent également dans la fatigue normale, bien que dépourvues de l'étrangeté de l'état de fatigue morbide.

Ici et là, les paresthésies, *dans la sphère de la sensibilité profonde,* sont localisées dans les muscles, dans les tendons, les aponévroses ,les ligaments articulaires, les os, sous forme d'endolorissement, de brisement, de lourdeur, de serrements, d'abattement dans les membres, dans la nuque et les lombes.

Les organes des sens de la vie de relation fournissent des sensations de fatigue qui relèvent non de la sensibilité spéficique, mais de troubles de la circulation et de la nutrition, c'est-à-dire de cette sensibilité obscure que les nerfs ont en commun et qui se manifeste par l'obnubilation sensorielle. C'est donc encore la cénesthésie qui est ici en cause.

Toutes ces sensations entraînent un état affectif conscient, d'où ressort une sorte d'abattement, de dégoût et de lassitude mentale.

Cette énumération est d'ailleurs incomplète et pour bien comprendre ce qu'est la fatigue normale, il est utile de considérer la névrose de fatigue, la neurasthénie, qui en grossit et en multiplie les traits, sans atteindre encore au délire.

*
* *

La neurasthénie, psychose non délirante, est si bien le type de la fatigue, qu'on y découvre les principaux caractères de celle-ci : la faiblesse, les paresthésies nécessitant des comparaisons pour en exprimer les modalités, l'origine de la sensibilité viscérale et profonde de ces paresthésies, la tristesse et le dégoût de la lassitude, les craintes multiples, le doute et le désespoir, qui accompagnent l'impuissance générale.

On trouve dans des névroses diverses tout un ensemble de signes de fatigue, mais certainement le neurasthénique peut être pris comme le type de ce genre.

Outre les signes principaux de la maladie, elle comporte encore des « petits signes » très divers et très multiples.

La sensation que la tête va éclater ou qu'elle est comprimée ;

Le voile ,le brouillard devant les yeux, ou le scotome :

Les fourmillements dès qu'un membre est resté dans une position qui se prolonge si peu que ce soit, alors qu'il faudrait une compression prolongée pour les produire dans l'état normal ;

Des démangeaisons subites et fugaces, atteignant d'emblée leur paroxysme sur la peau ou la muqueuse nasale ; la sensation de piqûre aigue à l'angle de l'œil dans le baillement ;

L'aura de l'éternuement, suivie ou non du spasme ;

Les sensations de picotements par des milliers d'aiguilles aux mains et aux pieds ;

La sensation de froid, analogue à de la glace coulant le long des membres ;

Des sensations de chaleur, de brûlures contusives aux mains et aux pieds, des bouffées de chaleur à la face, des sensations de feu le long des jambes et parfois ressenties partout et jusque dans la langue, toutes sensations paresthésiques du chaud, qui sont en rapport avec la fatigue.

Des sensations musculaires, aponévrotiques et périarticulaires d'engourdissement, de la douleur sourde, du brisement, des crampes, des craquements dans les muscles, en particulier dans ceux de la nuque.

Des secousses fibrillaires paroxystiques dans les régions les plus diverses.

Le besoin de s'étirer comme dans la fatigue du réveil.

Des baillements répétés jusqu'à vingt et trente fois, qui sont intimement liés à la fatigue.

Des paresthésies sensorielles et du sens musculaire, qui entraînent les troubles les plus singuliers de l'équilibre ; l'illusion que le plancher se retire brusquement de dessous les pieds, que le corps se soulève au-dessus des draps du lit.

Le rapetissement ou l'allongement des membres, ou du corps tout entier.

Parmi les troubles viscéraux, on note des paresthésies gastriques accompagnées de modifications sécrétoires, d'atonie gastro-intestinale ; des ptoses viscérales, des spasmes des muscles lisses, combinés à de la parésie.

La pollakiurie avec mictions pressantes ; des paresthésies génitales.

Le sommeil est troublé et souvent il y a des cauchemars, dont le point de départ est dans la cénesthésie viscérale paresthésiée, tandis que le rêve proprement dit n'est ici qu'un accident banal.

Parmi les paresthésies, il en est encore de très singulières, qui ressortissent à la fonction des organes, alors que, dans la vie normale, on n'y observe pas cette sorte de notion. Les malades ont la sensation de la fonction de leur estomac, de leur cœur, de leur mouvement respiratoire. Cette sorte d'énergiesthésie prend une place importante dans leur conscience.

Des troubles de ce genre se rattachent en particulier à leur cerveau, à ce qui est dans leur tête et qu'ils ne rapportent pas à des impressions périphériques. Il leur semble que leur cerveau est lourd, ou qu'il est entouré d'eau, ou que la pression augmente ou diminue autour de lui. A les entendre, on croirait que la substance cérébrale a la même sensibilité que les organes périphériques.

Leur pensée elle-même devient une fonction sur laquelle ils sont renseignés par des sensations tout à fait insolites. Ils *sentent* que leur pensée leur échappe ; à l'effort de leurs raisonnements se joint une illusion, qu'ils accusent comme une sensation distincte de la pensée consciente.

A côté de l'élément *paresthésique*, se place l'élément *faiblesse* : l'impossibilité, consciente et affirmée par le malade, de s'appliquer, de faire attention, de soutenir une conversation, de lire, d'écrire, de répondre aux questions, de prendre des décisions, de s'intéresser aux personnes et aux choses.

L'impuissance à agir de toute façon entraîne un état affectif, caractérisé par la langueur, la tristesse, l'ennui, le découragement, la crainte, ce qui se résume par le dégoût et même par le désir de mourir.

Qu'y a-t-il en tout cela, sinon les signes évidents de la fatigue en ses deux éléments, à savoir la paresthésie et l'adynamie.

⁎

Je n'aurai pas insisté en vain sur les détails précédents car en abordant les psychoses de fatigue, qui sont des délires, j'en aurai donné le caractère le plus important, en disant *que les idées délirantes sont puisées ici dans les mêmes paresthésies et dans le même sentiment d'impuissance*, qui viennent d'être signalés dans la neurasthénie.

Les analogies sont ainsi marquées de la fatigue à la névrose, de la névrose au délire.

a) *L'élément paresthésique.* — Les paresthésies de la fatigue laissent place à l'interprétation délirante qu'elles suscitent, tandis que cette interprétation conserve les traits de la sensation qui est à son origine. Le délire a son point de départ dans ces mêmes sensations qui nécessitent des comparaisons pour les exprimer. Dans la névrose, le malade dit qu'il a la sensation qu'une bête le ronge ; le délirant affirme la bête.

Le non-délirant dit qu'il sent que sa pensée lui échappe ; le délirant dit qu'on la lui vole, qu'on la lui transforme, qu'on l'empêche de penser. Le premier malade dit qu'il sent un vide dans la tête ; le second qu'il n'a plus de cerveau.

Ainsi, là où la sensation initiale s'efface, le délire qui en est cependant la conséquence, se révèle comme d'une telle origine par son caractère particulier.

Les sensations de fatigue, chez le neurasthénique, sont singulières, bizarres, mal définies ; le délire qui en naît par interprétation est monstrueux. Par exemple, les fourmillements paresthésiques de la fatigue se transforment en insectes, qui courent sous la peau. La démangeaison devient la gale. On brise les os du malade ; on allonge ou on rétracte ses membres. On l'enlève dans des appareils et il tournoie dans les airs, ce qui est une interprétation des sensations paresthésiques de l'équilibre et de la sensibilité musculaire.

La paresthésie de la sensibilité profonde va jusqu'à l'hallucination complète : non seulement le malade sent qu'il a le doigt gonflé, mais il le regarde et le montre, en affirmant l'enflure.

Les sensations gastriques donnent lieu au dégoût des aliments, au refus obstiné de la nourriture, à la sitiophobie, comme l'on dit assez inexactement, car il n'y a ici nulle phobie, ou bien encore à la zoopathie gastro-intestinale.

Les sensations paresthésiques venant de tout viscère, aboutissent aux négations de ces organes, à leur obstruction, à l'impossibilité d'avaler, à l'illusion que les aliments tombent dans le vide au-delà du pharynx.

Le cœur et les vaisseaux fournissent les idées les plus délirantes de cette sorte d'hypocondrie.

Le cerveau, envisagé comme viscère, et dont la fonction devient elle-même une sensation paresthésique, donne lieu aux interprétations les plus étranges. On régit, on transforme, on interprète, on répète, on dérobe la pensée du malade ; on lui fait prononcer des paroles involontaires, on dirige, ou on empêche sa volonté.

Les mêmes conceptions s'étendent au corps tout entier, qui se trouve transformé, dédoublé, habité, possédé ou même n'existe plus.

Déjà le neurasthénique se trouve changé ; il découvre en lui un état étrange et nouveau. Le délirant affirme qu'il a perdu son corps, que son corps est putréfié, et parfois il déclare qu'il est déjà mort.

Ainsi le neurasthénique affirme ses paresthésies à l'aide de comparaisons; chez le délirant, ces mêmes sensations s'effacent en faisant place à l'interprétation qu'elles suscitent cependant de la manière la plus évidente.

La sensation d'impuissance générale domine la vie cénesthésique et affective. De là, la tristesse avec idée d'indignité, d'infériorité, d'hypocondrie morale, idées de suicide et de mort.

Le malade assiste à son dernier moment, au lieu de dire qu'il se sent défaillant, ou qu'il lui semble à certains moments, qu'il va mourir.

Plus rarement, on observe une euphorie absurde, une satisfaction béate et incohérente.

b) *L'élément faiblesse.* — Le délire des psychoses de fatigue se caractérise encore et surtout par une faiblesse fonctionnelle qui est réelle et qui se distingue de la sensation d'impuissance.

Cette faiblesse est, en effet, l'un des deux éléments de l'asthénie paresthésique de la fatigue. A ce point de vue, l'incohérence domine les délires de fatigue. Elle va de l'incohérence curable à celle de la démence définitive.

Les malades répètent les mêmes mots, les mêmes consonnances ; celles-ci régissent souvent l'association des idées, un vague sentiment monotone de crainte, par exemple, reparaît de temps à autre, comme des épaves d'émotion, qui flottent dans un courant d'incohérence.

Les malades sont-ils loquaces, il n'y a en cela que la marque de l'épuisement, avec excitation, de la faiblesse hyperexcitable de la fatigue. Les mêmes idées reparaissent, ou des lambeaux des mêmes idées. Il suffit, par exemple, que le malade tienne par hasard son mouchoir devant sa bouche, pour qu'il déclare et répète, par intervalles, qu'il étouffe. Les mêmes réponses sont faites à des questions diverses.

C'est ici encore que se place la stéréotypie des gestes, des attitudes, comme des pensées et des sentiments. L'attention et la mémoire de fixation sont en insuffisance notoire et accompagnent la confusion asthénique. L'aboulie est complète ; il y a des actes et des paroles involontaires, par absence de tout frein.

Si les pensées sont sans suite, la même incohérence se retrouve dans la sphère affective : l'affaiblissement y est complet et les malades parlent de choses tristes sur un ton de satisfaction, ou en riant, ou bien associent deux idées ayant à leur base des sentiments opposés.

Avec tout cela, la faiblesse de la fatigue se traduit encore par l'instabilité de tout effort. Même des temps de repos peuvent séparer la moindre manifestation active, comme si un court instant suffisait à l'épuiser.

Le sommeil est troublé et l'état somnolent qui se manifeste ici, n'est autre chose que le résultat de la fatigue, d'où des analogies avec les psychoses somnolentes. Certes, le rêve prolongé est souvent lui-même un épisode des psychoses de fatigue, ainsi que les hallucinations qui sont alors instables, changeantes, sans influence directrice sur le délire, et ainsi que les fausses reconnaissances, les fausses réminiscences, les illusions sensorielles, l'état confusionnel.

La faiblesse du système musculaire s'accuse par de la maladresse, du tremblement, de la carphologie, des trémulations des lèvres et de la langue, de l'embarras de la parole, de l'inégalité pupillaire, de la lenteur ou de la rigidité des mouvements, de la faiblesse de la voix, de l'aphonie, du mutisme.

Le syndrome de débilité neuro-musculaire, que j'ai décrit dans les maladies générales et les cachexies, se retrouve naturellement ici, consistant dans le myoïdème pathologique, l'exaltation relative, mais incontestable, des réflexes tendineux, la tachycardie, la tachypnée, etc.

Les troubles du système vasomoteur s'affirment par des plaques rouges de la face dans les points où le malade tient sa tête appuyée sur sa main, par la raie rouge dite méningitique, par la raie blanche de Borsieri, par la cyanose, par la tache de Beau, qui indique, d'après cet auteur, un trouble de la circulation capillaire. Les secrétions sont le plus souvent diminuées. La nutrition est profondément troublée ; il y a amaigrissement.

Cette usure au premier degré porte sur le potentiel et caractérise la fatigue dyscrasique; au second degré, elle porte sur les tissus eux-mêmes et constitue la fatigue par usure atrophique.

Les infections secondaires sont faciles dans ces conditions.

***

Les formes des psychoses de fatigue dérivent principalement de la prédominance de l'un des deux éléments de la paresthésie adynamique, bien que l'élément asthénique ne manque jamais, même masqué par l'irritabilité de l'état de fatigue.

1° Certaines paresthésies viscérales, plus ou moins localisées, donnent naissance à des formes hypocondriaques ou à des formes du délire de négation, circonscrites à certains organes ;

2° A des variétés, où les paresthésies sont très multiples ;

3° La sensation cénesthésique d'impuissance entraîne des conceptions délirantes, portant sur la vie physique, intellectuelle ou morale, avec aboulie, impossibilité de réagir, lassitude extrême, négations générales, transformation de la personnalité ;

4° On observe aussi, par un contraste marqué dans l'incohérence, l'euphonie béate ou exaltative, avec un fond évident de faiblesse ;

5° L'élément faiblesse, l'asthénie torpide, ou l'asthénie irritable, la première masquant l'incohérence, la seconde la soulignant, donne lieu à plusieurs variétés.

L'asthénie prédominante justifie le terme de « delirium der Schwäche », que les auteurs allemands du xviii° siècle et du commencement du xix° ont justement employé en montrant qu'il fallait entendre pár là que la faiblesse était à l'origine du délire ;

6° Le délire peut être à peine marqué, tant l'asthénie est profonde. Ou bien il s'agit de loquacité avec retour périodique d'une même idée, ou lambeau d'idée, d'une même crainte monotone, souvent avec association par assonance ;

7° Ou bien encore le délire est polymorphe, avec conceptions multiples et désordonnées, de persécution, de mégalomanie, marquées par la faiblesse incohérente ;

8° La débilité mentale primitive, antérieure au délire, correspond aux formes constitutionnelles de certaines psychoses de fatigue. Mais, dans toutes ces variétés asthéniques, c'est au point de vue psychique, l'incohérence qui prédomine au fond, incohérence des idées, des sentiments affectifs, où parfois la satisfaction et le rire accompagnent les formules de la tristesse ;

9° Enfin la démence elle-même, qui en s'accusant, efface de plus en plus le délire.

*_**

Envisagées au point de vue des agents pathogènes qui en sont les causes, les psychoses de fatigue comprennent, elles aussi, les infections, les intoxications, les auto-intoxications, les traumatismes ou commotions et surtout le surmenage, les privations, une nourriture insuffisante ou grossière, les émotions morales prolongées.

Le caractère particulier de ces psychoses est que ces divers agents pathogènes *agissent en débilitant les organismes, ou agissent sur des organismes déjà débilités.*

Elles représentent avec fréquence les délires des débiles mentaux, qui sont, par avance, en infériorité fonctionnelle et en quelque sorte en état de fatigue par leur tempérament.

Elles se montrent souvent dans les maladies aiguës ou chroniques avec lésions profondes ; dans les maladies dénutritives, chez les cachectiques, les surmenés, les vieillards, chez les débilités et tout particulièrement dans les délires de convalescence des maladies aiguës. Il est à noter que dans ces dernières les délires sont souvent des psychoses différentes, suivant les phases où les délires apparaissent et que leur pathogénie est différente aussi, suivant ces phases.

Elles sont aussi le caractère de toutes les démences aiguës et chroniques.

C'est que la fatigue est, au fond, la destruction du potentiel ou la destruction des tissus eux-mêmes, qu'il s'agisse d'une destruction aiguë ou chronique, qu'elle soit progressive ou qu'elle reste fixe et acquise définitivement.

IV. — DISTINCTION D'ORIGINE ET CLASSIFICATION DES SYMPTÔMES DES NÉVROSES ET DES PSYCHOSES.

Les névroses et les psychoses somnolentes, émotionnelles et de fatigue comportent un fond très distinct.

.C'est pourquoi les sensations, les émotions, les sentiments, les idées, les actes moteurs y sont modifiés de façons qui sont spéciales à chacun de ces trois groupes, c'est-à-dire que les divers symptômes offrent des caractères qui sont en rapport avec le fond même de la névrose ou de la psychose.

Dans les cas bien tranchés la distinction est aisée et peut s'établir ainsi :

1° Par des signes généraux somnolents, émotionnels ou de fatigue, portant sur l'ensemble des fonctions ;

2° Par le fond habituel, plus que par tel ou tel épiphénomène, qui à un moment donné peut apparaître comme le trait dominant. Par exemple, les symptômes somnolents se produiront dans l'état de fatigue, où le rêve est si fréquent ;

3° Par la sphère d'où le sommeil, l'émotion et la fatigue tirent leur manifestation dynamique habituelle : organes sensoriaux, cénesthésie affective ou sensibilité profonde ;

4° Par le mode d'action de l'agent pathogène. Il y a sommeil, là où il y a suspension des forces ; il y a émotion, là où il y a oppression des forces ; il y a fatigue, là où il y a usure ou destruction des forces.

Mais déjà la simple prédominance de l'un des trois états n'implique nullement l'exclusion des deux autres.

D'autre part, dans les infinies variétés de types offerts par la clinique, on peut observer des formes combinées diversement.

Tantôt par l'ensemble des symptômes à un moment donné, tantôt par des accès isolés complètement les uns des autres, mais qui n'en sont pas moins des manifestations d'une même maladie ; tantôt aussi, suivant la marche et les phases que suit un même processus morbide.

Par là, il est nécessaire, devant un cas donné, de pouvoir définir et classer chacun des symptômes observés.

Avant de montrer l'utilité de cette méthode, il faut indiquer le mode et les raisons de ces associations.

Tout d'abord, dans l'état normal, il y a déjà des relations de succession entre l'émotion, la fatigue et le sommeil. Pour paraître habituellement bien tranchées, ces périodes ne le sont pas toujours aussi nettement. Il arrive, qu'un sujet normal est à la fois fatigué et somnolent, ou fatigué et troublé au point de vue affectif. Ce sont là des phases intercalaires, où les périodes du cycle empiètent l'une sur l'autre, et où l'émotion devient l'obsession, où la fatigue devient la lassitude, où le sommeil devient le rêve.

Or ce sont ces phases qui se rapprochent le plus de l'état pathologique, comme si elles étaient sur les confins de la santé et de la maladie.

Dans la maladie, les associations sont encore plus étroites.

Ce qui caractérise l'état morbide, c'est précisément l'atténuation ou la disparition du cycle tranché d'activité et de repos, qu'on observe normalement dans les fonctions de la vie de relation.

De là des formes morbides complexes nécessitant l'étude de chacun des symptômes qui les compose.

Que l'analyse soit poussée ici aussi loin que l'on voudra, on ne saurait rien trouver d'autre que des manifestations impliquant sommeil, émotion ou fatigue.

Chez un malade donné, la méthode consiste à définir et à classer chaque symptôme, suivant son rapport avec le sommeil, l'émotion ou la fatigue. Cette distinction est toujours intéressante et elle est utile en ce qu'elle précise la nature des réactions pathologiques et en ce qu'elle comporte, par là, un enseignement très important, à tout point de vue.

Dans les descriptions précédentes, je me suis efforcé déjà de mettre en relief les caractères distinctifs des symptômes, suivant qu'ils démontrent l'une ou l'autre des trois formes des névroses et des psychoses.

Que pour chacune d'elles on place en parallèle les symptômes similaires et les différences spécifiques apparaîtront assez clairement.

Si l'on examine, par exemple, ce qui a trait aux troubles moteurs, on trouve pour le sommeil, la léthargie, la catatonie, la catalepsie, le somnambulisme, qui sont des modes spéciaux et distinctifs.

Dans les psychoses ou névroses émotionnelles, on trouve des convulsions, des mouvements désordonnés, des spasmes, des tremblements, des tics, une suractivité ou un besoin de mouvements qui sont incessants, marquant la turbulence et l'excitation psychique.

Si c'est la fatigue qui est en cause, c'est encore autre

chose : c'est l'asthénie et le myoïdème exaltatif, qui est la réaction typique de la fatigue, du surmenage musculaire, de la fatigue expérimentale et de l'usure musculaire pathologique.

Le parallèle de l'état émotionnel dans l'émotion et la fatigue, peut montrer de même la distinction des symptômes similaires ici et là.

Dans la fatigue, c'est le doute, le dépit, le dégoût, la crainte de l'effort, la tristesse passive, l'accablement, le désespoir, l'aspiration à l'anéantissement complet, l'horreur de vivre, qui naissent et transparaissent en quelque sorte du fond de l'adynamie.

Au contraire, dans les états émotionnels, la crainte, l'anxiété, l'angoisse, la tristesse, oppriment les forces en s'exaltant et aboutissent *secondairement* à l'asthénie.

S'il fallait indiquer l'une des utilités de cette distinction, on pourrait citer l'importance thérapeutique qui en résulte, car, à moins de traiter les malades au hasard, la méthode doit être toute différente dans l'un et l'autre cas.

Les autres éléments constituant des syndromes apparaissent, d'après le même principe d'évaluation, avec leurs différences caractéristiques.

Plus une forme morbide est complexe, plus les éléments composants sont multiples, suivant leur triple origine, et plus la méthode précédente devient utile.

La notion capitale qui se dégage dans l'étude des psychoses systématisées, est la constitution progressive d'une personnalité nouvelle et morbide, créée par un ensemble de symptômes somnolents, émotionnels et de fatigue, et évoluant en parallèle avec la personnalité normale, qui tend de plus en plus à s'effacer.

Ici, les symptômes constituants demandent à être évalués avec soin.

Ce qu'on observe tout au début, c'est très souvent le changement du caractère, ou l'exaltation des défauts du caractère de l'individu, en ce que ceux-ci marquaient par avance le tempérament paranoïaque. C'est donc ici la note affective qui apparaît tout d'abord.

Les premiers signes de l'état somnolent consistent dans des illusions, entraînant des interprétations délirantes.

Peu à peu les illusions deviennent des hallucinations, s'il doit y en avoir, marquant une phase spéciale et le passage à l'état incurable.

Les symptômes qui traduisent la fatigue apparaissent de bonne heure, mais à titre d'épiphénomènes et se décèlent ensuite nettement, après chaque accès ou recrudescence du délire. Les malades pâlissent et maigrissent et leur état général souffre, de façon très évidente, dans ces conditions.

Il arrive qu'au début, les malades distinguent eux-mêmes la sensation paresthésique de la torpeur, qui l'une et l'autre entrent en jeu alternativement, pour entraver la pensée ou l'action.

La personnalité dédoublée permet de constater une sphère délirante, dans laquelle toute idée, tout souvenir relatif au délire, entraîne à nouveau l'état somnolent, ou rêve tout éveillé.

Dans l'autre sphère du dédoublement, le jugement bien qu'affaibli, est cependant lucide.

Mais, de plus en plus, la personnalité nouvelle empiète sur l'ancienne.

La classification des symptômes permet d'établir dans les psychoses systématisées des prédominances, qui à leur tour, peuvent comporter des formes somnolentes, des formes émotionnelles, et même des formes incohérentes qui caractérisent la fatigue.

La classification des symptômes est encore valable suivant les phases des maladies, soit dans leur stade de progression, soit dans leur stade de régression.

Dans les maladies aiguës à évolution rapide, la distinction en périodes est souvent difficile ; dans les cas chroniques, on voit souvent une période d'émotion, une période de sommeil et enfin une période de fatigue et d'affaiblissement mental, être un caractère évolutif nettement dessiné, pour ce qui est de la prédominance des symptômes à un moment donné. Dans la folie chronique, il est même possible de pouvoir suivre une même idée délirante établie d'abord sur un fond affectif, corroborée ensuite par une hallucination et devenant enfin un élément incohérent ne représentant plus qu'une épave.

Cela posé, il faut encore signaler un autre mode d'associations, où la distinction d'origine des symptômes permet d'établir, dans une même maladie, des accès distincts et éloignés les uns des autres, et constituant des syndromes, qui sont soit somnolents, soit émotionnels, soit de fatigue.

Ainsi, les délires qui surviennent dans les maladies aiguës, sont distincts souvent sous ce rapport, en raison de la phase dans laquelle ils prennent naissance.

Par exemple, le délire de la convalescence n'est-il pas le plus souvent une psychose asthénique? ce qui s'explique d'ailleurs par le fait d'une pathogénie très spéciale.

Enfin, en dehors des faits de ce genre, il faut envisager l'association de divers syndromes dans la même maladie.

Voici ceux que réunit l'épilepsie.

Il y a l'attaque classique, que j'ai donnée plus haut comme réalisant les signes que pourrait produire une émotion extrêmement vive et indiquant que la cause pathogène qui provoque ces signes, remplaçait, en l'excluant, l'émotion morale, suivant la règle assez habituelle.

Pâleur vasomotrice subite, décomposition des traits du visage, cri spasmodique, perte de connaissance, etc., constituent, en effet, un ensemble de signes émotionnels périphériques.

En second lieu, on peut observer dans la même névrose, une attaque qui est un accès somnolent.

Le malade perd brusquement connaissance, tombe sur le sol, mais sans présenter de convulsion. Revenu à lui, il raconte qu'il a fait un rêve.

On pourrait être surpris de reconnaître ici la persistance du souvenir, dans une maladie où l'amnésie est au plus haut degré le caractère essentiel. Mais il faut admettre que le rêve représente ici l'aura de l'attaque de sommeil. On sait qu'on peut rêver longuement pendant une courte seconde et l'on sait aussi que l'aura des attaques d'épilepsie est un phénomène qui échappe à l'amnésie.

Il s'agit là d'une forme, qui est assez rare et que j'ai cependant rencontrée plusieurs fois.

Si elle n'est pas inscrite dans les traités, il n'en est pas de même des fugues inconscientes, où des actes compliqués, ou même criminels, sont accomplis durant le sommeil du mal comitial et comportent au réveil une amnésie totale.

Ce qui est décrit aussi dans les autres, c'est le caractère des épileptiques, qui se manifeste soudain par des actes violents et par des impulsions irrésistibles.

On peut donc dire que dans cette névrose, il y a des accès constitués par un état émotionnel, d'autres par un état somnolent, soit chez les mêmes malades, soit chez des malades différents.

D'autre part, que l'on considère les phénomènes divers les plus fréquents, parmi ceux qui traduisent l'hystérie, et l'on verra que la même règle, en s'appliquant à ces manifestations diverses, permet de reconnaître, dans cette névrose, les trois groupes de symptômes dont il s'agit ici, en donnant satisfaction, non à l'une, mais aux trois théories par lesquelles on explique l'hystérie.

L'étude des symptômes des névroses et des psychoses montre partout les mêmes modalités, quant au fond auquel ils peuvent être rapportés.

La méthode consiste donc à les préciser en ce sens et à les classer, afin d'en tirer tout l'enseignement qu'ils comportent.

CONCLUSION.

J'ai posé en principe, au début de cette étude, que le sommeil, l'émotion et la fatigue, réactions fonctionnelles qui gardent la santé dans le milieu normal, étaient aussi le fond des réactions de l'organisme dans le milieu pathologique.

J'ai cherché à le prouver, en montrant que les formes et les symptômes des névroses et des psychoses correspondaient à des états somnolents, émotionnels et de fatigue, en ce qu'ils résument un mode biologique moins complexe et par là, moins vulnérable, que l'activité dans son plus haut degré de différenciation.

A voir les choses ainsi, les symptômes les plus étranges, les délires les plus fantastiques, ne doivent plus apparaître au médecin comme un objet d'étonnement, défiant toute explication, mais comme ayant une raison d'être par la mise en œuvre des moyens habituels de la défense organi-, que.

CHAPITRE XIV

LES ÉLÉMENTS MORBIDES
COMME BASE DE LA THÉRAPEUTIQUE

Les éléments morbides ont été étudiés et pris en considération toute particulière à toutes les époques de la médecine. Ils ont été fixés et définis de façon spéciale suivant les systèmes qui se sont succédés au cours de l'histoire.

Ils sont, en quelque sorte, le point culminant de la pathologie, en ce qu'ils peuvent toujours être le point de départ du traitement des maladies.

Encore aujourd'hui, nous les voyons être la base des grandes médications :

L'infection, comportant la médication antiseptique ou désinfectante ;

L'adynamie combattue par la médication sthénique ;

La fièvre, traitée par la médication antithermique;

Les phlegmasies, justifiant l'emploi des nombreux moyens antiphlogistiques.

Mais, suivant les époques et les auteurs, les éléments morbides sont choisis de façon différente et en nombre variable.

Avant d'en faire le résumé historique et de le soumettre à la critique, voici quelle en est la définition :

On entend par éléments morbides un petit nombre de modes pathologiques, pouvant se retrouver dans toutes les maladies, où on les peut dégager par analyse, et impliquant leur nature et leur traitement.

Comme exemples, et en prenant ceux qui paraissent les plus importants, on peut citer : les altérations des humeurs, l'hypertonie, l'atonie, l'adynamie, le spasme, la douleur, l'obstruction, la fièvre, l'inflammation, l'irritation, la cachexie...

Un seul élément peut résumer la maladie entière, mais le plus souvent il y a association d'un plus ou moins grand nombre d'entre eux. Ainsi l'infection aiguë comporte très habituellement l'inflammation, la fièvre et l'adynamie.

Chacun des éléments composants peut devenir l'objet du traitement qui lui correspond.

Cependant, ce serait une erreur funeste de croire, ainsi qu'on l'a laissé trop souvent entendre, que chacun de ces éléments se traite par les mêmes moyens, *partout où on le retrouve*.

La rougeur, la fluxion, la douleur, la chaleur, marques du processus irritatif, qu'on peut rencontrer dans une fièvre adynamique, doivent être traités autrement ici que dans une fièvre franchement inflammatoire, où ces mêmes caractères sont présents.

Dans le premier cas, c'est la médication sthénique qui convient ; dans le second la médication débilitante.

Ce contraste suffit à montrer jusqu'à quel point il serait dangereux d'oublier qu'un même symptôme, ou ensemble de symptômes, n'est pas toujours l'objet d'une même méthode thérapeutique.

Les auteurs qui ont rendu compte de la doctrine des éléments morbides se sont bornés à une définition analogue à celle qui vient d'être donnée, en signalant l'importance thérapeutique qui en dérive, chaque fois, ce qui est fréquent en pratique, qu'on ne saurait atteindre directement la cause pathogène.

Cependant à la réflexion, on se demande si ces définitions sont suffisantes, alors que les éléments morbides donnés n'apparaissent pas comme autre chose que des symptômes. N'est-il pas de différence entre la douleur, élément morbide admis par un grand nombre d'auteurs et la douleur qui ne serait qu'un symptôme ?

Il est vrai de dire que les auteurs de ces systèmes n'ont pas pris soin d'établir, eux non plus, des distinctions ou des distinctions suffisantes entre ce qui est élément morbide et ce qui est symptôme.

Or il ne s'agit pas là d'un détail, mais d'un fait très important, si l'on songe que la doctrine des éléments morbides règle le traitement des maladies et que ce qui est élément morbide et ce qui est symptôme n'a pas la même valeur sous le rapport de la pratique.

En se reportant aux travaux des auteurs originaux, on trouve cependant que certains d'entre eux se sont efforcés, avec plus ou moins de clarté et de succès, de résoudre ce problème difficultueux.

Parmi ces auteurs, Dumas est sans doute celui qui a fait l'étude la plus approfondie des éléments morbides, dans les deux volumes qu'il a consacrés aux maladies chroniques (1824).

On peut résumer ainsi les distinctions qu'il s'efforce d'établir entre l'élément morbide et le symptôme.

L'élément morbide entraîne avec lui des manifestations multiples. Ainsi une douleur gastrique, qui chaque fois qu'elle se produit, s'accompagne de vertige, de vomissement, de céphalalgie et de dyspnée est élément morbide et non symptôme.

L'élément morbide exprime la nature de la maladie ; le symptôme n'en est que la forme.

Il suffit de retrancher un de ses éléments pour que la maladie cesse d'exister. Par exemple, si l'on retranche la douleur, ou l'inflammation, ou la fièvre, ce qui reste ne pourrait plus suffire à constituer le péripneumonie. Tandis qu'ici la soif, ou le crachement de sang ne sont que des sypmtômes.

Enfin, ce qui est élément morbide guérit par le médicament qui lui est propre ; ce qui est symptôme par le médicament qui s'adresse à la maladie.

Certainement, si l'on cherche à mettre ces principes en pratique, on peut éprouver quelques difficultés à leur application, mais du moins donnent-ils une notion, ne fût-elle que théorique, des caractères qui peuvent faire distinguer l'élément morbide du symptôme similaire. D'ailleurs dans

beaucoup de cas les éléments morbides s'affirment nettement par eux-mêmes.

L'esquisse d'un historique relatif à ces questions suffira,
je pense, à en donner une idée plus complète.

La doctrine du père de la médecine, qui contenait toutes
les grandes choses, a tenu compte des éléments morbides.

Dans la suite l'École des méthodistes les a envisagés sous
la forme des généralités qui est le fond de sa pensée, en
résumant l'ensemble des troubles pathologiques dans la
striction, la laxion et la mixtion.

Puis, c'est Galien, qui a le mérite de poser la question,
avec une clarté remarquable et qui devait, dans la suite,
fixer l'attention des pathologistes d'une façon définitive et
constante.

On connaît cet exposé de Galien qui est cité partout :
« Quot sint universi, primi et simplices morbi, et velut
aliorum elementa? »

Quelles pourraient être les maladies générales, primitives
et simples, et qui seraient comme les éléments de toutes
les autres?

Après Galien, se placent les diverses énumérations de très
nombreux médecins et surtout des auteurs qui en ont fait
le choix en se guidant suivant un système et dont les principaux sont Baglivi, Brown, Rasori, Cullen, Hoffmann,
Stahl, Hufeland, Barthez, F. Bérard, Dumas, Quissac, Jau-
mes et Forget, Delioux, Barnier dans sa thèse d'agréga-
tion (1866) ; et auxquels il faut joindre les auteurs de nosographies, tels que Platner dans son essai, Boissier de Sauvages, Sagar, Vogel, Selle, Pinel, etc.

Par la lecture de ces auteurs on peut se rendre compte
des différences notables de leurs classifications quant au
nombre des éléments qu'ils admettent, quant à la variété
de ceux qu'ils choisissent, aussi bien que sous le rapport
des idées doctrinales qui les imposent.

Galien après avoir posé la question, la résout en humo-
riste. Pour lui, les éléments morbides répondent à la qua-
druple division des humeurs pathologiquement altérés.

Brown, représentant la médecine physiologique, considérant que la force vitale unique répond à l'incitabilité, marquée par un équilibre dans l'état de santé, réduit à deux les éléments morbides, pour la raison que cet équilibre ne saurait varier qu'en plus ou en moins, d'où les maladies sont hypersthéniques ou asthéniques.

C'est aussi en solidistes, ou encore en iatro-physiciens, en animistes, en vitalistes abstraits, etc., que d'autres établissent la base de leur division. D'autres encore se sont montrés éclectiques, admettant à la fois les altérations des humeurs et des solides.

Mais, quoi qu'il en soit, on peut dire que les divisions sont établies ici d'après des systèmes et il est naturel que suivant les époques et les auteurs, les éléments morbides aient été conçus et choisis de la sorte, les classifications réflétant les idées médicales à un moment donné.

Un autre mode de classement, est celui des nosographes du xviii⁰ siècle et du commencement du xix⁰, par lesquels se trouvent énumérées les principales maladies, comportant des divisions secondaires, des genres, des espèces, etc. Avec eux, les différences apparaissent moins sous le rapport des doctrines que sous celui du nombre des groupes primordiaux.

Ainsi Boissier de Sauvages énumère dix classes de maladies comme divisions premières, à savoir : les vices, les fièvres, les phlegmasies, les spasmes, les anhélations, les débilités, les douleurs, les vésanies, les flux, les cachexies.

Pinel, dans sa nosographie, réduit à quatre les groupes des maladies premières : les pyréxies, les névroses, les cachexies et les maladies spéciales.

Enfin, dans un troisième groupe, se rangeraient les auteurs qui ont subordonné leur choix à des notions purement pratiques. Telle est la classification de Forget et de ses successeurs. Jusqu'à lui, ce sont les éléments morbides qui ont servi de principes à la thérapeuthique. Avec lui, c'est l'action de celle-ci qui règle le choix des éléments : les uns répondent aux stimulants, les autres aux débilitants, d'autres encore aux médicaments désobstruants.

Ainsi c'est une façon ingénieuse de subordonner la théorie à la pratique.

Que les éléments morbides aient eu et aient encore une importance considérable en médecine, c'est là le fait incontestable et, c'est par là aussi, qu'apparaît l'utilité d'en faire l'étude suivant les progrès de la pathologie, et en s'efforçant d'atteindre au plus haut degré possible de précision.

En poursuivant leur étude, il faut reprendre les éléments morbides énumérés, réviser le langage désuet qui a servi à les dénommer, combler les lacunes là où la science contemporaine le permet, en particulier suivant les progrès de la bactériologie et de la sérothérapie, qui en est la conséquence. Et cela revient à faire la critique des défauts que peuvent présenter les classifications anciennes.

Je résumerai ces critiques en cinq catégories :

1° Il est facile aujourd'hui de reprocher aux anciennes époques de n'avoir point tenu compte des faits très importants qui dérivent des acquisitions toutes récentes. Mais il faut insister sur l'importance de ces découvertes, qui en orientant la pathologie du côté de l'étiologie précise des maladies, a profondément modifié et accru nos connaissances.

Si l'on voulait résumer à l'heure actuelle l'ensemble des causes pathogènes, ne pourrait-on pas affirmer qu'elles sont susceptibles des quatre divisions suivantes : les traumatismes, les toxiques de causes externes, les toxines ou produits de la vie microbienne et parasitaire et les auto-intoxications, qui dérivent des troubles de la nutrition.

Or, ces deux dernières sources de maladies, qui devaient échapper forcément à nos devanciers, avec toutes les notions qu'elles entraînent sous le rapport de la pathogénie, nous apparaissent, vis-à-vis des deux autres groupes, non seulement égales à eux par le nombre, mais encore très supérieures par le degré de leur fréquence et par conséquent de leur importance générale.

Ainsi le rôle de l'intoxication apparaît comme considérable en pathologie, puisque sur les quatre divisions fondamentales proposées ici, il y en a trois où figure l'action toxique et que le traumatisme lui-même, dont le mécanisme est extrêmement complexe et variable, peut, lui aussi, entraîner des troubles qui sont auto-toxiques.

A la rigueur, on pourrait donc se borner à énumérer des éléments morbides au nombre de quatre et qui seraient presque exclusivement basés sur la notion pathogénique d'intoxication.

Mais cela serait-il suffisant pour diriger la pratique médicale, alors que la notion causale pathogénique échappe encore assez souvent lors de l'examen d'un malade, ou qu'elle n'est déjà plus en action à ce moment.

2° Trop souvent les auteurs, après avoir établi la liste des éléments morbides suivant des théories exclusives, ont été conduits à une pratique trop étroitement systématique.

S'ils ont pu croire au bien-fondé de leur doctrine, en raison de la logique de leurs déductions, l'évolution des idées a été d'affirmer, qu'en pratique, la logique et l'empirisme devaient se trouver en union et que jusqu'ici les systèmes exclusifs n'avaient pu prévaloir contre les procédés éclectiques.

Ce sont ceux-ci qui, aujourd'hui, constituent la méthode universellement appliquée.

Ceci posé, si l'on examine ce qu'ont été, au fond, les différents systèmes en médecine, on voit d'ailleurs que l'exclusivisme qui les caractérise, n'est que la formule prédominante, qui, en dernier lieu seulement, peut servir à les définir.

Il peut être bon, en théorie, d'opposer catégoriquement une école à une autre, afin d'en mieux faire saisir la pensée par le contraste le plus tranché possible.

C'est aussi la façon la meilleure de soulever des rivalités capables de faire naître des discussions utiles.

Cependant, à regarder les choses de très près, on voit bien plutôt des prédominances que des systématisations tout à fait étroites, et cela, si l'on a soin d'examiner tout l'ensemble d'un système et de se rendre compte des procédés qui ont servi à le fonder.

Ainsi parmi les auteurs qui sont classés comme humoristes et comme solidistes, comme des iotramécaniciens opposés aux iatrochimistes, on ne peut, le plus souvent, reconnaître de différences totales en dépit de l'étiquette précise par laquelle on les a classés.

On n'hésiterait peut-être pas à ranger Bichat parmi les solidistes, si l'on pouvait oublier que lui-même a protesté contre cet exclusivisme.

Les observations ne manquent jamais de susciter des idées et celles-ci deviennent, fût-ce involontairement, l'origine de raisonnements et de généralisations. Les distinctions tout à fait radicales, faites entre médecins empiriques et médecins rationalistes, ne sont plus exactes, lorsqu'on étudie la genèse des connaissances qui découlent de leurs doctrines diverses.

Si l'on voulait chercher un exemple de traitement dont on puisse affirmer l'empirisme, on citerait volontiers l'emploi du mercure dans la cure de la syphilis.

Voyons cela ; remontons à l'époque où il fut institué. Une étude approfondie de la syphilis démontre d'abord aux médecins que cette maladie se caractérise surtout par des lésions cutanées. Sa nature, ils l'ignorent. Ils cherchent les moyens de traitement et, suivant un principe empirique, ils le trouvent dans le choix d'un médicament qui a été reconnu efficace dans diverses maladies qui affectent les téguments externes.

Si c'est un traitement empirique, c'est aussi bien, le meilleur exemple que l'on puisse donner de ce procédé de raisonnement, qui consiste à observer un grand nombre de cas particuliers (les différentes maladies de la peau guéries par le mercure) puis d'appliquer ce qu'indique la généralité à un cas particulier (la syphilis).

C'est la méthode qui consiste à généraliser par induction et à descendre du général au particulier.

Certes, je ne prétends pas effacer les distinctions qui séparent les différentes écoles, ni contester l'utilité de les mettre en opposition, pour en mieux saisir leurs traits distinctifs.

Mais, alors qu'une doctrine est établie sur l'expérience et

le raisonnement à la fois, pour en venir à une théorie finale, il ne paraît pas juste d'abandonner ces divers moyens au moment de la pratique, laquelle réclame tout particulièrement, c'est-à-dire bien plus que la théorie, l'union des procédés multiples.

Il est donc logique d'introduire dans la pratique tous les moyens capables de concourir au but convenable, alors que chaque cas particulier soulève une foule de problèmes de différente nature.

Parmi ceux-ci on se trouve en face de questions à résoudre qui sont relatives aux doses, au moment, à la voie de pénétration des médicaments, à l'indication thérapeutique à saisir parmi toutes celles que peuvent présenter les divers éléments morbides.

Or, même dans une médication qui est donnée empiriquement, ces questions peuvent souvent se poser et comme elles répondent surtout à des conditions individuelles, elles ne sont pas résolues sans le concours de jugements très sagaces.

Pour toutes ces raisons, il faut conclure que l'esprit de système ne peut, à lui seul, décider de la pratique médicale.

3° On aurait certainement tort d'affirmer que tous les auteurs cités plus haut ont considéré les éléments morbides comme des entités distinctes, réunies en quelque sorte par juxtaposition, évoluant pour leur propre compte et impliquant par là une médication à part.

Mais cela apparaît souvent ainsi et c'est là, en tout cas, leur tendance générale.

Il est donc nécessaire à différents points de vue, de proclamer l'unité nosologique.

Si l'on se reporte aux maladies infectieuses les mieux déterminées, on voit que la cause pathogène, c'est-à-dire le microbe et sa toxine, régissent tout l'ensemble des éléments morbides. Ainsi l'inflammation locale est sous la dépendance de la réaction organique que suscitent ces agents. La virulence y est d'autant plus manifeste que du centre à la périphérie de la localisation, on observe des réactions différentes sous forme de zones successives, dans lesquelles l'élément nécrose, ou la dégénérescence, fait suite à une activité proliférative, marquant les degrés de l'intensité décroissante des agents pathogènes.

A côté de l'inflammation se place la fièvre.

Or, la réaction thermique n'apparaît que comme autre chose que l'effort de l'organisme contre les toxines dites pyrétogènes.

A côté de la fièvre, se place un troisième élément qui est la dénutrition, l'altération générale des tissus, avec réaction proliférative des éléments de différenciation moindre, suivant ce qu'enseigne la loi biotaxique.

Il y a donc ici les mêmes caractères, mais à l'état diffus, que ceux qu'on observe dans la lésion locale, sous le rapport des degrés de virulence, les lésions diffuses, impliquant la diffusion même des toxines et les modes de réaction étant spécialement ceux des divers tissus.

Mais, au fond, la pathogénie reste la même, c'est-à-dire l'influence des toxines, en tout cas comme ayant la part importante, une partie de ces altérations pouvant cependant dériver de l'hyperthermie, si elle est élevée et prolongée et aussi d'autres facteurs encore.

Plus cette intoxication sera profonde et plus les tissus les moins différenciés, c'est-à-dire les plus utiles à la vie et à la lutte organique, seront atteints par elle.

Il est facile de mesurer la profondeur de l'infection en considérant cette atteinte suivant les signes donnés par l'état du myocarde, du pouls, des muscles du pharynx, de l'appareil laryngo-bronchique, des vasomoteurs, etc., qui sont de moindre différenciation.

Ainsi l'infection tient sous sa dépendance les principaux éléments morbides que l'analyse aura permis d'isoler d'une façon artificielle.

Des considérations analogues sont valables dans le même sens d'une action générale pour d'autres groupes nosologiques :

Quand le saturnisme produit un état d'anémie avec des paralysies de certains muscles, les deux éléments morbides, dont il s'agit, ne sont-ils pas le résultat de l'action du plomb

sur les globules rouges et sur le système neuro-musculaire
des extenseurs des doigts de la main?

Il serait superflu de multiplier ces exemples. Mais il y a,
d'autre part, un point de vue pratique qui se rattache à la
façon d'envisager cette union intime des éléments morbides et, cela même, en dehors de la nécessité de traiter la
cause dans toute la mesure du possible.

Il s'agit de la possibilité de modifier l'ensemble morbide
en s'adressant à un seul des éléments qui le composent.

Pour ce faire, il est nécessaire de combattre celui de ces
éléments qui apparaît comme le plus important que présente un cas particulier et de le faire de la façon qui convient. C'est sans doute répondre à ce qu'on nomme « l'indication thérapeutique ».

Avec tout cela, l'erreur de considérer les éléments morbides comme des entités distinctes, peut apparaître comme
démontrée.

4° Il suffira de signaler la critique que l'on peut faire du
vitalisme des forces, substitué à la réaction marquée par
la lésion ; l'action morbide se réalisant avec lui sur la vie,
au lieu de se manifester sur les différents appareils qui constituent l'organisme.

En d'autres termes ce qui a manqué, c'est la part de la
lésion et dont l'étude démontre à la fois l'action de la cause
et la réaction de l'organisme physiologique.

Car en réalité la lésion est quelque chose de complexe,
comprenant ce que fait mécaniquement l'agent pathogène
et ce que produit la réaction biologique, ainsi que cela sera
exposé plus loin.

5° L'un des reproches importants que l'on peut faire aux
tableaux donnés des éléments morbides, est d'avoir omis
la notion de spécificité morbide.

Ce point demande quelques explications nécessaires à préciser la critique dont il s'agit ici.

Le terme de spécificité peut être pris dans un sens plus
ou moins extensif.

Dans son acception médicale la plus restreinte, il s'applique à des maladies infectieuses tout à fait distinctes par leurs

causes toutes spéciales et par l'ensemble des symptômes à caractères déterminés, qui ne se retrouvent que sous l'influence de ces causes, comme le sont les fièvres éruptives.

Dans d'autres infections le terme de spécificité est aussi rigoureusement employé, malgré l'extrême multiplicité des manifestations cliniques possibles, en raison d'un agent microbien, toujours le même, qui se trouve à l'origine de ce polymorphisme. Telles sont les manifestations diverses comme lésions, des trois périodes de la syphilis.

Telle est aussi la tuberculose dont le bacille a non seulement des localisations multiples, mais des modalités lésionnelles très diverses, qui vont de la granulie aiguë à l'abcès froid local et chronique. Ainsi, le même bacille fait des tubercules fibro-caséeux sur le poumon et devient un agent de suppuration dans le tissu conjonctif.

Le pneumocoque donnera naissance, suivant ses localisations, à des altérations que la clinique a considérées, avant sa découverte, comme des maladies distinctes et devant lesquelles les bactériologistes eux-mêmes avaient tout d'abord cru pouvoir incriminer des maladies microbiennes de natures différentes. On reconnaît aujourd'hui des pneumonies, des parotidites, des arthrites suppurées, des péritonites à pneumocoques, pour ne citer que quelques exemples.

Dans ces faits et dans un grand nombre d'autres analogues, la notion de spécificité demeure valable. Il s'agit bien là de maladies spécifiques dans toute la force du terme.

Mais, on s'écarte de ce sens très étroit, lorsqu'on envisage les processus dont les lésions s'accusent comme très banales par rapport à la multiplicité des agents pathogènes qui peuvent les produire.

La dégénérescence graisseuse, le traumatisme, etc., sont-ils des maladies spécifiques?

Certainement, en prenant ici le terme de spécificité dans son sens étendu, on peut dire que toutes les maladies comportent la notion de spécificité.

Non seulement il y a l'agent pathogène qui est spécifique comme cause, mais il y a encore ses modes d'action qui le sont aussi. De sorte que la notion de spécificité est une notion générale et, qu'à ce titre, l'élément spécifique doit figurer parmi ceux auxquels on reconnaît ce caractère de généralité.

L'élément morbide « spécifique » figure-t-il parmi ceux que les auteurs ont admis et réunis ? Oui, on le trouve mentionné parmi les éléments morbides cités par quelques auteurs, mais cela dans un sens restreint, et par conséquent dépourvu de l'importance qu'il a en réalité.

Dumas, par exemple, a consacré l'une de ses divisions à ce qu'il appelle « les altérations spécifiques ».

Il suffit de faire remarquer que cette division est opposée à d'autres catégories, pour être fixé sur l'idée qu'il se fait de la spécificité.

Voici les principes qu'il appelle spécifiques : le principe rhumatismal, le goutteux, le dartreux, le galeux, le scrofuleux, le vénérien, le cancéreux, etc.

Si l'on se demande comment les auteurs n'ont pas indiqué la spécificité comme l'élément morbide le plus général des maladies, on se l'explique facilement, en remarquant que la spécificité causale est un élément qui varie avec chaque maladie et que leur leur but était de réunir les éléments qui peuvent composer toutes les maladies, en restant les mêmes dans chacune d'elles.

Il faut ajouter encore, que la conséquence pratique qu'ils se proposaient était de combattre, non la cause pathogène, mais chacun des éléments composants, suivant la thérapeutique propre à chacun d'eux.

Si ces vues directrices sont logiques, il est logique aussi de ranger la spécificité parmi les éléments communs des maladies, en ce qu'elle existe toujours, suivant la définition très large qu'elle comporte, par l'agent pathogène et, secondairement, par son mode d'action.

Il faut insister maintenant sur la haute importance qu'il y a à admettre la spécificité parmi les éléments morbides et comme étant, parmi eux, le plus général.

On peut dire que les progrès récents de la pathologie ont permis de reconnaître les causes microbiennes d'un très grand nombre d'infections et que, par là, la notion causale prend en médecine une toute autre importance que dans les temps qui ont précédé le nôtre.

Il faut, de plus, considérer que la spécificité s'est encore entendue sous d'autres rapports, dans les temps contemporains, qui tendent à la faire apparaître là où elle était dissimulée. Qu'on se reporte à ce sujet aux travaux de Bretonneau. Les causes impriment aux maladies un caractère distinctif dans chaque symptôme qui les traduit.

Si l'on peut méconnaître parfois ce caractère distinctif, c'est certainement pour la raison qu'une étude assez minutieuse n'en a pas été faite.

S'il échappe au symptôme actuel, il s'y révèle le plus souvent par la marche de la maladie qui le place en évidence.

L'œuvre de Bretonneau n'a pas seulement consisté à établir les distinctions frappantes qui existent entre la diphtérie et le catarrhe laryngo-bronchique des autres maladies, distinctions qui sont aujourd'hui établies sur des caractères très tranchés.

Loin de là, les irritations et les inflammations banales, liées à des agents pathogènes particuliers et multiples, se spécifient, si l'on veut y prêter une attention suffisante.

Les processus les plus communs se distinguent par quelques particularités les uns des autres et leur similitude n'est qu'apparente, quand ils sont le résultat de causes du même genre mais non de même espèce.

A ce sujet voici ce qu'écrit Bretonneau : « L'irritation garde l'empreinte de l'irritamentum. »

Etablissant la spécificité des inflammations expérimentales, il écrit : « Aucune des inflammations vésicantes qui agissent sur l'organe cutané, n'y développe précisément le même mode inflammatoire...

« L'observation démontre qu'il existe entre chaque mode inflammatoire des différences indépendantes du degré d'irritation, puisque chaque espèce inflammatoire peut varier et varie beaucoup dans son intensité, en conservant les caractères qui lui sont propres...

« Si dans toutes les irritations inflammatoires les mêmes propriétés vitales sont mises en jeu, ce n'est ni dans la même proportion, ni dans le même temps, ni dans le même ordre successif. »

Ce que la doctrine microbienne a démontré encore de son côté, c'est que, dans l'inflammation, l'action pathogène des agents infectieux est nécessaire à la suppuration, tandis que les agents aseptiques ne provoquent pas ce terme ultime du processus morbide. L'inflammation suppurative reconnaît donc une cause spécifique.

Et bien, ce n'est pas seulement de l'irritation que l'on peut tirer de telles distinctions spécifiques, c'est aussi des autres éléments morbides : la fièvre, l'intoxication, la dégénérescence, la diathèse, l'adynamie, la douleur.

Que l'on compare, par exemple, l'épuisement des forces dans la fièvre typhoïde à celui qu'entraîne la neurasthénie, névrose se rapprochant de la fatigue normale à un haut degré.

D'un côté c'est la prostration complète, le faciès stupide, la langue sèche et fuligineuse, les narines pulvérulentes, le pouls dicrote, le pharynx obstrué de mucosités, les troubles vasomoteurs intenses, le marmottement incohérent et le subdélirium.

Retrouve-t-on un seul de ces symptômes dans l'épuisement du neurasthénique? Non certes, et à ce point que, si un délire y existe, il n'a rien de commun avec le délire fébrile et que le subdélirium ne saurait s'y montrer qu'à l'occasion d'une maladie intercurrente.

Il n'est pas jusqu'à l'élément douleur, le plus simple de tous, qui suivant les maladies causales n'offre des caractères distinctifs.

Ce n'est pas d'aujourd'hui que les médecins ont distingué la douleur pulsatile des inflammations locales ; la douleur grave, fixe, profonde qui semble briser ou ouvrir les articulations dans la goutte : les douleurs qui ressemblent à des cuissons et les sensations prurigineuses de certaines dermatoses ; les douleurs comparées par les malades à l'écoulement de glace, ou au contraire à du feu circulant dans la profondeur des membres, souvent observées dans les maladies rhumatismales ou rhumatoïdes, des arthritiques et des neuro-arthritiques ; les douleurs sous forme de crises fulgurantes des radiculites; les douleurs énervantes, bien que d'une intensité relative, des névropathes déprimés ou anxieux ; les douleurs des cancéreux qui sont rongeantes et comme destructives des tissus.

Si ce sont là des différences observées assez souvent, combien leur énumération est encore inférieure à la multiplicité des caractères qui sont liées à la marche du processus douloureux, et aux troubles si divers provoqués par l'élément douleur dans l'organisme.

Sous ce dernier aspect, on peut rappeler les différences qui ont été établies par quelques auteurs entre une douleur qui constitue un élément morbide et une douleur plus dégagée d'accidents associés à elle et qui représente un simple symptôme.

Aussi, faut-il conclure que la spécificité causale est non seulement d'une importance extrême par elle-même, mais qu'elle se réflète encore dans les manifestations pathologiques les plus diverses.

Ne point inscrire ici la spécificité morbide, serait perdre de vue un des éléments qui domine la pratique médicale.

Des considérations analogues s'appliquent d'ailleurs à l'action médicamenteuse, en ce que les agents médicamenteux comportent, eux aussi, une action spécifique d'où cette sorte d'irritabilité, que Haller a introduite en médecine, sous le nom d'irritabilité spécifique.

La spécificité est donc de la plus haute généralité, bien qu'elle soit spéciale à chaque maladie et à chaque médicament.

LA DISTINCTION DES ÉLÉMENTS MORBIDES EN TROIS GROUPES

Ces faits étant posés, quels pourraient être les éléments morbides, s'ils étaient formulés en raison des précédentes critiques ?

Il y en aurait trois groupes principaux, subdivisés ensuite

et qui pourraient être l'objet des préoccupations thérapeutiques. La spécificité causale, la lésion organique et les troubles physiologiques.

A. — *La spécificité causale.*

Les éléments morbides spécifiques peuvent être distingués en plusieurs catégories, représentant les principaux genres de causes pathogènes. Ce sont les suivantes.

I. *Les actions mécaniques de causes externes.* — Ici se rangent les traumatismes de toutes sortes, ainsi que les altérations produites par les agents physiques, tels que le froid, le chaud, l'humidité, l'électricité, les poussières, les rayons X, le radium, etc.

Les modes d'action du traumatisme sont extrêmement multiples : les fractures, les plaies, les distensions, les contusions, les hématomes, les hémorrhagies, le choc.

L'état de choc s'accompagne de troubles immédiats ou secondaires, par retentissement sur toutes les fonctions, en particulier celle du système nerveux et celles de la nutrition, par absorption de substances toxiques au niveau des tissus contus, d'où la possibilité de psychoses émotionnelles, de phénomènes d'auto-intoxication, de maladies issues de prédispositions latentes, du réveil d'états diathésiques.

La spécificité causale se double du mode d'action spécial des traumatismes, ou des agents physiques cités plus haut, de sorte qu'il faut compter avec la brusquerie ou la lenteur et la continuité de l'action nocive, ainsi qu'avec les prédispositions individuelles. De là tant de variétés ou d'associations morbides.

Ce qui, pour d'autres catégories, correspond aux degrés de la virulence, à la quantité du produit toxique absorbé d'un seul coup ou successivement, etc.

Un si vaste déterminisme des causes externes peut ainsi faire passer secondairement un malade d'un groupe spécifique dans un autre. (Résorption des produits de cytolyse, infections, etc.)

L'ensemble de ces faits, d'un ordre général, se rattache

étroitement à la réaction de spécificité, qui comprend celle de l'agent pathogène et celle de son mode d'action vis-à vis d'un organisme donné (1).

II. *Les intoxications de causes externes.* — Ce sont les toxiques minéraux, végétaux, ou animaux, tels que les venins.

Les intoxications professionnelles, accidentelles, criminelles, alimentaires, méphitiques, médicamenteuses, sériques, etc.

Par rapport au groupe précédent, qui est d'ordre physique, les causes morbides sont ici d'ordre chimique.

Par rapport au groupe suivant, celui-ci établit une transition avec les agents pathogènes qui seront surtout les toxines microbiennes.

Les modes d'action des toxiques externes sont relatifs aux doses, à la rapidité ou à la lenteur de leur pénétration par lesquelles ils peuvent s'accompagner de manifestations très différentes, à leurs affinités propres vis-à-vis de certains tissus. A ce sujet, il faut noter que les doses relativement faibles donnent lieu à des symptômes qui sont en rapport avec les troubles ou les lésions résultant des affinités spéciales, tandis que de plus grandes quantités sont suivies d'effets d'un autre genre.

Ces faits ont été exposés en détail au chapitre qui traite des affinités.

III. *Les maladies parasitaires et les infections microbiennes.* — Ce groupe comprend les diverses maladies parasitaires, les virus, dont l'importance en pathologie est encore à réserver, en raison du nombre des cas où on n'a pu encore démontrer l'action d'un agent microbien spécifique. Et surtout tout l'ensemble des infections microbiennes aiguës et chroniques.

Ces dernières comprennent les toxines sécrétées par les bactéries, celles qui sont constituées par leurs corps vivants ou morts, celles qui résultent de la décomposition des

____

(1) On ne peut ranger dans ce premier groupe les corps étrangers de causes internes que par analogie d'action mécanique, car en réalité ils sont des résultats de maladies d'un autre genre.

tissus de l'organisme, ainsi que les anti-toxines avec leur rôle pathogène par excès de formation, et les substances sensibilisatrices, immunisantes ou anaphylactiques.

Le terme de « viventia intra viventia », qui fut classique autrefois, résume cet ensemble.

Il faut insister sur l'étendue de l'action pathologique des toxines qui résultent de la vie et de la mort des microbes au sein de l'organisme et qui par leur influence sur les différents systèmes et sur la nutrition des éléments anatomiques, régissent directement, ou indirectement, les éléments morbides qui composent les grandes infections à microbes spécifiques ou ubiquitaires.

L'irritation ou l'inflammation lésionnelle locale, comme foyer de toxines d'origines diverses, l'hyperthermie par suroxydations nécessaires à la destruction des poisons pyrétogènes, l'adynamie créée par action nécrosique ou dégénérative sur les cellules et en particulier sur les éléments hautement différenciés du système nerveux et des parenchymes, apparaissent comme des éléments morbides distincts, mais réunis par une pathogénie qui leur est commune, c'est-à-dire par de multiples toxines créant des lésions locales et diffuses.

Au cours d'une infection aiguë, la prédominance de l'inflammation avec exaltation oppressive par troubles cardiovasculaires, ou celle de l'hyperthermie, ou celle de l'adynamie explique que tel ou tel de ces éléments morbides devienne la source de l'indication thérapeutique.

En somme, ce qui domine le fond et les manifestations de ce genre, ce sont les toxines microbiennes, tandis que l'auto-intoxication est surtout en cause dans le groupe suivant.

IV. *Les maladies constitutionnelles et les auto-intoxications.* — Les maladies dites constitutionnelles, les diathèses avec les tempéraments morbides qui les régissent, les idiosyncrasies, les troubles de la nutrition qui entraînent l'auto-intoxication, les tares et viciations qui constituent les prédispositions sont à inscrire ici.

C'est le fond même de l'organisme sur lequel vient se

greffer des manifestations pathologiques qui sont en rapport avec lui.

Ce fond peut être acquis par l'individu, ou être le résultat héréditaire des maladies des ancêtres. On peut distinguer, suivant la pathogénie, plusieurs sortes de maladies héréditaires.

Il faut éliminer d'abord de ce groupe celles qui relèvent de ce qu'on doit appeler l'hérédité utérine et qui se rapportent à la transmission d'une maladie définie et en évolution à la naissance de l'individu telle que, par exemple, la variole, ou l'infection syphilitique, attestée par des lésions infectieuses en évolution actuellle. La source de la contagion étant ici l'organisme de la mère, remplaçant le milieu externe.

Par contre, il faut retenir l'hérédité séminale, dont le mode pathogène est double.

Dans le premier cas, ce qui est transmis, c'est le germe de la maladie, qui, contrairement à l'hérédité de maladie actuelle, demeure inclus dans l'organisme nouveau et qui est susceptible de se réveiller à une période quelconque de la vie, et souvent à une époque très éloignée de la naissance.

Dans le second cas, les éléments séminaux des ancêtres ont été lésés par des agents variables, sans avoir inclus en eux le germe spécifique et ne transmettent aux descendants que des troubles de la nutrition générale, ou de la nutrition de tel ou tel tissu.

Tel sera le fait de l'hérédité des alcooliques, dont les descendants présentent des tares qui sont sans rapport avec les troubles morbides présentés par leurs ancêtres ; telles sont peut-être les maladies dites familiales, où des lésions identiques à celles des ascendants, se produisent à un âge défini, comme inscrites dans la trajectoire évolutive de chaque individu.

Telles sont les tares diathésiques, impliquant le même tempérament morbide que celui des ancêtres et à un moment donné des accidents similaires, ou variés, mais qui se rattachent à la même diathèse.

Dans ces derniers cas, il y a donc un état organique actuel impliquant l'avenir sous la forme évolutive.

C'est donc plutôt la constitution morbide que le germe de la maladie qui est en cause ici.

Les maladies qui, chez les ancêtres, ont produit les tares transmises et celles qu'elles ont produites chez l'individu ; au cas de tempérament ou de diathèses acquises, peuvent être sans doute des maladies banales comme les infections et les intoxications de différentes sortes. En s'effaçant spécifiquement, elles laissent des troubles profonds, qui demeurent à l'état latent de façon indéfinie.

En plaçant en parallèle ce qui se passe pour des toxines du groupe précédent et pour les auto-toxines de ce groupe, on trouve que les premières sont le résultat de microbes vivant en parasites dans l'organisme et que les secondes sont, au contraire, le fait des cellules mêmes de l'organisme en ce que leur mode de vivre aboutit à une élaboration vicieuse de la matière, à une nutrition pervertie, ayant pour conséquence la formation de substances toxiques.

Sans doute il y a aujourd'hui différentes explications des manifestations articulaires, cutanées, viscérales, vasculaires, qu'on a réunies sous le nom d'arthritisme et un bon nombre d'entre elles sont déjà distraites et rapportées à l'infection. Mais ce qui reste incontestable, c'est la parenté d'un certain nombre de maladies, dites arthritiques, réunies dans les mêmes familles, parfois sur le même individu et chez des sujets participant de la même vie, ou des mêmes fautes d'hygiène.

Il est difficile de ne pas admettre, dans ces conditions, un mode analogue de nutrition anormale des cellules de l'organisme, comme le lien qui réunit des affections, dont la clinique établit la parenté étroite.

Un trouble primitif de la nutrition serait le fond sur lequel apparaîtraient des affections pour lesquelles la cause accidentelle serait de moindre importance, c'est-à-dire où la prédisposition serait plus que l'accident. Le rôle des cellules de l'organisme se trouve ainsi nettement substitué à celui des agents microbiens, comme source de l'intoxication.

En poussant au-delà des échanges nutritifs, l'analogie des éléments de l'organisme avec des éléments microbiens parasitaires, on peut considérer que dans les tumeurs proprement dites, surtout dans les cancers, l'anomalie de prolifération des cellules les fait apparaître elles-mêmes comme des éléments parasitaires vis-à-vis de l'organisme pris dans l'ensemble de ses autres cellules.

Dans le cancer la cellule serait elle-même le parasite, sans qu'il soit nécessaire de chercher un agent infectieux venu du dehors. Ce que l'on sait de la façon de la cellule cancéreuse de se répandre et de se développer dans tous les organes, malgré les différences de milieu qu'ils lui opposent, de développer sa vie propre aux dépens de celle de ces organes et d'atteindre l'organisme entier par les toxines qu'elle sécrète, permet de reconnaître en elle les caractères essentiels des organismes parasitaires.

La notion d'accident, présente dans les trois groupes précédents, fait place ici par prédominance, à l'état constitutionnel et à la prédisposition.

V. *Les troubles fonctionnels comme étant primitifs.* — La perversion des fonctions, leur surmenage ou leur défaut d'exercice, le trouble physiologique primitif et entraînant à sa suite la lésion et la maladie, sont les modes pathologiques propres à ce dernier groupe. Il est intéressant de reconnaître, tout d'abord, combien de tels caractères sont particuliers.

Le trouble physiologique est d'habitude la conséquence de la maladie ; ici, il est la cause qui la développe à la longue.

L'acte physiologique est pathogène, non en lui-même, mais par ce qu'il a d'excessif dans un sens ou dans un autre.

La fonction suractivée et la fonction inerte aboutissent toutes deux à la fatigue et à l'atrophie de l'organe.

Ce mécanisme demande à être précisé. Des exemples de surmenage entraînant secondairement des lésions et des troubles, pourraient être cités pour chaque fonction.

Pour le cerveau, par exemple, on connaît les résultats

des excès portant sur la sensibilité, comme l'abus des plaisirs, qui compte parmi les facteurs des maladies du système nerveux et dont la part est importante, même dans les cas où cet abus n'entraîne que des prédispositions à d'autres maladies.

On sait aussi que le surmenage des facultés affectives, soit sous forme exaltative, soit sous forme de chagrin à action opprimante et dépressive, entraîne des maladies très graves.

Il en est de même de la contention d'esprit, des efforts intellectuels trop prolongés pour acquérir des connaissances et pour en conserver la mémoire.

Du côté de l'appareil digestif on peut citer les excès alimentaires par qualité, par quantité, par aliments grossiers et indigestes, comme déterminant à la longue des troubles locaux et généraux.

Ces divers surmenages aboutissent à la fois à des maladies locales et à une déchéance de l'organisme tout entier.

Tandis que l'exercice tend à développer l'organe, le surmenage aboutit à la faiblesse et à l'atrophie, à la déchéance des éléments les plus hautement différenciés, parfois avec prolifération des autres, parmi ceux qui composent un même organe (atrophie et sclérose).

Il s'agit donc, en ce cas, d'un processus dans lequel il y a à la fois irritation et faiblesse réparties sur des éléments histologiques distincts, ainsi qu'on le voit sous l'influence d'agents pathogènes très divers, inscrits dans les groupes précédents.

Le mécanisme des troubles qui surviennent par inertie fonctionnelle, est certainement plus complexe qu'on ne l'aperçoit tout d'abord.

On observe souvent une atrophie simple des éléments histologiques, qui peut s'expliquer en grande partie par le seul défaut des excitations qui tendent à maintenir l'équilibre de la nutrition de ces éléments.

D'autre part, la privation des excitants spécifiques normaux s'accompagne parfois d'un processus irritatif secondaire. L'état de besoin, qui naît de la suppression de ces excitants, peut sans doute entraîner une irritation, dont

le résultat dernier est la *fatigue* et l'atrophie, sous la forme
où on l'observe dans les processus irritatifs primitifs.

A la question du surmenage et de l'inertie se rattachent
les déchéances et les atrophies dont l'origine est involutive.

On sait que différents organes de l'économie sont destinés
à des régressions, survenant à des époques différentes pour
chacun d'eux.

Le thymus, le corps thyroïde, les organes présidant à la
vie sexuelle, etc., rentrent dans cette catégorie.

Suivant la remarque faite plus haut, à l'occasion de
l'inertie fonctionnelle, il peut aussi y avoir ici un ensemble de lésions complexes, auquel se mêle un processus irritatif, marqué par la sclérose ou par la prolifération des
fibres musculaires lisses, dont la différenciation est d'ordre
inférieur et pouvant aboutir toutes deux à l'hypertrophie.

La longueur de la vie elle-même, surtout lorsqu'elle est
marquée par des fatigues dépassant une certaine limite, implique le surmenage.

C'est ici que se placent les lésions dégénératives et sclé-
reuses du système cardio-vasculaire tout entier et dont on
peut affirmer la fréquence à un certain âge, comme étant
le résultat d'un long surmenage physique et comme échappant à l'étiologie des intoxications et des infections accidentelles.

Ce dernier groupe de la spécificité morbide se présente
ainsi comme assez étendu.

S'il comprend des modalités différentes, en ce que les
unes sont accidentelles, les autres évolutives, le surmenage
ou l'arrêt fonctionnel y apparaît comme un phénomène
primitif par rapport à la lésion ou à la régression, cette
dernière se rangeant ici par la fréquence des troubles vraiment morbides dont elle s'accompagne.

B. — La lésion locale et ses éléments morbides.

Les altérations que provoquent immédiatement les causes externes, se résument dans des actions mécaniques, phy-

siques ou chimiques. En pathologie interne, il s'agit presque toujours de toxines microbiennes, d'autotoxines ou de toxiques externes.

Le terme de lésion s'applique plus spécialement à la localisation ou aux localisations principales de la maladie et c'est dans ce sens que le mot lésion est surtout envisagé ici.

Dans la grande majorité des cas, il faut rechercher les altérations tout à fait primitives de la maladie dans l'action de la cause morbide sur les substances premières, sur les molécules des humeurs et des solides.

Ces altérations portent, à la fois, sur les molécules des protoplasmas vivants et sur celles des substances de fonctions élaborées par eux, comme les éléments fibrillaires que renferme le protoplasma des cellules du névraxe, comme le mucus, comme la chondrine, comme la myosine, etc., etc., qui sont les produits de la fonction cellulaire différenciée, et qui sont incapables de naître sans l'activité biologique de ces protoplasmas (1).

Ces modifications moléculaires, une fois déterminées par les agents pathogènes, ont, pour conséquence, des réactions qui sont biologiques.

Ce sont là deux ordres de phénomènes dont la nature est différente.

Je montrerai, en effet, que la lésion est la somme de l'action physico-chimique de la cause pathogène et de la réaction biologique qu'elle suscite autour d'elle.

D'une façon tout à fait générale, on peut distinguer les éléments morbides que comportent les lésions, dans les groupes suivants.

LES ÉLÉMENTS LÉSIONNELS.

Inflammation et ses complications (abcès, gangrène, ulcérations).

Congestion, fluxion, phlogose, stase sanguine, exsudations.

_____

(1) Voir différenciation cellulaire.

Hypersécrétions, catarrhe des muqueuses.

Hyperplasies leucocytaires, scléroses, hypertrophies des tissus.

Néoplasies proprement dites, tumeurs, cancers.

Dégénérescences des divers tissus, nécrose, ischémie.

Atrophie, troubles trophiques.

Actions mécaniques : ruptures, sections, plaies, obstruction, rétention, compressions, distentions, corps étrangers de causes internes, déplacements, etc.

Malformations congénitales.

Si la lésion figure ici, parmi les éléments morbides, c'est à titre de localisation importante et spéciale du processus morbide qu'elle représente, localisation qui, vis-à-vis de la thérapeutique, commande une intervention qui est aussi spéciale.

En réalité la lésion répète, mais localement, l'action spécifique causale et, localement aussi, la réaction de l'organisme vis-à-vis de la cause pathogène.

De là, il faut reconnaître dans toute lésion deux manifestations pathologiques distinctes, dont elle est la somme.

1° L'altération physico-chimique, moléculaire, que produit l'agent pathogène ;

2° La réaction biologique déterminée à son voisinage et qui représente la part de l'organisme.

Ou, autrement dit, ce qui fait l'attaque et ce qui fait la défense.

Il importe de justifier par des exemples cette définition.

En supposant une fracture avec déplacement et autour, un cal exubérant, la part mécanique de l'agent traumatique est le foyer de la fracture ; la prolifération exubérante des cellules osseuses est la part de la réaction biologique.

Un agent calorifique ou caustique agissant sur le tégument externe, provoque une destruction moléculaire, ou nécrose des éléments impressionnés. Il s'agit d'une action mécanique. Une fois produite, il survient de la congestion vaso-paralytique, de la rougeur, de l'exsudation, de la diapédèse avec afflux leucocytaire etc., autour des points nécrosés, ce qui représente la réaction biologique.

Il est facile, en partant de là, de se faire une idée du mode d'action d'une toxine microbienne, ou autre, qui au sein de l'organisme provoque, tout d'abord, une altération moléculaire, suivant ses affinités chimiques vis-à-vis des éléments anatomiques, ou suivant la vulnérabilité de ceux-ci.

Puis, à cette première altération nécrosante succédera, ou pourra succéder, une hyperhémie, une inflammation, des modifications nutritives des cellules elles-mêmes, pour celles qui seront incomplètement détruites, ou encore la multiplication de l'un des tissus, moins différencié, parmi ceux qui composent l'organe atteint.

Il y a ainsi toujours deux parts distinctes, celle de l'agent nocif sur la substance organique, altérée suivant sa constitution de corps physique et chimique, et celle de l'organisme qui est relative à la vie.

Cette dernière réaction, qui est biologique et qui est la partie principale de la lésion n'est cependant pas autre chose que l'équivalent d'un symptôme à distance.

Certainement, la physiologie pathologique de la réaction biologique est chose complexe. L'analyse y montre les phénomènes qui dépendent de la vie indépendante des éléments anatomiques et du consensus établi par les ramuscules nerveux touchés directement par l'agent pathogène et provoquant des réflexes vasomoteurs, secrétoires, etc.

Sans insister sur ce point, il faut considérer que l'action de l'agent pathogène comporte des degrés d'altérations qui sont variables.

De même pour la réaction biologique, qui varie de son côté suivant le mode d'action, la susceptibilité des tissus et différents facteurs, causes de variations individuelles.

Or, ces deux sortes d'altérations inscrites dans la lésion ne sont pas toujours dans la même proportion.

Aux degrés externes, où l'on peut parler de lésion dynamique, l'altération mécanique, qu'il faut toujours admettre, va jusqu'à demeurer imperceptible à nos moyens d'examen.

L'altération que produit l'agent causal, et cela est fort important au point de vue de la constitution anatomique de la lésion, peut être dissimulée et noyée au sein de la réaction biologique.

L'agent pathogène, lui-même, pourra y être **transformé et** détruit.

Et bien plus, la réaction lésionnelle pourra survivre indéfiniment à cette destruction, en commandant tout un ensemble de symptômes de différentes sortes.

Ces faits montrent, pour le dire dès maintenant, que la spécificité causale ne peut souvent être l'objet de la thérapeutique, qu'à un moment précis et souvent difficile à déterminer.

La lésion devait donc être inscrite parmi les éléments morbides, puisque la réaction biologique, qui y prend part, peut persister après la destruction ou la disparition de l'agent causal et, qu'en ce cas, la thérapeutique ne peut plus s'exercer que sur elle. Ainsi est faite la part de l'agent morbide sur la substance organique et celle de l'organisme en tant que vivant.

Ces parts respectives sont inscrites dans la lésion et la composent distinctement.

Nota. — Au sujet de cette conclusion sur la nature et la définition de la lésion, on peut faire observer comment le milieu extérieur, en action physiologique sur les éléments nerveux différenciés, provoque des sensations correspondantes. L'action du monde extérieur est mécanique, tandis que les nerfs et les centres nerveux la traduisent par une réaction biologique, qui en est l'équivalent, et suivant un mode réactionnel qui leur appartient en propre. De là, les analogies et les différences de l'état normal et de l'état pathologique.

C. — LES ÉLÉMENTS MORBIDES LIÉS A LA RÉACTION GÉNÉRALE DE L'ORGANISME.

A côté des éléments morbides de la lésion locale, se placent ceux qui relèvent du trouble physiologique général et des manifestations qu'on peut considérer comme les marques de la défense de l'organisme.

Il faut chercher leur origine à la fois dans des lésions qui sans doute sont minimes relativement aux localisations spéciales de la maladie, mais qui sont diffuses et même genérales; et, d'autre part, dans les troubles humoraux et les réflexes, dont le point de départ est dans l'organe spécialement atteint et qui retentissent sur l'organisme tout entier.

Jusqu'ici, on ne peut parler que de réactions pathologiques.

Mais en quoi ces réactions impliquent-elles l'idée de **défense** organique?

C'est que, dans une certaine mesure, les tissus de l'organisme entrent en action dans le milieu morbide, suivant le mode qu'ils affectent dans le milieu normal, quand celui-ci tend à devenir nocif, c'est-à-dire suivant les moyens acquis, qui préservent la santé et la vie dans les conditions physiologiques.

Il n'y a donc pas, à proprement parler, de défense improvisée. Ce sont les moyens habituels, exercés et développés sans cesse dans le milieu plus ou moins stable, ou acquis par des maladies antérieures et par hérédité spéciale, qui sont mis en usage.

C'est dans ce sens qu'on peut dire que les éléments morbides liés aux troubles physiologiques généraux, ont par certains côtés, l'utilité d'une réaction contre l'agent pathogène.

Il faut y insister particulièrement.

La notion de défense de l'organisme apparaît dans toute sa netteté en ce que la maladie emprunte ses réactions, non à la fonction physiologique intégrale, mais à un mode fonctionnel réduit, qui, dans les conditions normales, est représenté par les états de sommeil, d'émotion et de fatigue, c'est-à-dire par la suspension, par l'oppression ou par l'usure des forces.

Ces états ne sont-ils pas, en effet, les modes de défense certains et sans lesquels la vie ne saurait demeurer, dans les conditions du milieu normal?

Il peut ainsi convenir à la thérapeuthique de respecter, ou seulement de diriger ces réactions, ou encore de modérer ce qu'elles ont d'excessif.

Par leur généralité et leur fréquence, on pourrait énumérer les éléments morbides suivants :

Troubles de la cénesthésie, malaise général.

Hyperthermie fébrile.

Etat irritatif humoral inhibitoire, arrêt des sécrétions, de transsudation, d'absorption.

Etat irritatif hypersécrétoire, catarrhal, fluxionnaire, exsudatif.

Eréthisme cardio-vasculaire oppressif.

Eréthisme nerveux primitif, réflexes exaltatifs, douleur oppressive.

Eréthisme secondaire à la faiblesse.

Adynamie primitive, générale, cardio-vasculaire, état de choc, hypothermie.

Adynamie secondaire à l'irritation.

Troubles de la nutrition générale, amaigrissement, cachexie.

Il importe après cette énumération, d'ajouter quelque précision sur les caractères des éléments morbides de ce groupe.

1° Ils sont choisis comme appartenant à l'ensemble des maladies et sans tenir compte de ce qu'ils peuvent avoir de spécial dans chaque maladie, où ils se rencontrent.

En cela, ils comportent une généralité qui n'est tout à fait exacte qu'en théorie.

L'ivresse, la fièvre ou la douleur ne sont pas identiques dans la série des cas, car ces éléments y reflètent par leurs caractères la cause qui leur donne naissance. L'ivresse sera hilarante, la fièvre sera continue, la douleur sera lancinante.

Il est donc fait abstraction de la cause qui les produit.

2° S'ils ne traduisent pas la spécificité de la maladie, ils en indiquent la nature, le dynamisme sous lequel elle se révèle, ou en d'autres termes, le mode d'action qui lui est commun avec beaucoup d'autres.

C'est, en somme, la distinction qu'il faut faire entre la cause et la nature d'une maladie.

3° A la lecture du tableau précédent, on peut remarquer

encore, que les énoncés expriment soit le plus, soit le moins, soit l'exaltation ou la dépression morbide.

Ce contre quoi j'ai protesté, en affirmant que les réactions morbides n'étaient pas quantitatives, mais qualitatives et qu'elles étaient à la fois exaltatives et dépressives, en correspondance avec les degrés de la différenciation des tissus et des fonctions; c'est que les éléments morbides ne sont exprimés ici que par la prédominance de leur caractère.

Il est facile de montrer que dans chacun d'eux se retrouve, mais à des degrés différents, l'exaltation et la faiblesse.

Il ne saurait en être autrement, puisque la suspension des forces entraîne un certain degré d'exaltation par ailleurs, puisque l'oppression implique l'exaltation, aussi bien que l'usure excessive du potentiel ou du tissu lui-même. Et que là aussi où il y a faiblesse, il y a hyperirritabilité.

Quand la cénesthésie s'exalte, quand une paresthésie ou une douleur apparaît, la sensibilité la plus différenciée tend à s'affaiblir ou s'affaiblit, et parfois jusqu'à l'anesthésie, dans le domaine correspondant des sensations tactiles.

On pourrait prendre chaque élément cité plus haut et montrer, par exemple, que dans l'hyperthermie fébrile, à côté de l'exaltation des oxydations, il y a un défaut de la régulation thermique, dont l'ordre de différenciation est supérieur à la nutrition des éléments anatomiques par division du travail et par complexité du mécanisme.

Et, de même pour chacun des autres éléments morbides, qui, dans le tableau précédent, *n'expriment que des prédominances*.

Au cours de l'histoire de la médecine, on a vu plusieurs fois des médecins de grande valeur traiter une même maladie par des médications opposées.

Ainsi, pour le nervosisme, qui est le fond commun de beaucoup de névroses, on a vu préconiser à la même époque et avec les mêmes connaissances, les bains tièdes et le bouillon de poulet et, d'autre part, l'hydrothérapie froide et les toniques. Une médication sédative et débilitante, opposée à une médication stimulante et tonique.

Or le névrosisme, qui rentre dans l'élément inscrit ici sous le nom d'éréthisme nerveux, comprend un ensemble de phénomènes exaltatifs et dépressifs.

En raison de cette double modalité, qui est le fait général dans les réactions pathologiques, on s'explique que le traitement ait pu viser les unes ou les autres de ces réactions.

La thérapeutique doit tenir compte de l'indication majeure, qui peut être variable suivant les maladies et suivant les phases de la maladie.

LA THÉRAPEUTIQUE GÉNÉRALE DES ÉLÉMENTS MORBIDES

Le but qu'on s'est proposé en établissant des éléments morbides, a toujours été en rapport avec la médecine pratique.

En admettant parmi ces éléments la spécificité causale, qui varie avec chaque sorte de maladie, mais qui figure dans chacune, le but est de s'adresser à elle, chaque fois que cela est possible.

En seconde ligne se place l'élément lésionnel, comme marquant la localisation principale de l'agent pathogène, et comme étant le point de départ d'une diffusion toxique ou auto-toxique et de réflexes, qui se placent à côté des altérations que l'agent pathogène crée en même temps dans l'organisme entier.

Les réactions générales, qui sont les conséquences de ces sortes de lésions diffuses et diffusées, peuvent être placées souvent en troisième ligne. Mais non toujours comme il est facile de le comprendre par la prédominance, l'importance ou même l'urgence qu'elles peuvent présenter.

L'indication thérapeutique la plus générale apparaît dans la notion de l'attaque et de la défense, dans la double part de l'agent pathogène qui représente l'attaque et de l'organisme qui réagit contre lui.

De là la médication qui tend à détruire la cause pathogène et la médication qui s'efforce de remédier aux troubles des fonctions et de régler l'effort curateur.

Remonter au déterminisme aussi loin qu'il est possible. ou qu'il est utile, en prenant en considération la pathogénie de chaque élément, est la règle pratique qu'on peut en tout cas poser en principe.

L'indication thérapeutique particulière implique le choix de l'élément morbide à combattre et répond dans une maladie donnée, ou dans une phase de cette maladie, à l'opportunité actuelle.

L'indication étant précisée, des règles générales interviennent à leur tour.

Une médication complète s'efforce de multiplier l'action thérapeutique sur des points divers et par l'emploi de moyens nombreux, qui concourent au même but.

Parmi ces moyens, il faut citer ceux qui relèvent de l'hygiène favorisante.

Dans les maladies générales avec l'hyperexcitabilité, surtout dans les maladies aiguës, ce sera plus que le repos de l'organe malade, ce sera celui de l'organisme malade tout entier.

D'ailleurs, en raison du consensus organique, on ne peut arriver à ce repos très efficace pour une fonction quelconque, que par une action de même nature sur toutes les autres.

Les variations de la température retentissent comme excitant sur l'organisme entier, d'où la nécessité de la constance du milieu thermique.

L'alimentation exerçant la fonction digestive, a pour conséquence des réactions cardio-vasculaires, aussi bien que sur l'ensemble du système nerveux.

D'où la diète nécessaire, même pour calmer une localisation inflammatoire, ou une douleur localisée. Et de même des autres fonctions.

A l'opposé de cette médication se trouve l'exercice, qui pour être spécial, devient par le même consensus un moyen de stimulation ou de tonicité de l'organisme entier.

Voisins de l'hygiène favorisante, sont les moyens préalables ou adjuvants.

On en connaît bien l'importance depuis que Torti en a fait une judicieuse application à la thérapeutique des fièvres, afin de rendre efficace l'action du quinquina.

Ces moyens auxiliaires sont d'ailleurs d'un usage très étendu.

La désoppression, la restauration de l'état gastrique avant l'emploi des médicaments, la *cura famis* dans la médication altérante, sont des exemples qui montrent assez l'importance et la généralité de ces multiples moyens mis en association.

La médication complète comporte encore l'usage de la pluralité des médicaments à action spécifique par rapport aux tissus et aux fonctions, mais dont le mode générique d'action est le même. Ou encore de médicaments à action complexe.

Ici se place la pratique, qui consiste à introduire dans une substance médicamenteuse, des radicaux chimiques de remplacement et qui sont relatifs à telle ou telle spécificité d'action.

On augmente la tolérance d'un médicament par un autre et on restreint l'activité de l'un d'eux en l'associant à un autre, et réciproquement.

L'action des médicaments est très complexe. On sait que cette action est souvent sans rapport avec la constitution chimique de la substance médicamenteuse.

Des plantes de la même famille fournissent à la thérapeutique des médicaments, dont les effets sont différents et mêmes contraires, et réciproquement.

Leur mécanisme est à la fois physique, chimique et biologique et cette action peut relever d'un conflit avec l'organisme et de l'effort éliminateur. Il y a, enfin, la spécificité organique qui peut servir de base pour une classification générale des divers médicaments.

A d'autres points de vue leurs effets sont relatifs à des doses accumulées, non détruites, ou non éliminées, et à la possibilité de leur absorption rapide et massive.

On observe aussi parfois que les premières doses exaltent la susceptibilité de l'organe sur lequel porte leur action, de telle sorte qu'une dose nouvelle et moyenne est suivie d'effets disproportionnés avec elle. Cette modalité, connue depuis longtemps, étudiée à l'occasion des sérums et sous le rapport de sa genèse, est devenue aujourd'hui l'anaphylaxie.

L'intolérance peut dériver de l'organe par lequel le médicament est introduit, ou de la susceptibilité et de l'idiosyncrasie de l'organisme dans lequel il se répand.

La surtolérance est, d'autre part, le résultat de l'accoutumance et du mithridatisme et aussi de l'état de maladie par rapport à l'état de santé, etc.

Les règles générales qui président à l'emploi des médicaments sont relatives aux moments, aux doses, à la façon de fractionner ces doses suivant les effets recherchés, au tempérament et aux habitudes du malade, à la voie d'introduction, à l'état des forces, à la durée du traitement.

Les doses supportées sont souvent beaucoup plus grandes dans l'état de maladie, avec excitation générale, que dans l'état de santé.

C'est pourquoi les doses fortes deviennent parfois nocives, au moment où l'état morbide tend, en s'améliorant, au retour à l'état normal.

Les faibles doses ou les fortes doses, ou les doses réfractées produisent des effets qui ne sont pas les mêmes pour un même médicament. Ce qu'il faut noter encore comme un fait important et très utile en pratique, c'est qu'un même agent thérapeutique peut, suivant son mode d'emploi, donner des résultats non seulement différents, mais contraires.

L'action des agents physiques, comme le froid, l'hydrothérapie, l'électrothérapie, etc., offrent cette diversité de la façon la plus évidente.

On admet généralement que l'état des forces règle les doses.

La façon dont agissent les médicaments demande toujours à être observée avec le plus grand soin.

D'abord, pour savoir si les effets sont convenables, s'il faut continuer ou interrompre et changer de prescriptions. Ensuite, parce que les effets sont la source de connaissances spéciales touchant la maladie actuelle. La médication peut démontrer la nature de la maladie et par conséquent faire redresser parfois une erreur sur ce point, et par suite, sur le traitement qui a été employé.

La connaissance de tout l'ensemble des effets d'un médicament peut encore démontrer que l'un de ces effets ne s'est pas produit. Cette dernière constatation peut faire admettre. très justement, l'existence d'une lésion de nature destructive ou dégénérative de l'organe ou tissu, qui n'a pas réagi suivant le mode habituel. On dit alors que l'action médicamenteuse est dissociée.

C'est surtout sur le pouls, la nutrition comprenant l'examen des urines, et les réflexes que se juge l'action des médicaments.

L'ensemble des médicaments envisagés dans leurs effets permet de les classer sous le rapport d'une triple spécificité.

1° Spécificité vis-à-vis des tissus de l'organisme. C'est la spécificité étudiée par Haller, appliquée par Bichat à la distinction des tissus de l'anatomie générale, définie par l'expérimentation par Magendie, Cl. Bernard, etc.

L'action spécifique se fait sentir avec certaines doses, tandis qu'avec d'autres l'action n'est plus la même, fait sur lequel Rasori a longuement insisté.

On peut rapprocher cette action suivant les doses de celle des agents pathogènes envisagés sous le même rapport.

Les effets spécifiques des toxiques pathogènes sont en relation avec des doses relativement faibles, pour lesquelles leurs affinités chimiques, leurs actions électives sont distinctives.

Comme exemples de spécificité médicamenteuse relative aux tissus, on peut citer l'action de la strychnine sur les muscles par l'intermédiaire des centres sensitifs, celle du curare sur l'extrémité périphérique du nerf moteur ; celle de l'atropine sur la pupille ; celle de l'oxygène sur la respiration ; celle de la cantharide sur le système génital ;

celle de l'ergot de seigle, de l'ipéca, de l'émétine sur la fibre musculaire lisse ; celle du café, de la morphine, de l'alcool, de l'éther, des essences sur le cerveau, celle de la digitale, du cratégol, sur le système cardio-vasculaire ; celle de l'alcool, de la glycérine, du café, du thé, de la coca comme antidéperditeurs ; celle des iodures, du mercure, des alcalins comme altérants, etc., etc.

2° La spécificité vis-à-vis des causes pathogènes.

3° La spécificité relative aux éléments morbides, particulièrement l'hypersthénie et l'adynamie, mais aussi la nutrition.

Tels sont les stimulants et les stimulants diffusibles ; les stimulants fixes ou toniques ; les médicaments d'épargne ; les sédatifs calmants, les analgésiques, les antispasmodiques et les hypnotiques ; les sédatifs désopprimants, les évacuants, les débilitants, les altérants.

Il faut encore noter ici, comme pour les agents pathogènes, que devant la différenciation cellulaire, la classification des médicaments à action générale ne peut être que par prédominance ou résultat définitif, car des éléments anatomiques d'espèces différentes ne répondent pas de la même façon à une même action médicamenteuse.

On peut reconnaître également un certain nombre de médications principales.

Depuis les origines de la médecine, on distingue la médication empirique et la médication rationnelle.

Il s'agit d'une division, dont toute la rigueur n'apparaît qu'en théorie, les médecins empiriques et rationalistes ayant le plus souvent fait usage des deux grands moyens, qui peuvent mener à la connaissance scientifique.

Mais quoiqu'il en soit, au point de vue de la pratique, la thérapeutique doit suivre une méthode éclectique et user, suivant les cas, de la médecine empirique et rationnelle, ce qui est l'avis de la plupart des auteurs de notre époque.

Parmi les grandes médications se rangent : l'antiseptique locale et générale, l'antithermique, l'antiphlogistique, la sthénique ou tonique, l'antidotique, l'antianalgésique, l'opothérapique, la physiothérapique, la sérothérapique, la vaccinante.

A un autre point de vue on distingue la médication expectante par laquelle on ne fait que diriger l'effort naturel de l'organisme. On l'appelle aussi méthode naturelle.

La médication agissante s'adresse effectivement à l'indication thérapeutique et souvent par périodes successives aux divers éléments morbides, d'où le nom de méthode analytique que lui donnent quelques auteurs.

Enfin, la méthode empirique, qui résulte de l'expérience ou qui procède par analogie.

Ces généralités posées, il importe de résumer ce qui concerne la thérapeutique particulière aux trois groupes des éléments morbides.

A. — Les éléments de la spécificité causale.

L'élément causal peut souvent être l'objet d'une détermination très précise ; ce sera tel microbe, telle toxine, tel toxique externe. D'autres fois, on ne peut arriver qu'à la notion de la nature de la cause, comme par exemple une infection certaine, mais sans autre précision.

Cette notion est suffisante pour justifier la médication antiseptique générale.

D'autre part, il y a beaucoup de cas où la connaissance de la cause spécifique demeure sans valeur.

Il est, en effet, nécessaire que la cause de la maladie soit non seulement connue, mais qu'elle soit en action actuelle sur l'organisme.

Si ce principe s'impose en théorie, il est facile de s'apercevoir que, dans la pratique, on peut éprouver les plus grandes difficultés pour établir si un agent pathogène est encore en action sur l'économie.

Certainement, dans nombre de cas, on arrive à conclure facilement que l'agent pathogène n'est plus en cause à l'heure où le traitement doit être institué.

Lorsqu'on observe les symptômes d'une cirrhose hépatique, le malade a cessé l'usage de l'alcool depuis un certain temps et, par là, il est évident qu'il n'y a plus d'alcool à l'heure actuelle dans l'organisme. Le traitement ne peut plus s'adresser qu'à la lésion déjà constituée et chronique.

Mais par ailleurs, quelles difficultés n'éprouve-t-on pas à savoir si un toxique de cause externe est encore en action sur les tissus, alors même que les symptômes de l'intoxication demeurent avec des caractères certains et dans toute leur gravité.

De même, dans les maladies infectieuses, il peut être très délicat d'établir le diagnostic de l'action microbienne actuelle.

Il est même possible que l'infection générale se fasse par poussées successives, et il est vrai que certains microbes disparaissent rapidement, ou que leur virulence s'affaiblit après qu'ils ont produit des lésions dont l'évolution est loin d'être terminée.

On peut certainement faire appel à de multiples recherches de laboratoire et qui peuvent donner la solution du problème qui se pose.

Il n'en est pas moins vrai que de telles recherches peuvent être longues ou difficiles.

Il a été inscrit cinq éléments généraux relatifs à la spécificité causale.

a) Le traumatisme et l'action des causes extérieures ;

b) Les nombreuses intoxications de causes externes relèvent des médications antidotiques, neutralisantes, des moyens d'extraire, ou de faire éliminer ces substances.

c) Les maladies infectieuses peuvent être traitées par des spécifiques particuliers à certaines d'entre elles, ou en tout cas par les moyens antiseptiques généraux.

D'autre part, l'action peut être indirecte, visant à l'élimination des toxines, qui représentent les agents des lésions les plus importantes.

A ce sujet il faut rappeler que le tube digestif offre une surface qui peut être considérée comme égale à celle du tégument externe, et que le rôle de cette surface comprend l'élimination physiologique des substances toxiques. En pathologie cette fonction d'élimination par apport vasculaire, s'accuse par des altérations secondaires des muqueuses, si fréquentes dans les infections, ou les auto-intoxications générales.

Il y a, par là, une indication qui est utile pour provoquer l'élimination des substances nocives des infections.

Ces considérations qu'on peut renouveler à l'occasion de la connaissance des toxines microbiennes, ont été exposées depuis longtemps d'une façon générale, et particulièrement par Hufeland, dans l'élément morbide qu'il appelle « gastrose ».

Comme médication indirecte on connaît aussi les méthodes qui consistent à exalter le pouvoir antimicrobien des cellules de l'organisme. Ces moyens sont extrêmement multiples et paraissent destinés à jouer un rôle important, quand nos connaissances se seront étendues.

Telles sont les opsonines de Wright.

Si l'on considère la certitude des notions acquises sur la nature des infections, on peut admettre que les méthodes thérapeutiques doivent encore réaliser, en médecine, des progrès très notables.

Sous ce rapport, on reconnaît que la chirurgie est plus avancée et aussi qu'elle peut parfois intervenir dans la médecine proprement dite.

d) Les modifications constitutionnelles et les états diathésiques sont le fond qui prédispose à des manifestations morbides diverses.

Ces modifications constitutionnelles ont été elles-mêmes la conséquence de maladies infectieuses, toxiques, de surmenages, d'hygiène défectueuse, etc. Or, ces causes premières n'ont été en action que sur les ancêtres des malades, ou sur les malades eux-mêmes, mais à des époques éloignées du moment actuel.

Vis-à-vis de ces causes premières la thérapeutique actuelle reste donc impuissante et, dans le déterminisme morbide, la première étape qu'elle puisse atteindre est l'ensemble des troubles de la nutrition qui constitue le fond des diathèses et des tempéraments morbides.

Le traitement consiste, tout d'abord, à modifier le vice ou

mode biologique anormal, par une hygiène rigoureuse et par une modification qui peut comprendre des moyens physiothérapiques aussi bien que des médicaments.

La part de l'auto-intoxication est, dans ces états, d'une importance souvent prédominante.

Les accidents ou les maladies aiguës ou chroniques, dont l'arthritisme ou le nervosisme sont le fond commun, et qui ont leurs causes spéciales, comportent les traitements qui leur sont particuliers.

e) Le surmenage fonctionnel ou le défaut d'exercice, qui entraînent des maladies, sont des causes qu'il est facile de supprimer quand elles sont encore en activité. Mais, d'autre part, il y a les lésions que ces causes ont fait naître, le plus souvent à la longue.

Vis-à-vis d'elles, on rentre donc dans une thérapeutique qui ne vise plus la spécificité causale.

Le traitement de la spécificité causale est, avec tout cela, d'une diversité très grande. Mais ici ce que vise directement la thérapeutique, c'est l'agent pathogène lui-même, non l'organisme en ses réactions.

B. — *Les éléments morbides lésionnels.*

La lésion se place immédiatement après la cause, en ce qu'elle la traduit par des réactions locales intenses et en ce qu'elle provoque par elle-même d'autres réactions qui se font sentir à distance.

Il n'y a certainement pas de différences essentielles entre les troubles biologiques qui marquent l'action causale au niveau de la localisation de la maladie et les troubles que l'agent pathogène entraîne en se diffusant dans l'organisme.

Si la thérapeutique doit s'adresser à la lésion d'une façon spéciale, c'est parce que l'emploi des moyens diffère souvent en ce qu'ils sont effectués localement.

Le froid est employé localement, la saignée est locale, la révulsion est locale, l'antisepsie est locale, les calmants sont locaux ; les médicaments eux-mêmes peuvent être d'un emploi local.

En second lieu la lésion est combattue parce qu'elle retentit secondairement et par elle-même sur l'état général et qu'elle commande des symptômes qui sont spéciaux et qui persistent avec elle, à une époque où l'agent pathogène a été détruit, ou éliminé.

Les troubles qu'elle fait ainsi naître sont de différente nature.

Ils sont relatifs aux humeurs ou aux actes réflexes pour chaque organe.

Avec ce dernier point de vue, on rentre dans le cas où la thérapeutique n'a plus de raison de s'adresser à la cause morbide.

Tandis que pendant que celle-ci est en activité, la lésion comprend, à la fois, l'agent pathogène lui-même et la réaction qu'il suscite autour de lui, suivant la définition qui a été donnée d'après sa constitution.

A ce moment le traitement de la lésion est à la fois celui de l'agent pathogène et des troubles biologiques qui en sont la conséquence.

En cela, le traitement de la lésion est encore celui de la spécificité causale et des éléments morbides généraux.

Et aussi, toute réaction biologique lésionnelle sera combattue suivant les principes qui se rattachent au traitement de ces derniers, c'est-à-dire suivant la nature même de la maladie qui les provoque.

C. — *Les éléments morbides du trouble physiologique général.*

C'est particulièrement à l'occasion de ces éléments spéciaux qui s'exerce le choix qui conduit à une médication, comme répondant à ce que l'on nomme l'indication thérapeutique.

Cette indication fait abstraction de la spécificité morbide, pour se rapporter à la nature de la maladie.

La nature de la maladie est définie par le mode d'action de l'agent pathogène, ou mode dynamique spécial de la maladie. Parmi les variétés de diagnostic, la pathologie générale a inscrit le diagnostic dynamique, qui trouve ici sa place.

Il résulte de là que la méthode n'est pas de répondre, dans le même temps, à de multiples indications thérapeutiques, que peut atteindre un traitement compliqué, ou des médicaments à action complexe. Mais de faire un choix, qui varie suivant la maladie et surtout suivant la période qu'elle traverse actuellement.

Quelle est l'opportunité actuelle, voilà la question qui se pose.

Cependant, on peut tout d'abord se demander jusqu'à quel point il y a indication de traiter les éléments morbides.

Dans les maladies très bénignes, où la marche même conduit à une guérison complète et rapide, il n'y a que certaines précautions qui soient nécessaires.

Ensuite, il y a des maladies sérieuses pour lesquelles l'abstention est conseillée par certaines écoles, invoquant la marche cyclique de ces maladies et la nécessité de passer par une série de phases indispensables à la guérison.

On peut répondre à ces arguments que la thérapeutique ne doit pas prétendre et ne prétend pas modifier le cycle d'une maladie, de la pneumonie par exemple. Mais que son but est de diminuer l'intensité des lésions, pour en assurer la guérison la plus complète, pour éviter des récidives et pour permettre une convalescence plus facile.

Il est vrai aussi que les réactions de l'organisme doivent être en partie respectées, comme étant nécessaires ou utiles dans l'état de la maladie.

Vis-à-vis de ces réactions l'intervention se borne à activer ou à modifier, à surveiller et à régler, à conduire à l'issue, au but où tend l'organisme, à favoriser la réparation et la restitution à l'état normal.

En général, il y a plusieurs éléments morbides qui simultanément composent une maladie. En ce cas, quelle est l'opportunité actuelle, suivant la question posée plus haut?

Il est possible de ne s'adresser qu'à un seul de ces éléments. Les divers éléments morbides ne sont pas séparés les uns des autres, comme autant de maladies distinctes, qui se trouveraient juxtaposées, suivant l'ancienne façon de les considérer. La notion de l'unité de maladie établit au contraire un lien entre eux.

Par là, on peut atteindre l'ensemble par une action isolée sur un seul, mais sous certaines conditions.

Le choix porte sur l'élément dominateur, celui qui traduit l'action la plus nocive, ou la plus intense de la cause pathogène.

Le traitement est énergique et comporte souvent la multiplicité des moyens vers le but unique.

Ce qui est plus important encore, c'est que l'élément est combattu suivant le sens même de la nature de la maladie.

Une douleur très vive, prenant par elle-même une importance particulière et oppressive des fonctions générales, dont la nature sera irritative, congestive ou inflammatoire, en justifiant l'indication thérapeutique, sera traitée par la méthode antiphlogistique.

Ces moyens, conformes au mode d'action de l'agent pathogène, sont donc tout différents de ceux qui conviendraient au traitement d'une douleur oppressive, liée à l'éréthisme nerveux.

Ainsi le traitement de l'élément douleur est suivant sa nature, qui est aussi celle de la maladie causale.

Cette règle s'applique naturellement à d'autres éléments morbides que la douleur, en ce que la nature de la maladie peut être visée à travers les réactions qui la traduisent.

En se reportant à l'énumération des éléments morbides, on y trouve la double indication fondamentale de la thérapeutique désoppressive, calmante ou débilitante, qui s'adresse à l'irritation humorale, à l'hyperthermie oppressive, à l'éréthisme cardio-vasculaire, à l'éréthisme nerveux.

Et, d'autre part, la thérapeutique qui répond au choix de l'élément faiblesse.

Dans la première de ces catégories, l'élément exaltatif, dans ses diverses formes, est l'indication actuelle.

Elle comporte, pour chaque cas, des moyens de traitement, multiples, concourant au même but.

Envisagés d'une façon très générale, la médication comprend des médicaments, ici les sédatifs, là les stimulants diffusibles, ailleurs les antithermiques. La saignée générale ou locale. L'hydrothérapie et les bains froids ou les bains généraux tièdes. Les antiphlogistiques. La diète lactée ou végétale. Les purgatifs doux ; les boissons acidulées. La révulsion et la spoliation humorale, plus particulières à la période fluxionnaire, etc.

Il ne peut être question ici d'entrer dans des détails. Mais il faut rappeler que des différences se attachent à l'emploi des agents thérapeutiques, en ce qu'ils sont commandés par l'hyperthermie, ou l'oppression cardio-vasculaire, ou l'éréthisme nerveux, etc. ; par la nature même des maladies très diverses, qui provoquent des réactions du même genre, mais d'espèces différentes.

D'autre part, et par opposition à l'élément exaltatif, se place la médication stimulante, tonique ou d'épargne, qui répond à l'adynamie ou à l'asthénie, quand elles sont manifestes et surtout primitives.

L'indication du choix de l'élément adynamique apparaît nettement en ce que l'adynamie est d'autant plus prononcée et évidente qu'elle se révèle dans une sphère de fonction de différenciation moindre.

C'est le cas des fièvres graves, où la fonction cardio-vasculaire, de même que l'asthénie musculaire linguale, pharyngée, laryngo-bronchique, l'arrêt des sécrétions, etc., traduisent la nature adynamique certaine de la maladie

Que dans des cas semblables il puisse y avoir une réaction inflammatoire locale, c'est une possibilité, mais qui laisse à la médication sthénique sa place entière.

Le choix de l'élément adynamique, non seulement ne fait ici aucun doute, mais ce serait une faute funeste que de s'adresser à l'élément inflammatoire par des moyens antiphlogistiques généraux. Soit que l'adynamie se lie à la nature de la maladie, soit qu'elle résulte de l'état de faiblesse notable ou de cachexie du malade.

C'est le cas de rappeler qu'un même symptôme ne se traite pas de la même façon partout où on le retrouve.

Ainsi c'est donc de l'état général, irritatif ou adynamique, d'où se tire l'indication thérapeutique et non de l'inflammation locale qui peut accompagner une fièvre avec prostration des forces.

La médication sthénique, antidébilitante, n'est pas moins multiple et diverse que la précédente.

Envisagée en général, elle comprend l'hygiène favorisante, l'action des agents physiques et des médicaments spéciaux suivant les systèmes de l'organisme. Le froid sous ses formes toniques, les bains aromatiques, les eaux sulfureuses. Les friction stimulantes, alcooliques, vinaigrées. Les stimulants diffusibles et les stimulants fixes ou toniques. Les toniques du système nerveux et du système cardio-vasculaire. Les médicaments d'épargne. Le régime alimentaire, l'électricité, la lumière, les massages, les exercices physiques.

Cette énumération suppose, par sa généralité, les différences de moyens et de modes d'action, qui sont relatifs aux diverses maladies qui provoquent la faiblesse d'emblée ou la faiblesse consécutive à des éléments morbides exaltatifs.

La diversité est extrême. Entre l'adynamie des fièvres graves et l'asthénic des névroses, il n'y a rien de commun que le fond de faiblesse.

De plus, le choix de l'élément à combattre étant relatif à l'opportunité actuelle, ce choix sera l'élément exaltatif ou dépressif dans la même maladie, suivant ses phases.

Il est fréquent d'observer au début des maladies aiguës une adynamie oppressive impliquant le traitement de l'élément exaltatif et non de la faiblesse, justement appelée « apparente » en ce cas. Tandis qu'à la fin, la faiblesse secondaire à l'irritation, ou faiblesse réelle, nécessite la médication sthénique.

Une conclusion importante qui se dégage des lignes précédentes et mentionnée déjà sous divers rapports, est qu'il faut considérer les éléments morbides d'après leur genre et d'après leur espèce. Ce qui implique le genre et les variétés de la médication qui convient.

Ces considérations sur le choix de l'élément morbide
à traiter montrent l'importance d'une notion précise sur
l'état général et qu'il convient d'acquérir.

On pourrait poser, en principe, qu'il est mesuré surtout par
l'inspection de l'appareil vasculaire, du système nerveux
et du tissu conjonctif, par la raison que tous trois entrent
dans la constitution de tous les organes à côté de leurs éléments à action spécifique. Tandis que le sang est le facteur
de la vie, le système nerveux en est le régulateur.

Le tissu conjonctif étant le siège du dépôt principal des
réserves, peut mesurer l'état de la nutrition.

C'est donc d'après le pouls, d'après les réactions nerveuses, en tenant compte de leur force, de leur faiblesse,
mais aussi de leur stabilité et d'après le degré d'embon-
point ou d'amaigrissement du tissu conjonctif, qu'on peut
se faire surtout une idée de l'état général des malades.

Il s'agit ici de ces fonctions envisagées dans les perturbations qu'elles peuvent subir sous l'influence d'une cause
générale.

De là les signes qu'on observe dans ces trois systèmes
prennent une valeur toute différente, s'ils se lient à une
maladie qui touche en particulier l'appareil cardio-vasculaire, l'appareil nerveux ou le tissu conjonctif. Il y a donc
là une distinction capitale à établir et qui doit être faite en
tout état de cause.

Il faut noter, en outre, que l'adynamie du système nerveux la plus profonde est celle qui s'observe dans les muscles de moindre différenciation, mais toujours en tenant
compte de l'action des causes générales et non d'une lésion
locale ou d'une maladie du système nerveux lui-même

S'il est vrai de dire que le choix de l'élément morbide
s'impose souvent en pratique, il est impossible d'abandonner ce sujet sans avoir montré quelles difficultés ce choix
peut comporter, et comment on ne saurait souvent s'abstenir d'une médication complexe dans ses buts.

Les anciens auteurs ont exprimé cette difficulté, en disant que le traitement employé était seul capable, par ses
résultats bons ou mauvais, de montrer si la thérapeutique

avait été justement instituée. Ceux qui ont écrit à la fin du xviii° siècle, ont même indiqué la nécessité de chercher l'indication à remplir par l'emploi de deux traitements opposés.

On est certainement peu disposé à accepter que la médecine en demeure à ce point.

Voyons ce que disent ceux qui sont plus rapprochés de nous. Ces auteurs ont été frappés des mêmes difficultés, vis-à-vis desquelles ils indiquent la séparation qu'on peut faire entre la science médicale et l'art médical. Ils invoquent des particularités qui s'attachent aux malades et qui échappent à la notion de maladie. Ils font appel à la sagacité du médecin. Or, cela veut dire qu'il n'y a pas de règles que l'on puisse formuler nettement dans des circonstances spéciales.

Du moins, peut-on se demander quelles sont les raisons des difficultés dont il s'agit. Pour moi, il n'y a pas de doute sur ce point. J'ai longuement insisté sur le fait que les éléments morbides, pour être classés et indiqués par prédominance de leur caractère, comprennent à la fois un élément exaltatif et un élément dépressif.

Cela est motivé par la façon de réagir inverse des tissus, les plus et les moins différenciés, parmi ceux qui prennent part aux réactions morbides.

Et par le mode de vie physiologique réduite, qui comporte ces deux éléments et qui est celui auquel l'état de maladie emprunte ses réactions.

Or, le fait de dire qu'il n'y a que des prédominances, implique que celles-ci offrent des degrés variables.

Il est évident que c'est là une raison des difficultés qu'il peut y avoir à instituer une médication devant un tel ensemble de réactions contraires.

En dehors de ces arguments, on peut encore invoquer des preuves d'ordre historique, dont il a déjà été question plus haut.

Le nervosisme, fond commun, souvent héréditaire, à un grand nombre de névroses et duquel ont été dégagées beaucoup de ces névroses, a pour caractère un mélange de réactions exaltatives et dépressives, apparaissant les unes et les autres sur un plan presque égal. Or, ce que montre l'histoire, c'est que le nervosisme a pu être traité par des médecins également compétents, par des méthodes inverses.

En se plaçant à des points de vue tout différents, la même conclusion s'impose : la division du travail liée à la différenciation cellulaire, implique des modes de réaction à la fois exaltatifs et dépressifs dans l'ensemble d'un système ou d'une même fonction.

Puisque la pratique invoque, avec Trousseau et Pidoux et leurs successeurs, l'esprit artistique et la sagacité médicale, il faut se demander encore comment, dans ces conditions, se résout le problème.

Tantôt la sagacité médicale s'attache à combattre successivement l'irritation et la faiblesse, le plus souvent d'abord l'irritation.

Tantôt elle cherche à répondre par une conciliation actuelle à plusieurs indications de traitement.

S'il y a, par exemple, une hyperthermie qui, par elle-même, opprime et tend à détruire l'organisme, avec faiblesse profonde, la conciliation peut être l'hydrothérapie froide, sous une forme où elle est antithermique et tonique.

Tantôt enfin l'association de médicaments à action complexe se propose de répondre à diverses indications.

Avant de clore ce chapitre, peut-être faut-il parler encore d'une erreur que l'on tend cependant à combattre actuellement.

On a répété souvent que la thérapeutique est le couronnement de la médecine, ce qui a pu laisser croire que le traitement des maladies était le simple résultat des connaissances de la pathologie.

La thérapeutique doit, au contraire, être l'objet d'une étude toute spéciale, en ce qu'elle est toute une science, appuyée sur des connaissances qui, pour une part, sont puisées en dehors de la pathologie.

Même restreinte à ce qui se rattache le plus étroitement aux notions de la pathologie, elle peut comporter les divisions suivantes :

Le rôle de la puissance médicatrice de la nature, c'est-à-dire de l'organisme, établie par la distinction des symptômes qui s'y rattachent.

La médication et les effets des médicaments, caractérisés par le résultat de leur activité physico-chimique et par la réaction biologique qu'elle suscite.

L'étude des indications thérapeutiques, comprenant l'indication causale ; l'indication dite vitale, dans des cas extrêmes : l'indication de la médecine expectante ; l'indication prophylactique, et aussi la ou les contre-indications.

Enfin, la classification des maladies par rapport aux divers médicaments.

Prise dans toute son extension, des progrès ne sauraient être réalisés qu'avec ceux de tout un ensemble de connaissances.

CHAPITRE XV

ÉTIOLOGIE PATHOGÉNIQUE

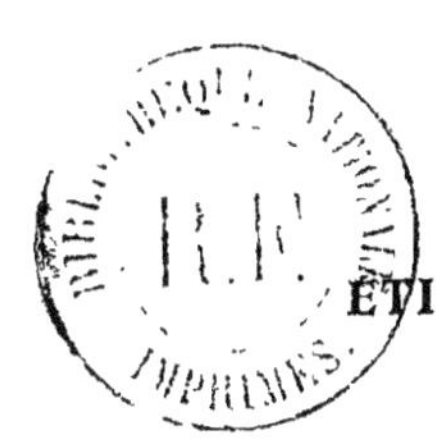

I. La lésion et la maladie.

La vie est, au fond, la résultante d'un arrangement moléculaire et d'un dynamisme, adaptés au milieu et actuellement transmis en continuité par hérédité spécifique.

Sous les changements du milieu qui tendent à modifier ces conditions, l'organisme réagit, se fortifie, ou s'altère, s'adapte ou se détruit.

Les actions nocives du milieu, avec les réactions qu'elles suscitent de la part de l'organisme, constituent l'état de maladie.

Le retour à la santé implique, très habituellement, des modifications latentes par rapport à l'état antérieur de l'organisme, portant sur la constitution, le tempérament, la vulnérabilité ou l'immunité vis-à-vis des mêmes ou d'autres agents pathogènes. Eventuellement ces modifications passent dans l'hérédité.

L'ensemble de ces phénomènes est l'objet de l'étiologie pathogénique.

Le point de départ de cette étude peut être pris dans la lésion.

Telle qu'elle a été envisagée dans les chapitres précédents, la lésion se résume dans deux sortes d'altérations qu'elle renferme et dont elle est le total, l'une produite directement par la cause morbide, l'autre par la réaction biologique qui en est la conséquence.

Ces deux éléments lésionnels doivent être envisagés comme absolument distincts.

Le premier est le fait de l'agent pathogène, le second le fait de l'organisme.

Celui-là est représenté par l'altération moléculaire organique, cellulaire ou humorale ; celui-ci est la part lésionnelle de la réaction biologique.

La double distinction peut apparaître nettement par les trois exemples suivants :

La grosse lésion d'un foyer de fracture avec cal exubérant, où l'élément physique étant la fracture, l'élément biologique l'hyperformation ostéopériostique.

Une brûlure avec d'une part la nécrose épidermique et d'autre part l'hyperhémie exudative, qui composent cette lésion.

Ou encore, des altérations moléculaires des tissus et des humeurs, provoquées par des toxiques, des toxines microbiennes, des anticorps ou des autotoxines, suivies de toutes les réactions pathologiques, fonctionnelles et plastiques, dont peuvent s'accompagner les lésions locales et les lésions diffuses des intoxications et des infections.

De la sorte, chaque variété de toxines qui, tour à tour, sont formées au cours d'une infection, en action localisée ou de façon diffuse, sont l'origine de la double altération que renferme chaque lésion.

S'il nous est permis de pouvoir bien distinguer, avec une certaine Ecole de vitalistes, la cause prochaine de la cause éloignée de la maladie, c'est en raison de l'existence dans toute lésion, des deux éléments précités, qui représentent avec une netteté complète l'action respective de ces deux causes.

Mais il résulte aussi de là que c'est à tort que ces auteurs ont admis que le trouble de la force vitale existait tout d'abord et que la lésion n'était qu'éventuelle.

En effet, dans les troubles prétendus fonctionnels, il faut admettre que le premier des deux éléments lésionnels, pour être minime et invisible, n'en existe pas moins et qu'il est impossible de séparer, ainsi qu'ils l'ont fait, la force vitale de la substance organique et le trouble pathologique de l'altération mécanique ou chimique des molécules, qui composent les solides et les humeurs de cette substance.

Il n'en est pas moins vrai qu'avec la notion de cause éloignée et de cause prochaine et par la séparation de deux ordres de symptômes correspondants, ces auteurs ont fait une distinction qui correspond ici aux deux éléments dont la lésion est le total.

Ainsi la cause éloignée se réflète dans la lésion par l'élément mécanique ; la cause prochaine par l'élément biologique.

A un moment donné la première de ces altérations peut disparaître, alors que la seconde, qui se révèle par les troubles de la réaction biologique, persiste temporairement ou de façon définitive.

En cette double modalité spécifique et réactionnelle, la lésion résume la maladie.

Par là, l'étiologie pathogénique peut avoir son point de départ dans la lésion.

Certainement les deux éléments de la lésion ne se présentent pas avec le même degré d'altération visible. Si les nécroses cellulaires, provoquées directement par intoxication, sont reconnaissables au microscope, d'autres lésions physico-chimiques échappent souvent.

Celles-ci existent dans tous les points où l'agent pathogène est en action, mais seulement sur ces points. Au contraire la réaction biologique, en comprenant le jeu convergeant du consensus organique, ne va pas sans s'accompagner souvent de troubles généraux notables et manifestes.

Inversement, dans certaines nécroses ou altérations destructives des tissus, la part de la réaction biologique est à peine marquée au niveau de la lésion.

Il y a donc, entre les deux éléments qui composent la lésion, des prodéminances notables, sans que jamais l'un de ces éléments fasse défaut.

En étiologie pathogénique l'action adultérante de la cause et la réaction biologique lésionnelle sont à considérer isolément en fournissant chacune des notions qui sont spéciales.

Après chaque maladie curable la lésion, ainsi composée, peut laisser des traces ou des modifications organiques qui sont variées par le degré et la modalité.

D'une façon générale, on peut admettre la plus grande importance des réactions biologiques, tandis que les altérations produites par l'agent pathogène sont plus susceptibles de disparaître.

Il reste alors localement dans un tissu ou dans l'organisme entier un mode de vivre spécial lié à la nutrition, à l'évolution ultérieure des tissus, aux troubles fonctionnels, qui pour être souvent des modalités latentes, n'en sont pas moins une tare, pouvant par elle seule donner naissance à une mort anticipée des éléments histologiques et, par conséquent, à une maladie à plus ou moins longue échéance, où dans d'autres cas être seulement une prédisposition à diverses maladies accidentelles.

La notion évolutive qu'il importe d'introduire en étiologie pathogénique peut s'exprimer par les deux lois suivantes :

1° Le déterminisme d'une maladie actuelle comprend toutes les modifications pathologiques subies antérieurement par les ancêtres s'il existe des tares héréditaires, par l'individu durant sa vie prénatale et après sa naissance, l'agent pathogène actuel étant en quelque sorte la dernière des causes élémentaires de la maladie.

Pour la raison que beaucoup de tares anciennes sont compatibles avec une santé d'apparence très normale, il y a lieu de se rappeler qu'on est naturellement enclin à méconnaître le rôle très important des maladies et des accidents qui sont dans le passé des malades. Et qu'on ne saurait supposer jusqu'à quel point sont fréquents ces accidents et ces maladies.

C'est dire qu'il importe de considérer que la vie individuelle, en ce qui concerne la vie des tissus, ne commence pas à la naissance, mais dès la vie embryonnaire.

2° Le développement de chaque tissu, avec ses variétés, suivant ce que démontre la biotaxie histologique, représente à la naissance une évolution spéciale, par laquelle chacun de ces tissus présente un âge différent.

La différenciation n'étant pas contemporaine pour chacun d'eux, les affinités des agents pathogènes qui peuvent agir sur eux, sont variables suivant l'époque à laquelle ils sont en action, les uns étant spécialement atteints, et les autres étant indemnes à cette période.

Les applications de cette notion à la pathologie sont en nombre notable et semblent être le seul moyen d'expliquer ce que démontre la clinique.

Ces faits ont été exposés en détail dans les chapitres précédents, en montrant la marche que suivent les maladies progressives, et les modes de réactions des tissus et des organes par rapport à leur degré de différenciation.

Dans cet ordre d'idées, en faisant la critique des auteurs qui ont divisé les maladies en hypersthéniques et en asthéniques, je me suis attaché à montrer que cette division n'était acceptable que par prédominance, attendu qu'un même agent pathogène ne saurait provoquer sur des éléments histologiques de différenciations variées une même réaction qui serait pour tous soit exaltative, soit dépressive.

II. — LE RÔLE DE LA DIFFÉRENCIATION CELLULAIRE
EN ÉTIOLOGIE PATHOGÉNIQUE

Une étiologie complète des maladies n'est donnée qu'en considération des tares évolutives inscrites dans la trajectoire de la vie individuelle.

C'est de la formation embryonnaire des éléments qui composent les tissus, c'est-à-dire de leur naissance, et non de la naissance de l'individu, qu'il faut faire partir le déterminisme étiologique des maladies.

A la naissance, à partir de laquelle les maladies qu'un sujet a pu subir sont connues et notées, les éléments histologiques avaient déjà tout un passé biologique.

On ne saurait croire avec quelle fréquence ils ont pu être atteints par différentes causes pathogènes passagères, et d'autant plus que les tares qu'elles ont laissées, sont latentes dans la majorité des cas et compatibles avec une santé parfaite en apparence.

Dans les exemples où des signes physiques permettent déjà de déceler une constitution ou un tempérament marquant une prédisposition à telle ou telle maladie, des modifications qui demeurent invisibles doivent être admises comme certaines. Cette notion résultant du consensus plus direct qui existe entre les éléments anatomiques dans la vie embryonnaire.

Et aussi de ce fait que l'hérédité des maladies sous forme de tares évolutives, qui est d'autant plus fréquente que leurs causes ont été en action de façon précoce, a pour condition nécessaire une modification d'un ordre général.

Ce que nous voyons, et ce que nous savons peut se réduire à peu de chose, à un moment donné, en comparaison des modifications qui sont latentes pendant un temps indéfini, de sorte que ce qui est visible et s'impose tient moins de place que ce qui est invisible.

L'étiologie doit envisager l'organisme tel que l'ont fait les causes pathogènes durant la vie prénatale et durant la vie postnatale, jusqu'au moment où vient s'ajouter l'agent morbide ou l'accident qui détermine la maladie qui est actuelle.

Le caractère particulier de l'étiologie évolutive, suivant la conclusion de cette étude, est de récapituler l'ensemble de ces actions nocives.

Sans doute, ce n'est pas autre chose, avec l'extension que doit prendre cette notion de pathologie évolutive, que ce qu'expriment classiquement ces deux mots : le malade et la maladie.

On peut affirmer que les tissus ne comportent ni la même vulnérabilité, ni les mêmes réactions pathologiques aux différentes phases de leur développement.

La raison en est que les conditions de leur vie et leur structure varient avec ces phases.

On sait que l'embryon ne réagit pas de même aux infections et aux intoxications par rapport à ce qui sera plus tard.

L'embryogénie comprend principalement la localisation des parties ou ébauches, la croissance en nombre et en volume des éléments histologiques, la différenciation de ces éléments, qui répondent à des moments différents et à trois aspects distincts du développement.

A côté de ces distinctions, il faut placer les relations très spéciales qui existent entre les éléments de la colonie et dont la vie en commun est surtout réglée par les échanges nutritifs et par les incitations possibles de cellule à cellule.

Il y a, en tout cela, un ensemble de faits physiques, chimiques et biologiques, qui correspondent à d'autres aptitudes réactionnelles, par rapport à un temps donné et par des changements qui ne cessent de se poursuivre.

L'apparition ultérieure des appareils qui se superposent aux moyens d'union primitifs, en établissant des relations d'un genre nouveau entre les éléments de différenciation progressive, en particulier la présence à un moment donné du système nerveux, créant un consensus plus compliqué, devient une source de réactions pathologiques et de lésions qui ne pouvaient exister tout d'abord.

L'expérimentation démontre que, par exemple, l'action de certains poisons sur le myocarde n'existe qu'à partir de cette époque, ce qui résulte du fait que cette action est la conséquence de leur affinité spéciale pour le système nerveux.

J'ai cherché à établir, dans mes travaux avec M. P. Weil, qu'il existait deux sortes de nævi, les uns répondant à une vascularite télangiectasique ; les autres à une névrite radiculaire démontrée par la topographie correspondante des éléments verruqueux ou pigmentaires du nævus et aussi par une lésion spinale rencontrée dans un de nos cas.

Or, en se rapportant aux phases du développement auxquelles ces lésions répondent, on doit conclure que la dernière variété doit survenir d'une façon tardive, c'est-à-dire suivant un mode de réaction possible seulement après l'apparition du système nerveux.

Les éléments anatomiques des différents tissus n'ont pas le même âge au début de la vie postnatale, parce que leur différenciation a été constituée à des époques différentes pour chacun d'eux au cours de leur vie embryonnaire.

Celle-ci n'apparaît pas non plus dans le même temps pour chaque variété d'un même tissu, ni dans la même variété pour un autre degré de la différenciation isomorphologique.

On voit par là qu'un agent pathogène en action à un moment donné, peut trouver des éléments qui diffèrent entre eux par leur degré évolutif, et dans ces conditions agir sur les uns et non sur les autres, par le fait que la complexité de structure rend les éléments plus vulnérables et aussi que la présence de la substance différenciée comporte des affinités chimiques qui sans elle n'existeraient pas.

C'est seulement dans ces conditions que peut s'expliquer la marche de certaines atrophies musculaires, dans lesquelles les muscles s'altèrent dans un ordre qui, par exemple, dans les cas de myopathies progressives, est inverse au degré de différenciation définitive, suivant ce qu'enseigne la biotoxique du système des muscles striés.

Il faut se rappeler, pour se rendre un compte exact de ces faits, que durant le développement embryologique, les muscles striés qui plus tard seront les moins différenciés, sont les premiers à présenter la différenciation et comme tels les plus vulnérables à cette époque.

En envisageant les différentes formes d'atrophie musculaires par rapport à la prédominance des lésions et à la marche qu'elles suivent, on peut reconnaître, par les différences qu'elles offrent, à quelle époque du développement ont évolué les lésions qui en sont la cause.

Une fois acquises par un premier sujet, ces lésions seront transmises par hérédité avec les mêmes caractères.

De telles considérations s'appliquent à des maladies diverses, dans lesquelles la progression est partout respectivement analogue et qui surviennent à un moment de l'existence, par le fait de tares apportées à la naissance et restées latentes, jusqu'au moment où elles se développent sous des causes banales, insuffisantes à les expliquer, et parfois sans causes nouvelles appréciables.

Telles sont les maladies systématisées, familiales et héréditaires, dont le caractère est de se rencontrer à peu près au même âge chez les divers sujets qui en sont atteints.

Dans toutes ces formes, dont la liste est aujourd'hui fort longue, si l'on ne fait pas intervenir la notion du temps où les lésions se sont développées chez le premier sujet atteint, on ne voit pas le moyen d'expliquer par quelles affinités leurs agents pathogènes auraient pu agir sur des systèmes très particuliers parmi tous ceux qui sont composés d'éléments anatomiques, qui suivant nos moyens d'investigation, sont de même structure.

La notion qui ressort des faits précédents est que cette structure n'était pas la même au moment de l'action des causes nocives. Tandis que celles-ci ont pu avoir une action sur les seuls tissus d'un même système, en ce qu'ils étaient à un degré évolutif très spécial.

D'une façon très générale, les maladies évoluent avec continuité à partir du moment où les tares apportées à la naissance deviennent chez l'individu la condition de lésions effectives actuelles, jusqu'au temps où elles ont atteint leur terme définitif.

Cette continuité ne se rencontre cependant pas toujours, la maladie évoluant alors par des étapes plus ou moins éloignées les unes des autres.

Telle est par exemple la dystrophie du tissu élastique.

J'ai réuni sous ce nom un vaste ensemble de manifestations morbides, dont les trois principales sont la coïncidence chez le même individu de hernies viscérales, de varices et d'emphysème ; dont les autres consistent en laxité des ligaments articulaires, en hernies musculaires à travers les aponévroses, en insuffisance du ligament suspenseur de la plèvre ou diaphragme de Borgery, marquée par la saillie du poumon dans le creux sous-claviculaire pendant la toux ; et encore par des ptoses et déplacements des viscères, résultat de la laxité et de la distension de leurs ligaments, etc.

En revenant aux trois fréquentes manifestations de cet état, les hernies, les varices et l'emphysème par dystrophie, on remarquera les deux faits suivants : une même insuffisance du tissu fibro-élastique (1), apportée à la naissance, peut rendre compte d'altérations qui tout d'abord semblaient très disparates et sans lien pathogénique d'aucune sorte, tandis que la clinique en montre la coïncidence assez fréquente.

En second lieu, ces diverses localisations ne se montrent pas au même moment de la vie individuelle. Les hernies dont il s'agit ici sont dites congénitales et sont voisines de la naissance. Les varices se montrent le plus souvent après vingt-cinq ans et l'emphysème, celui qui résulte d'une dystrophie élastique, apparaît habituellement d'une façon beaucoup plus tardive.

Il s'agit donc là d'une maladie évolutive du même tissu fibro-élastique, mais dont le déficit ne se produit ici et là qu'à longue échéance.

S'il n'est pas rare d'observer chez ces malades un certain degré d'obésité, il s'agit encore d'un trouble, qui pour être d'un autre genre, peut être rapporté à une dystrophie des tissus mésodermiques.

Il faut opposer ces localisations à celles qu'on observe dans la maladie de Recklinghausen, où les lésions sont circonscrites au tissu épidermique et à ses dérivés neuro-épithéliaux, les deux distrophies étant celles de deux feuillets distincts du blastoderme.

En ajoutant toutefois que la double dystrophie peut se rencontrer en coïncidence chez le même individu, ce que je n'ai d'ailleurs observé qu'une seule fois.

Ces faits posés, le rôle que peut jouer la différenciation histologique est encore à noter dans un autre groupe nosologique des plus importants.

Quelles connaissances l'étiologie des tumeurs peut-elle tirer de l'étude de la différenciation cellulaire, de la sénescence des organes et de l'organisme entier?

Quels sont les rapports qui existent entre les tares évolu-

---

(1) Les anneaux par lesquels s'échappent les viscères sont considérés ici comme insuffisants en développement et en résistance ; les fibres élastiques des parois veineuses et des alvéoles pulmonaires comme entraînant par leur insuffisance les varices et l'emphysème.

tives des tissus et leur prolifération pathologique à un moment donné de la vie individuelle?

Les tumeurs les plus fréquentes sont celles des tissus qui conservent le plus longtemps la propriété de se rénover par multiplication.

Les épithéliums du tube digestif, des glandes en général, les centres formateurs des leucocytes, les tissus d'origine mésodermique, les fibres lisses de certains organes s'opposent sous ce rapport aux cellules nerveuses et aux fibres striées.

On peut comprendre l'origine et la genèse des tumeurs proprement dites, en particulier des tumeurs malignes, en admettant une anomalie ou malformation de certaines cellules au cours du développement ontologique et dont le caractère atypique serait une incomplétude de différenciation.

Cette modification apportée à la naissance, deviendrait à un moment donné, souvent tardif, la cause d'une prolifération exagérée et pathologique, dont le plus haut degré serait réalisé par l'ensemble des caractères de la vie parasitaire, telle que la présente la cellule cancéreuse.

Ce parasitisme est marqué, non seulement par la tendance des éléments cancéreux à se propager de proche en proche, au delà des barrières qui limitent le milieu spécial où ils sont nés, mais encore à pouvoir vivre, en se multipliant dans des organes éloignés, c'est-à-dire dans les milieux les plus divers.

N'est-il pas probable même que ces cellules apportent avec elles des produits formés dans leur protoplasma et créant sur place le milieu nécessaire à leur vie, tandis qu'ils altèrent les tissus de l'organisme dans son ensemble.

Il faut noter encore la rapide déchéance de ces éléments, qui tout en pouvant former des organisations, n'arrivent cependant pas à constituer le type complet des tissus de leur origine.

L'ensemble de ces traits, le pouvoir proliférateur, la spécificité des produits élaborés, l'atypie histologique, dont l'ensemble traduit la vie parasitaire, tout cela se résume et s'explique par ce qui est à l'origine de ce processus, un état primitif de différenciation incomplète.

Les débris embryonnaires, les tissus enclavés, les organes en régression, auxquels on a fait jouer un rôle important, ne seraient capables de fournir le point de départ d'un néoplasme qu'en remplissant les conditions indiquées plus haut, c'est-à-dire si les éléments qui les composent sont constitués par des espèces de tissus dont le pouvoir prolifératif se poursuit au cours de l'existence individuelle et s'ils ont subi au cours de leur genèse une différenciation incomplète par rapport à ce qu'ils sont habituellement.

C'est donc, en ce cas, la malformation qui est le caractère nécessaire pour devenir la source d'une tumeur.

Dans ces conditions, la question qui se pose est de savoir si ces tissus, débris embryonnaires, enclaves entre deux bourgeons, kystes fœtaux, organes en régression, sont plus sujets que d'autres à présenter l'altération dont il s'agit. Cela est fort vraisemblable.

L'étiologie des néoplasmes, telle qu'elle vient d'être posée, doit envisager les rapports qui peuvent exister entre eux et diverses malformations visibles et reconnues chez des sujets qui en sont porteurs.

D'après Féré, ces relations ne feraient aucun doute.

Et alors, on pourrait admettre qu'en d'autres points des tares évolutives, correspondant à un arrêt de différenciation, aient été la conséquence de la même cause qui a produit les malformations visibles.

Quand un nævus donne naissance à des tumeurs qui se généralisent dans l'organisme entier, fait que j'ai observé rigoureusement, c'est dans la malformation elle-même que se trouve l'origine du néoplasme et c'est ainsi le cas le plus démonstratif qui puisse se présenter.

L'étiologie pathogénique des tumeurs, en particulier des tumeurs malignes surtout envisagées ici, demeurerait incomplète, en la restreignant à la notion, d'ailleurs capitale, de l'incomplétude de différenciation.

Car, s'il est entendu que des cellules ainsi atteintes peuvent rester longtemps dans l'organisme sans être nuisibles, il faut expliquer les raisons pour lesquelles leur activité pathologique ne saurait se manifester qu'à un moment donné.

Ces causes sont à la fois locales et générales, évolutives et accidentelles.

L'arrêt de différenciation qui est le fait essentiel en ce qui concerne l'origine des tumeurs, s'est accompagné de malformations de l'organisme, les unes parfois visibles, les autres latentes et qui sont, à un moment donné, la cause d'un trouble dans l'involution de l'organe où va se développer la tumeur et de l'organisme tout entier.

Cette manière de voir est conforme avec ce fait que beaucoup de cancers, comme celui du sein, de l'utérus, etc., se trouvent en rapport d'apparition avec la période où se ralentit, ou cesse, l'activité de ces organes, que cette période soit dans le temps habituel, ou qu'elle soit anticipée, comme on peut l'admettre lorsque le cancer apparaît de bonne heure.

C'est ainsi inscrire dans la genèse du cancer le rôle de la sénescence locale et générale.

C'est un fait remarquable que ce genre de tumeur n'apparaît pas durant la vie prénatale, ni dans la période qui la suit immédiatement, tandis que l'activité proliférative des éléments de l'organisme se trouve alors au plus haut degré.

On peut s'expliquer ce phénomène par l'étroit consensus qui existe d'une part entre la multiplication de l'ensemble des cellules de l'organisme embryonnaire et d'autre part par l'activité complète de l'appareil des glandes à sécrétion interne qui, plus tard, a pour fonction d'accroître et de régler les multiplications cellulaires (1).

La sénescence normale ou précoce de l'organisme étant marquée par l'amoindrissement de ces fonctions, elle devient la condition d'un déséquilibre entre l'activité proliférative générale et celle des cellules en état de différenciation incomplète et atypique.

Que toutes sortes de causes accidentelles, soit locales, soit

____

(1) Voir page 19, le rôle des glandes closes.

générales, puissent intervenir pour créer ces mêmes conditions, cela peut être admis *a priori*. De par l'expérience la même chose est démontrée, comme dans les cas où des inflammations chroniques, mécaniques, infectieuses, ou toxiques sont préalables à l'apparition du néoplasme.

Il résulte de là que l'hérédité des malades dont il s'agit comporte des modifications générales, à savoir : l'incomplétude atypique de différenciation de certains éléments, inscrivant un trouble possible dans leur trajectoire évolutive ; d'autres malformations de toutes sortes, qui sont parfois objectives ; des tares destinées à créer des troubles de l'involution ou sénescence locale et générale.

Tout cet ensemble étant le résultat d'un même processus morbide, au cours du développement ontologique.

Ainsi, tandis que les causes les plus banales sont susceptibles de faire proliférer les tissus les moins différenciés, comme les leucocytes ou le tissu interstitiel, les conditions des tumeurs proprement dites sont infiniment plus complexes, plus profondes et voisines des modalités tératologiques.

Les différentes maladies qui viennent d'être passées en revue, sont relatives à l'évolution des tares, et leur point de départ doit être cherché au cours du développement ontologique.

Ces tares, latentes à la naissance, sont destinées à entrer en jeu au cours de la vie individuelle, à des périodes variables, soit que leurs manifestations apparaissent comme purement évolutives, soit que le milieu nocif, les maladies et les accidents en soient des causes occasionnelles.

De telles tares sont la généralité, puisqu'elles peuvent exister sans être soupçonnées ou révélées par des anomalies concomitantes et visibles. Et d'autre part, parce qu'en présence de ces dernières, on est toujours en droit d'admettre leur existence.

Latentes pendant un temps plus ou moins long, elles peuvent aussi le demeurer durant toute la vie de l'individu et se révéler seulement chez l'un quelconque de ses descendants, ce que démontre l'étude de l'hérédité pathologique par l'alternance des formes morbides dans les mêmes familles.

Si le rôle de la différenciation cellulaire est surtout marqué en pathologie durant la vie embryonnaire, ce rôle se poursuit après la naissance.

De là, l'étiologie évolutive doit s'appliquer à la vie tout entière, aussi bien que l'évolution elle-même.

Après la naissance, certains organes ou tissus sont encore en voie de développement ou de régression durant l'enfance et l'adolescence, puis de nouveau au moment des âges critiques relatifs à différentes fonctions de l'adulte, sans compter l'involution générale, qui est le fait de l'organisme entier.

Ces phases évolutives de la vie postnatale impliquent, elles aussi, des vulnérabilités spéciales à certains éléments histologiques à l'exclusion des autres.

Les maladies systématisées du système dentaire chez les enfants; la démence des adolescents, dans laquelle j'ai démontré des lésions neuro-épithéliales localisées dans les zones d'association de l'écorce du cerveau, sont des exemples à citer parmi beaucoup d'autres.

Une autre variété de formes morbides évolutives se révèle dans des maladies consécutives, à longue échéance, de l'adulte.

Dans ces cas une maladie passagère se localise sur tel système ou tissu, de telle façon que sans laisser de manifestations actuelles, elle engage l'évolution ultérieure de ces tissus. Alors que rien ne trahit, pour le moment, les lésions de cet ordre, la tare qui y persiste ne deviendra effective que dans un délai souvent très éloigné. Ce sont ainsi les tissus pour l'avenir, ou les tissus de l'avenir qui ont été altérés.

Avant d'abandonner le rôle de la différenciation histologique en étiologie pathogénique, il faut citer encore un mode d'action par lequel elle intervient, mais qui diffère complètement de l'ordre de faits qui vient d'être exposé.

Il s'agit des moyens de protection, ou au contraire de l'absence de ces défenses, ou des moyens particuliers par lesquels les tissus sont protégés.

C'est tout un ensemble de faits qui ont été déjà étudiés plus haut.

Sans y revenir, on peut s'en faire une idée en prenant comme exemple les appareils de protection que la différenciation des tissus a établi pour le système nerveux.

Tandis que les cellules épidermiques et les neurones cérébro-spinaux ont une même origine dans le feuillet externe, l'épiderme demeure en relation avec le milieu extérieur et se trouve, par là, soumis à toute sorte d'accidents.

Au contraire, le névraxe se trouve enveloppé par les os du crâne et du rachis, puis par les méninges, dont la dure-mède offre une résistance spéciale, puis encore par le liquide céphalo-rachidien, qui place l'encéphale et la moelle dans des conditions particulièrement avantageuses.

De sorte que les influences extérieures nocives n'agissent sur l'encéphale et sur la moelle que dans des conditions pathologiques spéciales.

En second lieu, si l'on considère l'ensemble des neurones qui composent le système nerveux, on reconnaît que leurs moyens de protection contre le milieu intérieur toxique ou infectieux, sont inégaux les uns par rapport aux autres. Et de plus, qu'un même neurone, composé essentiellement d'une cellule centrale et d'un prolongement cylindraxile, se trouve isolé de façon inégale, suivant les points de son trajet, par les gaines qui entourent ses prolongements.

Dans leur trajet à travers l'encéphale et la moelle on les trouve dépourvus de la gaine conjonctivo-vasculaire qu'on observe sur les nerfs périphériques à partir du point où les faisceaux nerveux sortent de la moelle sous forme de racines antérieures et postérieures.

Ainsi, les fibres de la racine postérieure sont encore pourvues de cette gaine au dehors de la moelle et la perdent en y pénétrant pour constituer les zones radiculaires et prendre part ensuite à la constitution du cordon postérieur. Alors il n'y a plus de gaine conjonctive, tandis que le moyen de soutien est constitué par la névroglie en son état de diffusion.

En parallèle avec les distinctions qui sont relatives à

l'enveloppement vasculo-conjonctif ou à son absence, on peut placer ce fait de pathologie, que la dégénérescence et la destruction des fibres sensitives est plus fréquente dans le trajet du neurone sensitif là où manque cette gaine.

Ainsi dans certains cas de tabès, on observe, dans les tubes nerveux de la racine postérieure, une atrophie simple très prédominante et d'autre part une dégénérescence complète de ces mêmes neurones dans leur segment intra-spinal.

Il est encore à noter qu'une douleur très vive accompagne les radiculites et les névrites, tandis que les lésions intra-spinales restent indolores, si l'inflammation ne se propage pas au voisinage des méninges et des racines.

D'autres différences s'accusent encore, en ce qui concerne la gaine de myéline, sur le trajet d'un même cylindraxe. Ainsi on sait que la myéline n'existe pas au point d'émergence du corps cellulaire et qu'elle disparaît de nouveau au voisinage de la plaque motrice. Le cylindraxe se trouvant dénudé aux deux points extrêmes de son trajet.

On admet que l'action du curare trouve sa localisation spéciale au voisinage de la plaque motrice. Mais s'il s'agit là d'une affinité toute particulière, on peut dire que d'une façon générale les infections et les intoxications trouvent aux deux extrémités du cylindraxe des conditions de vulnérabilité qui sont notables.

S'il faut encore compléter le parallèle cité plus haut, entre le tissu nerveux et le tissu épidermique, de même origine blastodermique, mais distincts par une différenciation spécifique et par leur situation relative au milieu, on peut dire que le mode de réaction du tégument externe, plus exposé, comporte une régénération facile, tandis que les éléments nerveux centraux, subissent une destruction qui est définitive, alors qu'ils sont moins exposés aux causes accidentelles.

C'est-à-dire que les organes les mieux protégés contre le mlieu nocif, ont ici perdu la propriété de se régénérer et réciproquement, ce qui constitue un rapport intéressant entre la différenciation histologique et le milieu.

Ainsi l'étiologie et la pathogénie peuvent trouver dans

leurs applications à l'évolution des tissus, de nombreux et d'importants enseignements.

III. — LA PRÉDISPOSITION, L'HÉRÉDITÉ PATHOLOGIQUE, LA DÉGÉNÉRESCENCE DE LA RACE.

Ces trois termes se rattachent à la constitution et au tempérament morbides. Ils sont relatifs au malade, au terrain par opposition à une maladie qui est en évolution actuelle.

Bien que voisines l'une de l'autre, la prédisposition, l'hérédité pathologique et la dégénérescence de la race doivent être traitées spécialement.

La Prédisposition.

La notion de prédisposition, en traversant tous les siècles et en survivant à tant d'autres doctrines médicales que le temps a effacées, s'est affirmée comme un fait d'une réalité certaine et comme indispensable à expliquer le développement des maladies chez l'individu isolé, ou dans une même famille.

Peu importe la variété du terme qui en désigne l'influence pathogène ; qu'elle s'appelle « opportunité morbide », suivant l'antique désignation, ou « seminium morbi », opposé à « potentiae nocentes », avec Gaub ; ou « moment interne de la cause », opposé au « moment externe », avec Roeschlaub ; qu'on la nomme Anlage, réceptivité, santé relative, aptitude morbide, ou encore d'après ses deux variétés qualifiées de prédisposition héréditaire et de prédisposition acquise, etc.

A peine les doctrines microbiennes ont-elles pu, un instant, en diminuer l'importance en pathologie générale, plus d'ailleurs qu'en neuropathologie, où son rôle est particulièrement évident.

Mais cela posé, il faut reconnaître que le terme de prédisposition a été étendu à des phénomènes de nature diverse qu'une analyse attentive doit dégager pour le plus grand avantage de la précision scientifique.

La prédisposition elle-même, mieux dégagée et mieux définie, ne peut que gagner en importance.

Tout d'abord, il faut dégager la prédisposition naturelle de la prédisposition morbide avec les variétés qu'elles comprennent.

1° La prédisposition naturelle est celle qui appartient à une race, à une espèce animale, etc., et qui fait partie de leurs caractères physiologiques. Il paraît y avoir des maladies auxquelles le genre humain tout entier ne peut échapper.

Une quantité de toxines tétaniques suffisante à tuer des centaines d'individus, est supportée sans aucun accident par certains animaux.

Sans doute, il y a encore, pour telle ou telle maladie, un état de réceptivité qui offre des degrés, qui sont particuliers à telle ou telle race, sans qu'il s'agisse d'autre chose qu'une prédisposition naturelle.

2° Une prédisposition par moment physiologique.

Voici deux individus qui font une chute accidentelle. Tous deux se relèvent avec quelques contusions sans importance. Le lendemain, l'un d'eux seulement présente de l'anorexie, des douleurs rétro-sternales, des maux de tête, des vertiges, une langue blanche et pâteuse.

C'est que, chez ce dernier, la chute s'est produite en pleine digestion, tandis que le premier était à jeun au moment de l'accident.

Est-ce donc que celui-là offrait une prédisposition *morbide* à l'embarras gastrique?

Nullement. Le choc nerveux a abouti chez lui à des troubles sécrétoires gastriques, d'où une indigestion et un embarras gastrique consécutif.

Il résulte de ce mécanisme que la prédisposition se rattache à un moment physiologique particulier.

De tels exemples peuvent être multipliés.

Tel est le rôle pathologique d'une émotion banale dans le développement de troubles nerveux, suivant les conditions préalables de crainte, de préoccupation, de fatigue, de surmenage, compatibles cependant avec un état normal et exemptes de toutes tares pathologiques.

C'est dans l'état fonctionnel d'un moment qu'il faut rechercher la cause de troubles très nombreux et non pas dans un état morbide préalable.

L'influence des causes accidentelles est marquée ainsi par des troubles dans les sphères de l'activité organique les plus diverses.

3° Une prédisposition symptomatique. Ce n'est pas autre chose que la survenance d'un symptôme ou d'un ensemble de symptômes, qui apparaissent avec intermittence et qui ne sont que les manifestations éventuelles d'une maladie établie en permanence et restée latente ou inconnue jusque-là.

Il faut insister sur cette distinction, car il arrive très souvent qu'en présence d'une cause qui est seulement occasionnelle et qui ne fait que révéler les symptômes d'une maladie, on peut croire qu'elle a été la condition de cette maladie.

En considérant que les mêmes symptômes, les mêmes crises se rencontrent chez la même personne, et que, sous les mêmes influences les autres personnes ne sont pas atteintes ou le sont autrement, on en vient forcément à se rendre compte qu'il ne s'agit pas d'une maladie que ces influences font naître. Mais au premier accès on pourrait sans doute se tromper.

Ce premier accès n'est pas plus une maladie qui commence avec la cause qui la provoque que l'accès palustre ou la toux intermittente du tuberculeux.

Ce sont des causes qui mettent les maladies, héréditaires ou acquises, en évidence, sans les créer.

4° Une prédisposition lésionnelle, ou prédisposition à une maladie par une maladie antérieure.

C'est la prédisposition morbide proprement dite.

Les maladies qui constituent cette sorte de prédisposition ont souvent cessé d'évoluer, qu'elles aient apparu au cours du développement intra-utérin, ou après la naissance et sont représentées par des lésions qui sont des tares ou des modifications de la nutrition générale.

Ces lésions peuvent être invisibles et compatibles avec une santé en apparence normale. Ou bien elles sont soupçonnées et révélées par des malformations, des caractères constitutionnels fixes ou fluctuants dans la lignée des malades, des troubles fonctionnels intermittents, des idiosyncrasies anaphylactiques, des affections qui ont leurs causes particulières, mais qui se trouvent reliées par la clinique à un même fond morbide.

Ce sont des maladies passées, mais qui ont modifié l'organisme dans un sens pathologique déterminé.

C'est aussi dans cette catégorie qu'il faut placer des variétés, dans lesquelles des tares latentes sont susceptibles de se manifester du seul fait de l'évolution de l'individu, en devenant à un moment donné une maladie actuelle, poursuivant son cours à ce moment, mais dont la lésion causale était préexistante.

En ces cas on peut dire que la prédisposition et la maladie se confondent.

Dans des cas complexes, la prédisposition est représentée par tout un ensemble de lésions à la fois congénitales et acquises, constituant, par leur succession, une longue évolution pathologique, dont la maladie actuelle n'est que le dernier accident.

Lorsqu'il s'agit de maladies antérieures, acquises après la naissance, leurs lésions nous sont parfois connues et grâce à elles nous pouvons expliquer facilement la prédisposition à diverses maladies secondaires.

Tel est le cas des alcooliques chroniques. A une époque où leur santé apparente est encore assez satisfaisante, ils présentent déjà des altérations dégénératives dans l'encéphale, dans la moelle, dans les nerfs périphériques, sur lesquelles viennent se greffer des infections et des intoxications secondaires qui sont les causes du délirium tremens, des méningo-encéphalites diffuses, des névrites périphériques.

Sans doute ces altérations préalables et développées lentement par l'alcoolisme, peuvent ne se traduire que par cette déchéance organique relative et cette diminution d'aptitude que permet seulement de déceler un examen attentif. Mais ces lésions n'en existent pas moins au préalable, en particulier au niveau de l'écorce de l'encéphale (dégénérescence granulo-pigmentaire des cellules nerveuses et des artérioles) et dans le foie (dégénérescence graisseuse de la cellule hépatique, souvent avec cirrhose histologique), ainsi que les autopsies me l'ont démontré avec constance à côté des lésions de nature variable qui relèvent de la maladie terminale.

Il y a donc, chez ces malades, un terrain dégénératif et préalable dont les lésions ne se confondent pas avec l'infection aiguë qui viendra causer de par ses lésions propres le delirium tremens, avec l'infection chronique banale de la méningo-encéphalite paralytique, avec l'embarras gastrique, le traumatisme ou l'émotion, qui grâce à l'insuffisance relative du foie, entraîneront ces délires subaigus par surcroît d'auto-intoxication, qui chez l'alcoolique revêtent si souvent la forme du délire de rêve.

Comme je l'ai démontré dans mes travaux, toutes ces manifestations ne sont pas le fait du poison alcool en action actuelle sur ces centres nerveux. Mais ces maladies évoluent par d'autres causes, qui leur sont spéciales et qui surajoutent leurs lésions distinctes à celles que l'alcool a créés au préalable.

La seule intoxication par l'alcool, lui-même, étant marquée par le syndrome de l'ivresse aiguë, suivant des localisations d'affinités qui sont surtout cérébelleuses (titubation, démarche dite ébrieuse, effondrement des jambes, vomissements à caractère cérébelleux).

S'agit-il d'une syphilis, nous savons que cette infection lèse aussi le système nerveux dès la période secondaire, alors même qu'aucun trouble apparent n'en traduit l'influence, tandis que longtemps après, et alors même que la maladie infectieuse est éteinte, ces sujets présentent des maladies nerveuses, dont les agents pathogènes ne sont pas la syphilis, mais dont la syphilis antérieure est, par ces lésions latentes, la maladie ou l'une des maladies prédisposantes et rien de plus.

Des névropathes de toutes sortes, des épileptiques, des hystériques, des déséquilibrés, des psychopathes terminent souvent leur existence par des maladies organiques du système nerveux. Et à ce point, que la clinique nous place en face de cette difficulté de distinguer chez un même sujet, ce qui est l'ancienne névrose, de ce qui appartient aux lésions curables ou incurables d'une maladie nouvelle.

Si en ces cas les lésions préalables sont assez faibles ou assez difficiles à découvrir pour avoir passé inaperçues jusqu'ici, on peut admettre qu'il en existe cependant, pour expliquer des accidents, sans doute intermittents, mais qui se répètent parfois pendant la vie entière.

Une maladie, ou mieux, une série de maladies, les unes ancestrales, les autres individuelles, paraissent ainsi être les causes prédisposantes pour d'autres maladies.

Ceci posé, il faut encore étudier la proportion de la prédisposition par rapport au rôle de l'agent pathogène actuel.

La distinction déjà établie de la prédisposition physiologique et de la maladie elle-même, d'une part, et la prédisposition morbide, d'autre part, prend ici toute sa valeur.

Il résulte de cette distinction : 1° qu'un agent pathogène n'a pas nécessairement besoin d'une prédisposition morbide pour agir effectivement. C'est le cas où la maladie s'impose à tout être humain placé dans les mêmes conditions extérieures, l'état physiologique comportant cette action en dehors de toute tare de la race.

En second lieu, que des foyers microbiens latents ou des accumulations de toxines localisées dans l'organisme, incitées par une cause accidentelle, ne sont que le réveil ou la recrudescence d'une maladie existante et non une nouvelle maladie.

Ces faits étant placés à part, la valeur d'une prédispositiontion morbide par rapport à l'action pathogène est très variable suivant le cas. Les lésions ou les malformations d'une maladie antérieure, pré ou postnatale, se résument soit dans des insuffisances plastiques de la quantité ou de la qualité d'un tissu, soit seulement dans des réactions fonctionnelles symptomatiques, habituelles ou passagères.

Les premières, d'ordre statique, se rapportent plus particulièrement à la constitution ; les secondes, d'ordre dynamique, au tempérament.

Or, ces lésions peuvent être telles qu'au cours de l'évolution ou de l'involution une cause pathogène, insignifiante vis-à-vis d'autres individus, devient suffisante au développement d'une maladie aiguë ou chronique, curable ou incurable.

C'est, en particulier, le cas de ces maladies qui surviennent vers le même âge avec une localisation musculaire, spinale, cérébrale, etc., chez des sujets isolés ou dans la même famille, suivant les localisations des maladies prédisposantes, à tares plus ou moins latentes jusque-là.

Tel est alors le degré de la prédisposition morbide, que le seul fait de la fonction exercée jusqu'à un certain âge, suffit à entraîner la maladie, ou du moins que la cause pathogène, si un examen attentif permet de la déceler, devra être considérée comme trop banale ou trop faible, pour être la condition de la maladie actuelle, à ne considérer que son action isolée.

C'est ainsi que les causes que nous saisissons nous apparaissent souvent comme incapables de nous rendre compte de telle amyotrophie, de telle sclérose spinale, de telle chorée, de telle démence, suivant la nature et la localisation de ces maladies, si nous écartons les insuffisances de tissus qui constituent la prédisposition morbide.

Sans doute, il semblerait logique de rapporter ces maladies à des causes spécifiques uniques. Ce qui est spécifique c'est le mode d'action résultant d'un consensus de causes morbides élémentaires, multiples et successives, l'une étant souvent assez éloignée de l'autre pour justifier la dénomination de « maladies consécutives à longue échéance ».

La règle générale en clinique est de préciser la part, petite ou notable, de chacun des deux facteurs, dont l'un est la tare constitutionnelle, l'autre la cause occasionnelle, dont le total est la maladie actuelle.

Cette part est très variable pour chacun des deux éléments de la cause. Elle ne peut s'exprimer que d'une façon approximative. Mais ainsi formulée, elle est une notion suffisante.

En psychiatrie la part des tares constitutionnelles et de leur degré est encore très importante en matière de responsabilité.

En résumé, la prédisposition morbide est le résultat des tares soit d'une seule, soit de plusieurs maladies pré ou postnatales entraînant à un moment donné dans tel organe ou tel système une lésion effective ou une insuffisance de leurs tissus, d'où la notion d'une vulnérabilité mise en évidence par les effets d'une maladie banale et accidentelle, ou en quelque sorte par les seuls progrès d'une involution atypique ou anticipée.

L'hérédité pathologique.

A la prédisposition se rattache l'hérédité dans le rôle considérable qu'elle peut jouer en pathologie.

Ce rôle est d'ailleurs général, ainsi que l'atteste la plus lointaine antiquité, montrant tout à la fois son importance dans l'état de santé et par rapport aux maladies :

« Si d'un phlegmatique naît un phlegmatique, d'un bilieux un bilieux, d'un phtisique un phtisique, d'un individu à rate malade un individu à rate malade, qui empêche que la maladie dont le père ou la mère a été affecté n'affecte aussi quelqu'un des enfants? *Car la semence vient de toutes les parties du corps, saines des parties saines, malades des parties malades.* »

Ainsi se trouve indiquée, en quelques lignes, l'hérédité du tempérament, celle de la lésion et celle de la maladie, toutes trois basées tout d'abord sur l'observation, puis expliquées suivant une théorie, dont les conceptions modernes ne sont que la reproduction plus détaillée ou mieux précisée.

Sans d'ailleurs que la part des hypothèses ait diminué avec les particules germinatives, les gemmules, les pangènes ou les déterminants.

« La semence vient de toutes les parties du corps », exprime le fait général de toutes ces théories.

Aussi bien les deux plasma de Naegeli, qui sont à la base de la théorie de l'hérédité, ne sont-ils point autre chose que la « semence » opposée aux autres « parties du corps » suivant les expressions des plus anciens médecins.

D'ailleurs, les progrès réalisés résultent surtout des notions claires et objectives de l'histologie et d'autre part des théories de Darwin et de Lamarck, suivies de nombreuses et intéressantes discussions sur le rôle de la sélection, sur la transmission des caractères acquis, sur la lutte des particules pour l'existence et la sélection germinale de Weissmann.

L'hérédité normale relève de la continuité de la matière vivante à travers les générations successives.

L'hérédité pathologique pourrait être définie : la continuité de la matière vivante modifiée chez les ascendants par des agents pathogènes.

Ces agents pathogènes sont les mêmes que ceux qui, chez l'individu, sont les causes des maladies accidentelles.

L'adaptation à un milieu nocif modifie l'hérédité naturelle. Le développement de l'œuf est, en partie, indépendant de ce milieu et en partie, influencé par lui.

Les définitions peuvent être précisées encore en des sens différents. Ainsi, d'après Hamburger, l'hérédité de forme et de fonction serait la conséquence de l'hérédité de composition chimique. Les cellules sexuelles transmettraient la structure de leur albumine, variable suivant chaque espèce.

Et d'après Cope, il y aurait transmission de l'énergie des particules somatiques aux cellules germinales.

Ce que l'hérédité transmet également, fait fort important aussi, en pathologie, où les maladies sont en rapport avec les âges d'une manière si manifeste, c'est l'évolution : la trajectoire de la vie est inscrite dans le germe.

La vie prénatale, récapitulation ancestrale rapide, se prolonge dans la vie postnatale, récapitulation lente.

Ce qui importe surtout en pathologie, c'est la transmission des modifications qui résultent d'un milieu nouveau et anormal. Sur ce point, les deux écoles évolutionnistes ont des vues différentes : Les Néodarwiniens admettent l'action directe du milieu, par exemple les modifications chimiques du milieu (allomorphose). Les caractères acquis par cette action seraient héréditaires, mais non les caractères acquis par usage ou défaut d'usage des organes.

Les Néolamarckiens, au contraire, admettent l'action indirecte du milieu. Et d'après eux l'usage ou le défaut d'usage des organes modifiant l'organisme, seraient héréditaires (automorphoses).

Les maladies générales, les infections et les intoxications chroniques, les diathèses ont-elles des rapports avec les maladies du système nerveux en ce qui concerne l'hérédité?

A cette question les auteurs répondent presque tous affirmativement.

Portal et Poilroux ont insisté sur la scrofule et la tuberculose. Gintrac estime que le cancer, qu'en 1861 Doyen considère comme une maladie nerveuse, peut influencer l'hérédité pathologique du système nerveux.

L'arthritisme a été regardé par Charcot et par son école comme étroitement lié aux affections nerveuses et déjà Lucas, en affirmant cette relation avec la goutte, pouvait citer vingt-quatre auteurs à l'appui de cette thèse.

Il en est parfois de même pour la syphilis. Et encore des maladies organiques ou fonctionnelles les plus diverses peuvent alterner dans les mêmes familles avec des maladies nerveuses, semblant se remplacer chez les divers individus qui composent ces familles, cas sur lesquels insistent particulièrement Esquirol, Lucas, Féré, etc.

De tels faits dont l'exactitude est reconnue par l'observation sont également appuyés sur la théorie.

Les agents pathogènes sont, en pathologie nerveuse, les mêmes que ceux qui provoquent les maladies en général.

Et d'autre part, les infections, les intoxications, les dyscrasies, en frappant l'organisme tout entier, touchent aussi le système nerveux et le peuvent altérer de manière que les descendants de tels malades en éprouvent les conséquences aggravées par d'autres conditions étiologiques en action chez eux.

Si ces causes générales ont une part, l'hérédité nerveuse est surtout manifeste dans la transmission des maladies nerveuses bien définies dont les ascendants ont présenté tous les symptômes.

On peut diviser en deux catégories l'ensemble de ces faits.

Tantôt l'hérédité est générale et donne naissance à une maladie nerveuse quelconque, ce que Féré a bien exprimé par le titre de son ouvrage *La Famille névropathique* et qu'il résume dans cette phrase : « Des maladies du système nerveux, qu'elles se manifestent par des troubles psychiques, sensoriels ou moteurs, on peut dire qu'elles constituent une même famille indissolublement unie par les lois de l'hérédité. »

Tantôt l'hérédité reproduit exactement celle des ascendants et, en atteignant plusieurs sujets, donne naissance aux maladies héréditaires familiales, dont les traits sont souvent si particuliers qu'une même forme, envisagée dans deux familles différentes, offre dans chacune des détails qui sont communs à tous ses membres.

Souvent les maladies de cette sorte apparaissent aussi au même âge, suivant cette loi que la trajectoire de la vie pathologique est aussi inscrite dans le germe.

Ce qui se passe dans les maladies nerveuses par rapport aux maladies générales, est un exemple de choix pour montrer jusqu'à quel point l'hérédité peut être étendue par des parentés d'espèces morbides très diverses, et comment, d'autre part, les maladies les mieux définies sont transmissibles avec les détails de lésions et de symptômes les plus minutieux.

En appliquant à la pathologie les lois approximatives de Galton, on peut s'expliquer que les variations morbides se compensent, elles aussi, dans les générations successives, cela par le fait de l'hérédité ancestrale. D'où cette moyenne que la méthode biométrique a pu fixer.

De même, la loi de Mendel concernant la disjonction des caractères, la dominance des uns, l'état latent ou dominé des autres, peut servir à appuyer des faits observés si souvent dans le domaine de l'hérédité morbide.

Il est résulté des travaux de Galton et de Pearson, que l'individu hérite pour un quart de chacun de ses parents ; pour un seizième de chacun de ses quatre aïeuls, pour un trente-deuxième de ses huit bisaïeuls.

Cela n'a qu'un intérêt très relatif au point de vue pathologique. Et la loi de Mendel restreint la valeur de ces chiffres.

Ces généralités étant posées, il importe de reconnaître la diversité des faits dont se compose l'hérédité au point de vue pathogénique.

Cette analyse va nous permettre de dégager des cas très différents les uns des autres et d'établir des distinctions, sans lesquelles ce sujet demeurerait tout à fait imprécis.

Il est nécessaire de diviser tout d'abord l'hérédité pathologique en deux catégories de faits très distincts :

1° Ceux qui concernent l'hérédité *utérine* ;

2° Ceux qui se rapportent à l'hérédité *séminale*.

Dans le premier cas, une maladie ou une immunisation de la mère, acquise, par exemple, au cours de la grossesse, est transmise à l'enfant.

Dans le second, c'est une tare préalable de l'élément germinatif qui est en cause.

A vrai dire les choses sont souvent complexes, mais ces deux exemples suffisent à montrer le bien-fondé de la distinction qui est ici posée en principe.

Non seulement cela s'impose par le degré de différences qui existent entre ses deux cas, mais encore parce que cela est nécessaire pour s'entendre sur les qustions les plus intéressantes de l'hérédité; par exemple, sur la question de la transmission ou de la non transmission des caractères acquis.

Ainsi, l'on voit tout de suite clairement que les lésions de la variole ou de l'immunité ne constitueront point l'hérédité d'un caractère acquis dans le premier exemple cité plus haut.

Il y a donc une hérédité utérine ou placentaire distincte au fond de l'hérédité séminale.

A. Hérédité utérine.

L'hérédité utérine est représentée par toutes les maladies de la mère susceptibles de retentir sur l'embryon par la voie placentaire ou par actions traumatiques, reflexes, ou autres, transmises à l'utérus pendant la gestation.

Il faut encore ranger dans cette catégorie les maladies que le père peut transmettre *à la mère*, fût-ce du fait de la conception, et en action sur l'embryon au cours même du développement ontologique.

Tous ces faits se rapportent à une pathogénie exclusive de l'atteinte des éléments germinatifs maternels ou paternels survenue avant la conception.

C'est par là que l'hérédité utérine ou placentaire s'oppose à l'hérédité séminale, marquée par l'atteinte préalable des gonades de l'un ou des deux générateurs.

On peut, avec grande vraisemblance, appliquer à diverses maladies, relevant de l'hérédité utérine, le processus pathogénique que Charrin a démontré relativement aux lésions d'autres organes.

En ce cas, le sang contenant les substances cytolytiques vis-à-vis de certains éléments anatomiques, elles pourraient réagir sur ces mêmes éléments de fœtus. Mais, sans doute, cette lésion ne doit s'accomplir qu'à une phase assez avancée du développement au moment où les éléments nerveux ont déjà acquis une différenciation suffisante, si c'est par exemple sur eux que s'exerce la substance cytolytique.

Cette époque, relativement tardive, constituerait par ce mode pathogénique un caractère fort important et distinc tif.

Et, d'autant plus qu'elle serait diverse encore suivant que la lésion toucherait telle ou telle partie du névraxe ou bien les nerfs périphériques.

D'un autre côté, cette même importance chronologique

peut s'appliquer à tout autre agent pathogène, puisque l'affinité lésionnelle doit varier en raison du degré du développement, comme l'a montré Claude Bernard, pour les lésions du système musculaire.

D'après lui, en effet, les muscles ne sont touchés par certains poisons qu'en raison de leur degré de développement histologique ; c'est là un fait qui m'a permis d'expliquer les localisations à certains muscles que démontrent si nettement la clinique dans les myopathies qui resteront héréditaires.

En réalité, il faut étendre cette conception en la généralisant aux divers systèmes de l'encéphale, de la moelle, etc.

Ainsi, il y a diversité de localisation suivant l'époque à laquelle a pu agir un même agent pathogène, en raison de cette loi générale que l'affinité toxique peut varier non seulement d'un tissu par rapport à un autre, mais aussi en raison du degré de développement et de différenciation des parties d'un même système, ou d'un même tissu, ainsi que je l'ai établi plus haut.

Une même cause pathogène en action continue pourra de la sorte produire des lésions diverses chez le même sujet, les uns répondant à une phase et les autres à une autre phase du développement embryologique.

Ainsi se justifie la remarque de Féré relative à la coexistence des lésions tératologiques et de maladies nerveuses chez les mêmes sujets :

B. — Hérédité séminale.

La seconde variété, l'hérédité séminale est le résultat de l'atteinte préalable, par rapport à la fécondation, des éléments germinatifs du père ou de la mère, ou de tous deux. C'est là l'hérédité dans son expression la plus complète et dont la définition, qui s'oppose à celle de l'hérédité utérine, souligne encore la légitimité de cette double division.

Quel est le mécanisme, quelles sont les conditions de l'hérédité séminale? En réalité le germe peut être atteint de deux façons distinctes.

a) *Hérédité par inclusion d'agents pathogènes.* — Des microbes ou des toxines peuvent être contenus dans les cellules germinales et dont l'action pathogène deviendra effective à un moment donné du développement ontologique ou pourra n'avoir qu'une action post-natale. Cela, ici encore, suivant les degrés d'affinité et de prédisposition des tissus, en rapport avec les différentes phases du développement intra-utérin, ou de la trajectoire vitale, régie elle aussi, et de la sorte, par l'hérédité.

Ces agents pathogènes peuvent donc être en cause, à des époques diverses, et avec des localisations variables suivant ces époques, ce qui expliquerait la multiplicité et la diversité de lésions ou de malformations, de tares organiques prédisposantes ou de maladies spécifiques se succédant chez le même individu.

b) *Hérédité par constitution germinale pathologique.* — Un même agent pathogène a pu léser *simultanément* le soma en l'un des tissus du générateur et ses cellules germinales, en se localisant sur les déterminants qui correspondent à ce même tissu du soma.

De là, chez l'ascendant et chez le descendant la lésion d'un même tissu.

Ou bien la lésion du soma entraîne, *à titre de conséquence*, la lésion du déterminant correspondant du plasma germinal, suivant cette loi que les organes normaux fournissent aux cellules germinales des particules représentatives normales et réciproquement pour les organes débilités ou altérés, dont les particules représentatives sont elles-mêmes en infériorité biologique.

Dans le premier cas la lésion du soma, et du plasma germinal est simultanée sous l'action d'un même agent pathogène, dans le second la lésion de l'un est la conséquence de celle de l'autre.

De telles distinctions ne sont nullement des questions de détails et ne doivent pas apparaître comme purement subtiles. Ne voit-on pas, en effet, que dans le premier cas il n'y

a nullement tarnsmission héréditaire d'un caractère pathologique acquis par le soma et transmis secondairement à
la race, puisqu'ici la double lésion est faite simultanément
sur un tissu du soma et sur son représentant dans la cellule
germinale ; tandis que dans le second cas il en va tout autrement.

Or, cette hérédité du caractère acquis est l'un des points
les plus importants et les plus discutés de l'hérédité en général et la source de deux doctrines opposées et de deux
écoles, dont l'une est celle des Néodarwiniens, l'autre celle
des Néolamarckiens.

Ces deux procédés sont-ils tous les deux valables pour
expliquer l'hérédité pathologique ; l'un est-il plus fréquent
que l'autre?

Ces questions peuvent être difficiles à trancher, mais ce
n'est point une raison pour ne pas poser, en pathologie, les
distinctions précédentes ou pour en méconnaître l'importance.

Cela posé, il est évident que ces mécanismes sont en rapport avec des hypothèses, mais qui sont, à l'heure actuelle,
une façon de s'expliquer logiquement les faits qui se rattachent à l'hérédité normale et pathologique.

III. — Hérédité mixte, séminale et utérine.

Un même sujet peut cumuler la double influence néfaste
de l'hérédité séminale et utérine. Cet état complexe est,
sans doute, fréquent et semble seul nous expliquer, pour le
mieux, un grand nombre de cas d'hérédité pathologique.

L'une des influences vient ici accuser et développer l'autre.

La lésion des éléments germinatifs, la première en date,
est marquée par une modification de la substance héréditaire du plasma germinatif, modification portant sur des
particules représentatives des tissus qui seront atteints d'infériorité organique et d'altération morbide dans le soma.

Cette altération du plasma germinatif, préalable à la fécondation, étant donné le développement de l'œuf, va se poursuivre sous la dépendance du milieu maternel.

Or, les modifications de ce milieu constituent le second facteur de l'hérédité mixte et représentant la part de l'hérédité utérine ou placentaire, telle qu'elle a été définie plus haut.

Ce qu'il faut ajouter maintenant, c'est que la modification pathologique du milieu vient encore favoriser la tendance des particules représentatives faibles du plasma germinatif, de la manière suivante :

D'après W. Roux, il y a lieu d'étendre aux particules du plasma germinatif la lutte pour la nourriture et, de là, la sélection darwinienne appliquée à ces particules elles-mêmes. Lutte qui se produit sous l'influence de l'excitation fonctionnelle du milieu.

Les déterminants les plus aptes, suivant la loi de la sélection germinale de Weismann, se développeront le mieux, d'où les caractères des plus faibles ont encore tendance à s'accuser en ce sens.

Si la nourriture est insuffisante, si le milieu maternel est altéré par anémie, par infection, par dyscrasie, des déterminants les plus faibles, parmi ceux qui représentent le tissu altéré du soma, sont ceux qui se développeront dans ces conditions, de préférence aux plus forts.

Ainsi cette dernière condition a une importance très grande, puisqu'elle montre comment l'hérédité peut, non seulement se maintenir, mais s'accuser encore dans la suite des descendants et comment la déchéance peut être progressive grâce à la double action de l'hérédité mixte, germinale et utérine.

Car justement ce que montre en pareil cas l'observation clinique, c'est la multiplicité des facteurs étiologiques des tares les plus héréditaires et plus progressives, impliquant à la fois la viciation de l'élément germinatif et du milieu dans lequel il se développe.

Dans les lignes précédentes, j'ai tenu à exposer l'hérédité séminale en appliquant à l'hérédité pathologique le mécanisme admis pour expliquer l'hérédité normale stable ou en variation.

Cependant, il est possible de se rendre compte de la transmission des maladies des ascendants à leurs descendants, par hérédité séminale, sans faire appel aux particules représentatives, déterminants, pangènes, ou leurs analogues.

Cette façon de voir a été exposée dans les chapitres précédents. Elle consiste à admettre, en résumé, ce qui suit, et comme étant valable pour expliquer l'hérédité séminale d'une maladie ayant évolué au cours de la vie embryonnaire ou après la naissance.

Il y a deux cas à considérer :

Un agent pathogène en action sur l'organisme entier lèse simultanément le soma et le germen. Ce dernier par son action propre et directe, qui, dans ces conditions, ne peut causer ici qu'une tare banale et pour cette raison n'être la source que d'une malformation ou d'une déchéance quelconque et non d'une maladie similaire.

En ce cas, les lésions des cellules germinatives seront analogues à celles que produirait un trauma ou une action chimique sans aucun caractère spécifique.

2° La lésion du soma est primitive, *celles des cellules germinales secondaires*, et cela de façon que les lésions du soma sont le fait de l'agent pathogène externe et celles des cellules germinatives le fait des substances autotoxiques, ou produits de la réaction du soma.

Or, comme pour celles-ci, il s'agit de substances qui sont créées par les cellules de l'organisme ; d'où elles pourront être reproduites par les cellules du germe, lors de leur prolifération par la formation d'un nouvel être, et se multiplier en même temps que la cellule germinale qui en contiendra une partie minime.

Et il en sera ainsi dans une suite de descendants.

Or, avec les affinités d'une même substance, les lésions doivent être similaires, d'où l'hérédité sera alors spécifique et non plus quelconque. C'est donc substituer les produits de la réaction biologique aux déterminants.

Cela posé, il faut rechercher si cette hypothèse est rendue

plus vraisemblable par le nombre des faits qu'elle peut expliquer.

Les substances qui naissent des réactions biologiques de l'organisme sont multiples de par leur nature :

Ce sont celles qui commandent l'auto-intoxication des diathèses, qui sont élaborées longuement dans l'organisme et peuvent ainsi avoir une action d'autant plus prolongée, et par conséquent d'autant plus certaine sur le germen.

Ce sont aussi celles qui constituent les anticorps et les substances immunisantes.

Ce sont encore celles qui sensibilisent l'organisme et celles qui sont à l'origine des accidents anaphylactiques ; celles qui ont pour résultat des modifications cytolytiques spécifique, etc.

Par leur incorporation dans le germe, ces substances expliquent parfaitement une hérédité séminale similaire.

Au contraire, en supposant l'incorporation des agents pathogènes, toxiques ou toxines microbiennes qui sont de cause externe, c'est-à-dire que l'organisme ne peut former lui-même, on ne voit plus comment la multiplication des cellules de l'embryon pourrait reproduire ces substances.

Il faut cependant observer qu'elles seraient capables de faire naître ici les mêmes réactions qu'elles ont causées dans l'organisme primitivement atteint. Avec cette manière de voir, les substances nocives n'en seraient pas moins celles que les cellules de l'organisme sont capables de fabriquer. Et par là la spécificité serait conservée.

Mais ce qui éloigne de cette interprétation, c'est que les substances étrangères à l'organisme y sont, très habituellement, détruites dans un délai plus ou moins rapide.

En admettant l'inclusion de particules minimes de substances issues des réactions de l'organisme, dans les cellules donnant naissance à l'embryon et se multipliant avec elles, elles pourraient y demeurer à l'état inerte pendant un temps indéfini. C'est-à-dire jusqu'à l'âge où la maladie héréditaire se produit très habituellement.

Par là seraient réalisées les conditions des troubles de la nutrition, des diathèses, des tempéraments, des idiosyncrasies, des maladies à lésions similaires, chacune de ces modalités répondant à des actions chimiques spéciales.

A côté de ces cas, il en est de plus complexes dans lesquels, à côté de l'action précédente, il faut faire une part à l'action directe sur les éléments germinatifs, de l'agent pathogène qui a causé la maladie du premier sujet atteint.

Cette action se résume dans une atteinte brusque, immédiate et brutale.

Chez le descendant, la part de cette lésion est faite par la présence de malformations apportées à la naissance ou de caractères physiques, qui existent en parllèle avec des maladies spécifiques et spécifiquement localisées.

L'expérience démontre que parmi les descendants de tous ces malades, il en est presque toujours qui échappent à l'hérédité pathologique. Ce phénomène s'explique facilement, quelle que soit la pathogénie invoquée, en admettant que parmi les éléments séminaux il en est, presque toujours, qui échappent à la lésion causale d'une façon complète ou incomplète.

Enfin, il faut encore relever un fait d'observation, qui vient à l'appui de la nécessité de substances spéciales pour expliquer la transmission héréditaire des maladies, à savoir que des accidents qui ne s'en accompagnent pas, comme les amputations, les pertes de substances, etc., ne sont pas suivis des mêmes modifications dans les générations suivantes. Comme je l'ai écrit plus haut, ce ne sont pas des caractères acquis qui sont héréditaires, ce sont des substances.

La dégénérescence progressive de l'espèce.

C'est à l'occasion de l'hérédité qu'il faut étudier la dégénérescence, parce que ce terme s'applique particulièrement à la déchéance de la race tout entière.

On sait jusqu'à quel point cette notion de la dégénérescence est devenue, en médecine, d'un emploi sans mesure et ne représente plus qu'un terme vague et confus, ainsi que l'ont bien montré les auteurs qui ont traité de ce sujet dans ces derniers temps, en particulier Rabaud, dont les études sont biologiques et Arnaud qui s'est placé au point de vue des psychoses.

Il importe donc de préciser la signification de la dégénérescence de l'espèce, et pour le faire, de remonter tout d'abord à l'origine des travaux qui l'ont fait connaître.

Morel, dont les études ont inspiré tous ses successeurs, paraît avoir trouvé la notion de la dégénérescence, moins dans les pathologistes que dans les ouvrages des naturalistes qui ont envisagé la dégénérescence dans le règne animal, comme Buffon et comme Flourens, dans son Commentaire.

Ces auteurs sont cités par Morel. Mais nul ne parle de Lacépède et cependant ses travaux sur ce sujet ont un intérêt supérieur.

Pour les naturalistes, la dégénérescence est relative à la dégradation progressive aboutissant à la disparition de l'espèce.

C'est au fond l'opinion de Morel, qui dit d'abord : « déviation maladive du type primitif » en se plaçant au point de vue spécial de la pathologie, et ensuite : « impossibilité dans les conditions normales de reproduire l'espèce, par suite d'une transmission héréditaire fatale pour les générations qui suivent ».

Entre la dégénérescence des naturalistes et celle des neuropathologistes, tels que Morel, il n'y a donc que cette différence, à savoir que les premiers observent des transformations *naturellement* opérées par des conditions nouvelles du milieu, tandis que les seconds s'occupent de la race *maladivement* transformée par actions pathogènes.

Du moment que les causes dites naturelles agissent d'une façon défavorable, elles ne diffèrent pas essentiellement des causes dites pathologiques et c'est là un point sur lequel il faudra revenir.

En examinant quels sont les agents de la dégénérescence morbide, on voit qu'ils sont les mêmes que pour les maladies en général et déjà Morel en fait l'observation.

Il faut en conclure que ce n'est pas dans des différences

de nature, mais dans la diversité du mode d'action de ces agents pathogènes qu'il faut chercher la distinction de la maladie avec ou sans dégénérescence.

Or, suivant la définition précédente, un agent pathogène provoque la dégénérescence en frappant la descendance à travers l'individu. C'est donc qu'il frappe en ce cas les éléments germinatifs, c'est-à-dire non seulement le soma, mais aussi les gonades.

En se plaçant au point de vue des degrés et des transitions possibles, cette dernière altération peut être relative au nombre des éléments séminaux lésés, puisque, dans certaines familles, l'hérédité séminale ne frappe de dégénérescence que certains des enfants des mêmes pères et mères ou ancêtres, tandis que les autres y échappent entièrement pour eux-mêmes. Tandis qu'on pourra retrouver, dans la suite de leur descendance, des types dégénérés en nombre variable.

J'ai déjà insisté sur ces faits, que la clinique établit en matière d'hérédité pathologique, en montrant que l'atteinte relative et numérique des éléments séminaux chez l'individu et chez ses descendants en fournissait une explication plausible.

De là aussi la décroissance progressive de la dégénérescence que signalent certains auteurs.

Il est également possible de distinguer deux variétés de dégénérescence en se plaçant à un point de vue clinique très différent, à savoir qu'elle est progressive et lente à se produire, ou qu'elle apparaît brusquement, transformant d'un coup l'individu.

De là, deux sortes de dégénérescences de l'individu, mais toutes deux avec les mêmes conséquences héréditaires.

Notons-le en passant, ces deux variétés ont également leurs analogues dans la dégénérescence *naturelle* des espèces. La première est par action lente et progressive sur l'organisme tout entier ; la seconde répond aux soudaines révolutions géologiques, aux accidents qui peuvent faire d'un seul coup des modifications organiques profondes et irréparables.

En médecine, la dégénérescence progressive s'accuse par des caractères physiques plus ou moins nombreux, parfois accumulés, qui sont des déformations ou des malformations et qui peuvent aussi exister à un moment donné, dans la lignée, sous forme de modifications fluctuantes ; d'autre part, par des lésions latentes et des altérations générales.

L'ensemble reconnaissant une même cause morbide, d'ailleurs variable suivant les cas.

Mais pour que le terme de dégénérescence soit valable, il faut que les tares soient assez profondes pour placer les individus qui en sont porteurs dans des conditions d'infériorité organique et vitale notables, en impliquant une hérédité comportant ce même caractère, de sorte que, dans la suite, les descendants se trouvent voués à une déchéance et une vulnérabilité, aboutissant à leur disparition du fait de leur état organique morbide et de la stérilité qui en résulte.

Cette définition exclut de la dégénérescence de l'espèce les caractères nouveaux fluctuants, ou les mutations qui sont compatibles avec la vie et la santé de l'individu et de ses descendants anormaux comme lui.

En d'autres termes, la distinction, en ce qui est caractères nouveaux modifiant la race et ce qui est caractères morbides, est établie par le fait que ces modifications sont compatibles, ou non, avec la vie adaptée et la reproduction dans le milieu actuel.

Sans doute, il est facile de reprocher à cette manière de voir de séparer des accidents, dont l'origine peut être analogue. Mais la différence capitale qui sépare ces cas en pratique compense bien ce qu'elle peut offrir de superficiel.

De là ce qui fait la dégénérescence, ce ne sont pas tant les caractères apparents ou les stigmates extérieurs, que l'état d'infériorité à vivre dans le milieu normal et à se reproduire et qui se lie à des altérations de l'organisme tout entier.

Quant aux maladies auxquelles sont prédisposés les dégénérés par des vulnérabilités portant sur tel ou tel système ou organe, elles ne sont pas autres que celles qui frappent d'autres sujets.

Il y a donc dégénérescence de l'espèce quand il y a atteinte des éléments germinatifs avec diminution ou perte d'adaptation vis-à-vis du milieu nocif, anomalie morphologique et en tous cas constitutionnelle, vulnérabilité spéciale des descendants, diminution de la fécondité, allant jusqu'à l'extinction de la race.

En pathologie, la dégénérescence n'est pas une maladie spécifique; elle est une conséquence de causes multiples et de natures diverses.

Elle est le fait de tous les êtres vivants.

Elle s'applique aussi bien à la cellule qu'aux êtres les plus élevés. Ne doit-on pas dire, en effet, qu'une cellule dégénère, lorsqu'avec le changement de ses caractères morphologiques, sa fécondité normale diminue jusqu'à l'extinction.

Je rappelais, en commençant, que certains auteurs ont considéré à juste titre que la dégénérescence, suivant l'usage qu'on en fit, n'était plus qu'un terme vague.

Ce doit être un terme général, lequel deviendra un terme vague chaque fois qu'il ne sera pas employé avec toute l'extension qu'il comporte.

IV. — LES CAUSES PATHOGÈNES.

Les causes des maladies sont dans leur fréquente complexité d'action, d'une étude pleine de difficultés.

Tandis que les symptômes et les lésions sont surtout l'objet d'une description précise, on n'arrive à dégager la valeur réelle d'un ensemble de causes qu'avec le concours de la critique.

C'est ce que Laplace, en étudiant la valeur de la statistique, a particulièrement mis en lumière.

L'étude des causes comprend l'étiologie, qui envisage les agents pathogènes et la pathogénie qui fixe leur mode d'action.

De brèves généralités serviront tout d'abord à résumer ces deux côtés de la question.

A. — Les agents pathogènes sont en nombre relativement restreint. La multiplicité extrême de leurs modes d'action, comprenant aussi leurs combinaisons fréquentes. rend compte de l'infinie variété de cas que la clinique met sous les yeux du médecin.

Les agents pathogènes sont les genres, leurs modes d'action sont les espèces.

Comment en est-il ainsi? C'est que les causes des maladies, qui en frappant les ancêtres dans leurs éléments germinatifs sont devenues les maladies héréditaires et les prédispositions morbides de leurs descendants, ne sont pas autres que celles qui provoquent chez l'individu les maladies accidentelles.

La pathologie prénatale et postnatale de l'individu ne diffère pas sous le rapport des agents pathogènes euxmêmes. Ce sont toujours les mêmes infections, intoxications, traumatismes ou auto-intoxications.

Le terrain et la maladie, la cause prédisposante et la cause déterminante sont à la fois leurs conséquences.

Mais combien peuvent différencier les manifestations morbides que provoque un même agent pathogène lorsqu'il agit dans ces diverses conditions, c'est ce que peut mesurer, par exemple, les différences qui séparent les symptômes de l'intoxication alcoolique des tares physiques apportées à la naissance par ses descendants.

N'est-il pas vrai, aussi, que les causes· des accès intermittents peuvent être les mêmes que celles qui ont provoqué la maladie dont ces accès sont les manifestations.

Des émotions répétées, des fatigues peuvent développer des névroses et être la condition des accès qui les caractérisent.

Ailleurs un jeu de causes multiples, mais banales, fait sortir les états diathésiques des maladies infectieuses épidémiques, comme l'a établi Hecker, en 1838, en ce qui concerne les peuples de l'Europe.

Les maladies dites fonctionnelles dans lesquelles les lésions sont minimes ou réparables rapidement et les maladies organiques reconnaissent les mêmes causes pathogènes ; à ce point que cette double division a été rejetée comme une vue superficielle par certains pathologistes.

Et enfin dans les maladies, dont le déterminisme est complexe, on reconnaît l'action de causes successives, mais qui ne sont pas autres que celles qui provoquèrent des maladies spécifiques de façon isolée.

Ainsi les prédispositions constitutionnelles, héréditaires ou acquises, les malformations, les diathèses, les idiosyncrasies, les tempéraments morbides, aussi bien que les maladies accidentelles et les manifestations intermittentes ou accès de tous ces états morbides, ne sont pas nécessairement le résultat d'agents pathogènes différents.

Là où les manifestations morbides sont les espèces les plus variées, les causes qui les provoquent sont des genres.

La diversité des modes d'action des agents pathogènes suivant des circonstances ou des conditions multiples, en fournissent l'explication avec précision.

B. — Après les agents pathogènes, il faut considérer leurs modes d'action. après l'uniformité, la variété.

La variété est le fait du mode d'action qui résulte souvent de conditions multiples et difficiles à dégager.

C'est pourquoi fréquemment les éléments les plus importants, qui concourent à l'établissement et à la genèse d'une maladie, sont ceux qui sont les plus cachés.

Le mode d'action des agents pathogènes comprend une double division fondamentale : la part qui revient à la cause nocive et la part qui est le fait du sujet.

1° Le mode d'action relatif à l'agent pathogène comporte des divisions qui sont les suivantes :

a) D'après sa nature physique, son poids moléculaire (loi de Rambuteau). sa nature chimique ou vivante, qui comprend son degré de virulence. De là une vulnérabilité qui lui est propre vis-à-vis d'un organisme indemne.

b) D'après sa quantité.

Les doses relativement faibles de toxiques en diffusion dans l'organisme, sont la condition favorable à leur action spécifique. Les quantités plus fortes ont des résultats moins électifs ou différents.

Les localisations et par conséquent aussi les symptômes très spéciaux et marquant les affinités des poisons, s'expliquent relativement aux quantités et produisent par elles certains syndromes, comme par exemple la paralysie localisée aux extenseurs, dans l'intoxication par le plomb, et la névrite des membres inférieurs par l'alcool, etc., etc. Mais suivant les sujets la quantité à produire ces effets est variable.

c) D'après la voie de pénétration.

C'est le cas où il se forme une lésion principale, un foyer d'infection marquant la porte d'entrée de l'agent pathogène.

Cet accident initial étant le lieu de multiplication des microbes, de la localisation primaire de leurs toxines, de la formation d'antitoxines, puis dans la suite la source de leurs diffusions.

Dans d'autres cas, microbes ou toxiques, dépassent leur point de pénétration dans l'organisme, pour venir créer leurs lésions à distance et suivant des modes qui peuvent être différents suivant les milieux où ils se fixent, parfois sans laisser de traces de leur passage.

On a insisté longuement, autrefois, sur la différence entre la variole et la variole inoculée.

La voie gastrique, hypodermique, veineuse, lymphatique commandent des différences notables.

Le mode ou les degrés d'accumulation et de neutralisation se rattachent à ces conditions.

Les nerfs paraissent, eux aussi, être parfois des voies de pénétration et de propagation, tandis que la moelle épinière aurait pour les poisons dont il s'agit, une action plus ou moins destructive.

De là, des résultats différents dans l'inoculation expérimentale des nerfs ou des centres nerveux.

Ainsi les différences qui existent suivant les voies de pénétration s'expliquent par plusieurs mécanismes.

d) D'après la rapidité, l'intermittence, ou la lenteur de l'action nocive.

On peut citer la grande division des maladies en aiguës et chroniques, parce qu'en général les causes agissent de façon rapide ou de façon lente, et réitérée, suivant qu'il s'agit de l'une ou de l'autre de ces divisions.

Avec un même agent pathogène, ce sont ainsi des syndromes différents.

La tératologie ou les modifications adaptatives propres aux races ont été expliquées par Darwin, suivant le mode brusque ou lent des causes, brusque pour des monstruosités et lent pour les espèces.

Ces trois exemples, d'un ordre aussi général, sont faits pour montrer l'importance que ces modes d'action ont par leur diversité.

Comme exemple de faits plus particuliers, on peut citer le curare, par ses façons d'agir, suivant la rapidité ou la lenteur de son absorption.

Et pour les médicaments ce qu'enseigne la méthode de Rasori pour des doses réfractées.

e) D'après la multiplicité des causes.

Cela aussi bien en pathologie qu'en matière de médicaments.

f) D'après les affinités spéciales.

La constitution chimique des agents pathogènes a déjà été inscrite dans cette énumération. Mais, en réalité, l'affinité résulte pour une part de l'agent pathogène et pour une part de l'organisme par la vulnérabilité et par les substances chimiques, qui sont les conséquences de la différenciation des tissus.

2° Les modes d'action relatifs à l'organisme.

Ils peuvent se classer de la façon suivante :

a) D'après les dispositions naturelles de la race, ou le moment physiologique.

Ici se range aussi la diversité des prédispositions qui se rattachent aux divers degrés de civilisation, en particulier en ce qui concerne l'influence du développement intellectuel sur les maladies de l'encéphale.

b) D'après les prédispositions héréditaires des malades. (Voir les pages relatives à l'hérédité).

c) D'après les prédispositions acquises par des maladies ayant évolué après la naissance.

(Voir les pages relatives à la prédisposition.)

d) D'après le milieu et les conditions où se trouve le sujet.

Ici se placent en particulier les faits classés sous le nom de constitution médicale ou de génie épidémique. Hippocrate, Baglivi et Sydenham y ont insisté à des époques différentes et sous des climats divers.

L'influence des saisons sur la nature des maladies est à noter ici. Un même agent pathogène, l'ingestion d'eau froide intempestive a été considérée par Stoll comme produisant en hiver la pleurésie, en été, la gastro-entérite.

Puis, il faut signaler l'influence des causes morales, des émotions ou des fatigues, en action sur des agglomérations ou des peuples et se rapportant de la sorte au milieu général.

e) D'après des aptitudes réactionnelles spéciales ou excessives chez certains sujets.

La production des antitoxines, des immunités, des idiosyncrasies, l'anaphylaxie, la phagocytose, le pouvoir neutralisateur sont compris dans les prédispositions héréditaires, ou acquises après la naissance.

Dans l'état physiologique et dans l'état de maladie, les effets des poisons et des médicaments sont souvent différents.

Par exemple, les médicaments qui abaissent la température morbide, n'abaissent pas la température normale.

Un médicament donné à la période d'état d'une maladie, ou au début de la convalescence ne produit pas des effets égaux.

D'une façon générale, les doses plus élevées sont tolérées, ou mieux tolérées au cours de la maladie.

A ce sujet il y a lieu de les diminuer, en tout cas de surveiller leurs effets, au moment où l'état normal commence à reparaître.

f) D'après les degrés de la différenciation évolutive.

Bien que ce sujet ait été traité déjà à différents points de vue, il est nécessaire de faire figurer ce mode d'action dans le tableau général qui est donné ici.

La vie embryonnaire, la vie fœtale, puis l'enfance, l'adolescence et l'état adulte sont marqués par des modifications évolutives des tissus, qui les font arriver progressivement à la période de différenciation complète.

Ensuite, il faut noter au cours de la vie individuelle la régression qui se produit à des âges très différents, pour certains organes et certaines fonctions, et qui répond à l'involution organique partielle et à l'involution générale de l'organisme.

Même après le développement parachevé, les éléments anatomiques des différents tissus et ceux qui composent les mêm tissus, doivent être considérés comme ayant des âges différents.

Au cours du développement la différenciation est acquise en des temps différents et le consensus qui unit les éléments anatomiques entre eux est variable en complexité suivant les phases de ce développement.

Il résulte de ces faits des substances différenciées et des degrés de complexité fonctionnelle, qui sont à l'origine des affinités et de la vulnérabilité variables des tissus et par conséquent de leurs modes de réaction vis-à-vis des agents pathogènes.

Le développement en croissance ou le développement en différenciation, à certaines phases et pour certains tissus, peut être une condition positive ou négative de lésions.

*
* *

Comme conclusion, le déterminisme des maladies comprend deux éléments, l'agent pathogène en sa spécificité d'action et l'organisme avec ses réactions individuelles.

Ces deux éléments comportent tous deux des mécanismes complexes.

Le même choc physique ou émotionnel, la même intoxication, la même infection banale, agissant sur plusieurs personnes, peuvent éventuellement être suivies de manifestations morbides différentes.

S'il s'agit d'infections spécifiques, les différences s'accusent en ce qu'elles frappent certains sujets à l'exclusion des autres.

Un même courant d'air, ou un même refroidissement peut provoquer une douleur rhumatoïde, une paralysie faciale, un coryza, une névralgie, une pneumonie, suivant sa spécificité d'action et les prédispositions du sujet.

La part en clinique est à faire entre leur double influence et par laquelle se justifie l'adage qu'il n'y a pas de maladie, mais seulement des malades.

Cette part est diversement proportionnée suivant les médecins.

En tout cas, elle est une question d'espèces. L'expérience apprend qu'il y a des maladies purement accidentelles, d'autres où la prédisposition est plus que la cause actuelle.

Au point même que certaines maladies apparaissent inscrites dans la trajectoire de la vie de l'individu, pour apparaître à un moment donné, sans autres causes appréciables que l'évolution elle-même.

Nota. — Ce déterminisme complexe des causes peut parfois se révéler par l'ensemble des lésions qu'on rencontre dans une autopsie.

Après avoir éliminé avec grand soin les altérations qui sont le fait de l'agonie, de la putréfaction et surtout de la technique histologique, il reste un ensemble de lésions à classer en des catégories, dont chacune sera l'objet d'un enseignement spécial.

1° Les lésions qui se rapportent à la maladie qui a causé la mort.

2° Les malformations organiques apportées à la naissance et qui permettent d'admettre d'autres tares cachées.

3° Des lésions qui se rattachent à des maladies antérieures, ou à des maladies chroniques reconnues ou restées latentes et qui peuvent être des points d'appel pour des déterminations de maladies récentes, ou qui indiquent sur quel terrain elles ont évolué.

4° Des arrêts de développement de tels organes, qui sont

la conséquence et non la lésion de maladies développées dans l'enfance et l'adolescence.

5° Des infections secondaires dont le rôle est variable, mais qui sont d'une fréquence extrême, si l'on considère les foyers révélés dans divers organes par l'examen microscopique.

On ne saurait trop insister sur l'importance de ces distinctions. Certainement, il y a dans ces catégories, des groupes qui ne peuvent être l'objet d'aucune confusion, mais il y en a d'autres, soit parmi les lésions artificielles de technique, soit parmi les arrêts de développement, soit parmi les infections secondaires, qui ont été l'objet d'erreurs regrettables et que je me suis efforcé de rectifier dans mes travaux de pathologie mentale.

CLASSIFICATION GÉNÉRALE DES CAUSES DES MALADIES.

Certainement, il y a des façons multiples de faire cette classification, suivant les principes directeurs, ou suivant le nombre et le détail des divisions adoptées.

Les divisions des causes répondant aux maladies aiguës ou chroniques, héréditaires ou acquises, fonctionnelles ou organiques, sont primordiales, mais sans doute insuffisantes et aussi défectueuses parce qu'elles comprennent des étiologies qui leur sont communes.

La plus ancienne division, qui correspond aux causes externes et internes, n'est pas distinctive vis-à-vis d'un ensemble de groupes, qui sont naturels et qu'on peut placer en parallèle.

Ces objections s'appliquent aussi à la séparation des causes naturelles, opposées aux causes morbides. Il faut rappeler que les causes dites naturelles deviennent des causes morbides par l'excès ou la privation, pour ce qui concerne la nourriture, le sommeil ou la veille, le surmenage ou l'inertie des différentes fonctions, la température, etc., etc. On peut encore ranger ici l'usage habituel de certaines substances, qui deviennent toxiques, comme l'alcool, le tabac, la morphine, quand l'usage en est trop fréquent, ou quand la santé générale s'affaiblit.

D'autres divisions restreintes ou très multiples se trouvent indiquées dans les diverses nosographies et dans les traités de pathologie et établies d'après différents principes.

La division qui sera suivie ici est celle qui a été faite déjà au chapitre xiv, à l'occasion de la spécificité causale, prise comme élément morbide.

Voici ces cinq groupes :

I. — Les actions mécaniques de causes externes.

II. — Les intoxications de causes externes.

III. — Les maladies parasitaires et les infections microbiennes.

IV. — Les maladies constitutionnelles et les auto-intoxications.

V. — Les troubles fonctionnels comme étant primitifs.

Chacun de ces groupes comprend des subdivisions, les unes relatives à des genres, les autres à des espèces et à des variétés.

Le premier groupe réunit les traumatismes avec leurs multiples formes (fractures, plaies, distensions, contusions, hémorrhagies, schok) et leurs conséquences, comme l'émotion, l'intoxication qui résulte de la résorption de produits de cytolyse, l'infection secondaire, ou la localisation d'une infection au niveau des lésions qui sont des points d'appel, le réveil de prédispositions, ou de diathèses. Ensuite on y rencontre les altérations produites par le froid, par la chaleur, l'humidité, les poussières, l'électricité, les rayons X, avec l'aparition de brûlures qui retardent sur le moment de leur application, etc., en un mot toutes les lésions que peuvent produire les agents physiques extérieurs.

Le deuxième se subdivise en toxiques minéraux, végétaux et animaux (venins) et secondairement en intoxications professionnelles, acidentelles, criminelles, alimentaires, avec la distinction des poisons et des microbes que les aliments peuvent contenir ; et enfin les intoxications méphitiques, médicamenteuses, sériques, etc.

Le troisième se compose des différentes maladies parasitaires, des virus, dont la part reste à faire en pathologie, et surtout de l'ensemble des infections microbiennes, aiguës et chroniques.

L'action de ces dernières est rendue très complexe par la multiplicité des toxines, de celles qui sont élaborées par les microbes, de celles qui dérivent de la destruction des corps microbiens eux-mêmes, de la désorganisation des cellules de l'organisme et de leur mode nutritif anormal, de la formation d'antitoxines, devenant à leur tour la source soit de lésions nouvelles, soit de modifications organiques.

Un foyer d'inflammation infectieuse quelconque doit apparaître ainsi comme l'origine de toxines multiples, qui diffusent en totalité, ou en parties, suivant les cas, dans l'organisme entier et dont les lésions sont la condition de l'état général inflammatoire, de l'hyperthermie nécessaire à détruire les poisons pyrétogènes, de l'adynamie qui résulte des altérations dégénératives diffuses des éléments nerveux, comme c'est le cas pour l'adynamie des fièvres graves.

Dans le quatrième groupe se rangent l'ensemble des prédispositions héréditaires ou acquises des maladies familiales, des diathèses, les tempéraments morbides, les idiosyncrasies anaphylactiques et, d'une façon générale, les maladies par auto-intoxication.

En ce que celle-ci est le produit des cellules de l'organisme, elle peut se placer en opposition avec les intoxications de cause externe du deuxième groupe et avec les toxines formées par les microbes du second.

Pour le noter en passant, le rôle que joue l'intoxication en pathologie est considérable, puisque en dehors de ces trois derniers groupes, où son rôle est essentiel, on le retrouve encore éventuellement dans les deux autres divisions.

Enfin le cinquième groupe comprend les maladies par surmenage ou par inertie fonctionnelle, ces deux modalités opposées aboutissant au même résultat qui est l'irritation, la fatigue et l'atrophie.

Tandis que dans les groupes précédents les troubles fonctionnels sont consécutifs aux lésions, ici se sont les troubles par excès ou inertie qui sont primitifs et qui donnent naissance aux lésions.

C'est dans cet ordre de causes qu'il faut inscrire encore les lésions liées aux arrêts fonctionnels et aux régressions, qui répondent à l'involution, précoce ou tardive, de différents organes et fonctions et cette fatigue, ou usure, qui apparaît comme le surmenage de la vie elle-même et qui répond à la vieillesse et à l'involution de l'organisme tout entier.

*
* *

Ce rapide résumé étant fait, il faudra se reporter pour les détails de chacun de ces groupes au chapitre précédent, où il est traité de la spécificité des causes comme élément morbide.

V. — LES CONSÉQUENCES CLINIQUES DES MODES D'ACTION DES CAUSES PATHOGÈNES. — LES CATÉGORIES DE SYMPTÔMES. — LES SYNDROMES.

Après avoir indiqué la diversité des modes d'action des causes pathogènes, on en peut présenter une étude synthétique, en montrant que sur le terrain clinique, il est possible d'établir des catégories générales de symptômes. Et ensuite qu'il existe des syndromes communs à des agents pathogènes multiples et qui ne peuvent s'expliquer que suivant un mode d'action, qui est le même, en dépit de la nature différente des causes qui les provoquent.

A. — *Classification des symptômes des maladies.*

En raison du double élément qui a été admis dans toute lésion, on peut distinguer les symptômes qui se lient à l'action de la cause pathogène, de ceux qui sont le résultat de la réaction organique.

1° Les symptômes qui se rattachent à la cause éloignée, répondant à la part de l'altération physico-chimique, marquent l'action de la cause pathogène.

2° Les symptômes qui relèvent de la cause prochaine, en rapport avec la part de la lésion localisée ou de lésions diffuses et qui est représentée par la réaction organique.

Cela étant fait, on put reconnaître encore d'autres catégories de symptômes.

3° Les symptômes qui sont en relation avec le consensus organique.

Dans l'état physiologique, les organes sont reliés entre eux par des relations qui sont nécessitées par la différenciation fonctionnelle, ayant pour conséquence la division du travail en commun, les différents organes devenant ainsi indispensables les uns aux autres.

Ce consensus est établi par relations humorales et par actions réflexes. C'est-à-dire par les appareils circulatoire et nerveux qui desservent et relient toutes les parties de l'organisme.

Le consensus physiologique se trouve transformé, par l'altération de ces humeurs et de ces actions réflexes, en un consensus morbide, dont dépendent certains symptômes.

4° Les symptômes qui sont en rapport avec la défense organique, marquée par l'exaltation fonctionnelle dans une sphère de différenciation relativement moindre et par la dépression dans une autre relativement moins élevée.

Ils traduisent la vie réduite de l'organisme par diminution de complexité fonctionnelle. D'où une moindre vulnérabilité et une adaptation plus facile au milieu nocif.

5° Les symptômes qui sont en rapport avec les prédispositions individuelles relevant des tares héréditaires, des diathèses, des tempéraments, des maladies antérieures et des périodes involutives.

⁎⁎

Il y a beaucoup d'autres façons excellentes de classer les symptômes. Je le sais. La précédente, si elle est originale convient aux faits exposés dans les chapitres précédents et en représente la conclusion pathogénique.

B. — *Les syndromes.*

Le syndrome, comme son nom l'indique, est un concours de symptômes.

Par rapport aux modes d'action des agents pathogènes qui produisent les divers syndromes, on peut poser les deux lois suivantes :

1° Un même syndrome peut reconnaître des causes pathogènes différentes.

2° Réciproquement, la même cause pathogène peut produire des syndromes différents.

A considérer ces aphorismes sous cette formule laconique, il n'est pas douteux qu'ils se présentent avec un aspect paradoxal, qui résulte de ce qu'ils semblent exprimer que les mêmes causes ne produisent pas les mêmes effets.

Il n'en est rien, pour la raison que les agents pathogènes diffèrent par leur mode d'action, et cela sous plusieurs rapports, suivant les syndromes qu'ils ont pour conséquence.

A ce titre, l'étude des syndromes se rattache étroitement à ces modes d'action, dont ils sont la conséquence clinique et qui ont été indiqués dans ce chapitre.

L'explication des syndromes n'est pas sans offrir encore une autre difficulté. Car, après avoir établi par quel mécanisme se justifient les deux lois précédentes, on se trouve en face d'un autre problème connexe, qui est le suivant :

Comment peuvent s'expliquer la diversité ou la similitude des syndromes, par rapport aux lésions qui les commandent.

1° Un même syndrome peut reconnaître des causes pathogènes différentes.

Un des points les plus importants du mode d'action des causes est ici relatif à leur localisation, accidentelle ou élective, sur le même système ou le même organe.

Or, la règle établie par Muller montre déjà qu'en physiologie la cellule répond, par sa propre fonction, aux excitants les plus divers.

En pathologie, la localisation des maladies sur tel système, sur tel tissu, sur tel organe, peut entraîner aussi des syndromes qui sont les mêmes, alors que ces maladies sont diverses.

Ainsi, la destruction massive des cellules hépatiques entraîne le syndrome de l'ictère grave.

Différentes maladies du myocarde, en affaiblissant ses contractions, se résument en clinique par le tableau de l'asystolie.

Les maladies les plus différentes, en frappant brusquement l'encéphale produisent le coma.

Ou encore parmi les maladies de l'encéphale, l'encéphalite diffuse, la tuberculose à localisations très multiples axec diffusion de toxines, l'helminthiase à foyers confluents farcissant le cerveau tout entier, les agents parasitaires de la maladie du sommeil, les lésions dégénératives diffuses, etc., produisent le même syndrome de la paralysie générale progressive, sous la condition que le mode d'action de toutes ces causes soit du même degré d'acuité, en dehors de quoi les syndromes ne sont plus les mêmes, en dépit de la diffusion des lésions.

L'ensemble des symptômes que j'ai décrit sous le nom de réaction de débilité neuro-musculaire, constitué par le myoïdème généralisé, l'exaltation des réflexes, éventuellement la tachypnée et la tachycardie, se rencontre dans toutes les maladies cachectiques, aussi bien que dans les maladies aiguës, au moment où la convalescence laisse l'organisme dans un état de dénutrition profonde, ou encore dans le surmenage des muscles, la sénilité, etc., etc.

L'atrophie numérique des tissus, ou arrêt de développement marqué par la diminution du nombre des éléments histologiques, des os, des muscles, des fibres nerveuses, etc., à l'exclusion de toute altération du volume ou de la structure de ces éléments, est le fait d'une brûlure de la peau, d'une ostéite, d'une arthrite traumatique ou autre, c'est-à-dire de lésions très diverses.

D'autres syndromes sont en rapport avec des localisations très étroites et siégeant dans un même organe.

Une épine osseuse de fracture du crâne, enfoncée dans la substance cérébrale de la zone motrice, un tubercule, une plaque de méningite, un syphilome, un noyau de cancer secondaire, siégeant dans ce même point, ont pour conséquence éventuelle le syndrome de l'épilepsie Jacksonienne, et que rien ne permet de distinguer de par ses propres symptômes, comme se rattachant à l'une ou à l'autre de ces causes.

La localisation au niveau des racines spinales des nerfs peut provoquer le zona, maladie infectieuse, ou les zonas symptomatiques, sans que les caractères de la douleur ou de l'éruption vésiculeuse, ou de l'anesthésie douloureuse ne présente rien de distinctif.

Les maladies les plus diverses, en rétrécissant le pylore, déterminent le même syndrome.

Etc., etc.

Avant de poursuivre cette étude, je voudrais signaler une triple modalité du même syndrome, qui se reproduit avec une certaine fréquence.

Le syndrome de la mélancolie, par exemple, se rencontre dans les trois circonstances suivantes :

a) La mélancolie résulte d'une maladie primitive du cerveau, soit une encéphalite.

b) Ou de la lésion primitive d'un autre organe retentissant sur le cerveau, soit une dyspepsie. On pourrait employer ici le mot de para-mélancolie, en imitant le terme de para-phrénésie, employé par Valsalva et Morgagni.

c) Ou d'une maladie générale frappant le cerveau en même temps que tous les autres organes, soit une infection, ou une intoxication.

Il y a à ces distinctions une importance nosologique, clinique et thérapeutique qui s'impose.

2° La même cause pathogène peut produire des syndromes différents.

Les mêmes causes suivant que leur action est brusque ou lente, ont des effets différents. Les doses des poisons, les doses des médicaments ont pour conséquence des manifestations différentes. Mais, d'autre part, le mode d'action est aussi relatif au sujet lui-même, en ses prédispositions.

Combien les maladies sont diverses sous les mêmes causes occasionnelles !

La clinique en montre chaque jour des exemples les plus variés.

Galien, Baglivi, dont la formule est si précise, Stoll, Dumas, Bouillaud, Bouchard, ont exprimé le même avis sur ce point.

Quelle diversité de manifestations morbides, un coup de froid, une émotion, une infection ou une intoxication banale, un choc physique ne produisent-ils pas, lorsqu'ils frappent en même temps plusieurs personnes dans le même état de santé apparent?

Dans ce cas, le syndrome est le produit de l'agent pathogène et de la constitution du malade.

Il y a des sujets qui sont atteints au cours de leur existence par des accès douloureux, ou convulsifs, ou délirants, sous la forme mélancolique ou maniaque, sous la forme combinée d'exaltation et de dépression. Chez chacun d'eux ces syndromes se reproduisent avec les mêmes traits et cela sous l'influence de causes occasionnelles qui sont des plus variées par leur nature.

Il faut reconnaître par là, l'existence d'aptitudes morbides spéciales à ces divers syndromes, qui sont des syndromes récidivants.

Il faut encore envisager la valeur des âges et des périodes involutives, pour expliquer comment les syndromes sont variables sous l'influence des mêmes causes.

Les mêmes causes en action au cours du développement embryonnaire, provoquent des syndromes qui diffèrent de ceux qu'elles produisent plus tard.

L'idiotie, la démence paralytique, la démence sénile, répondant à des causes qui peuvent être les mêmes, offrent des caractères très différents sur le fond qui leur est commun.

Dans un certain nombre de cas, l'éclampsie de la première enfance sera remplacée plus tard par des attaques d'épilepsie, sans que la cause occasionnelle qui provoque ces deux sortes de crises soit nécessairement différente ici et là.

**

On a supposé, trop souvent, un état de santé normal et une cause pathogène spécifique. On n'arrive pas à expliquer par cette simplicité ce qui au contraire, est le fait d'un déterminisme complexe.

La santé dite normale n'est, le plus souvent, qu'un mode de santé individuel.

Le syndrome doit être placé en opposition avec les maladies spécifiques, c'est-à-dire dont la cause est unique.

Le syndrome n'est pas seulement un ensemble de signes, mais très souvent l'analogie se reproduit dans la marche de la maladie que chaque syndrome représente.

Il est frappant de reconnaître dans le syndrome de la paralysie générale une marche qui est tout à fait la même, bien que les maladies qui le provoquent soient aussi distinctes par leur nature que le démontre l'anatomie pathologique.

S'il existe entre un même syndrome des distinctions de détails, celles-ci sont le fait qu'il n'y a jamais deux malades entièrement semblables. Ensuite parce qu'il y a parfois des différences qui sont en parallèle avec le syndrome lui-même, qui répondent à un ensemble de symptômes juxtaposés et qui ont les caractères spécifiques des causes pathogènes.

Or, dans ces cas où les causes provoquent de tels accidents, le syndrome lui-même n'en est pas moins ce qu'il est en dehors de ces complications.

En résumé les localisations, le mode d'action varié de l'agent pathogène et le sujet lui-même en ses réactions propres sont les trois éléments de la genèse compliquée des syndromes.

**

Une autre face du problème que soulèvent les syndromes, apparaît dans leurs relations avec les lésions.

Comment des causes différentes peuvent-elles produire le même syndrome et comment une même cause peut-elle produire des syndromes différents, alors que les lésions sont les conditions de ces syndromes.

On ne peut nier, en effet, qu'avec un même syndrome les lésions elles-mêmes soient différentes comme le démontre l'anatomie pathologique.

Ainsi, pour revenir aux exemples précédents, des lésions de méningo-encéphalite inflammatoire, une dégénérescence des éléments nerveux sans inflammation, une tuberculose encéphalique, une helminthiase, etc., donnent pareillement lieu au syndrome de la paralysie générale.

Bretonneau, dans sa remarquable étude sur la spécificité morbide, voulant établir que chaque cause a ses symptômes distincts, a choisi les exemples suivants :

Les symptômes qui résultent de l'irritation expérimentale de la peau par diverses substances acides, alcalines, virulentes, ont des caractères distinctifs non seulement par le degré, mais par la nature même de ces substances.

Puis, comme autre exemple les symptômes observés au niveau du pharynx individualisant la diphtérie par des différences notables avec des inflammations catarrhales d'une autre nature.

A y bien regarder, ce n'est pas autre chose que les lésions de ces maladies, qui sont ici visibles sur la peau ou sur les muqueuses, alors qu'elles sont cachées pour d'autres maladies.

C'est donc sur l'anatomie pathologique que sont établies les différences.

Cette remarque faite, il note que les lésions sont diverses suivant les causes, ce qui était déjà posé ici comme un fait.

Et il n'en est pas moins vrai que des lésions différentes peuvent éventuellement avoir pour conséquence un même syndrome.

Le problème à résoudre est de s'expliquer le comment de ce phénomène.

Voici quelle est cette solution.

Les causes sont spécifiques, mais elles aboutissent à diverses altérations qui sont les mêmes dans plusieurs maladies.

Ces altérations communes ont logiquement pour conséquence un même syndrome.

Qu'on reprenne les exemples cités plus haut : voici le syndrome de l'épilepsie jacksonienne produit par les lésions les plus diverses.

Or, chacune de ces lésions aboutit au même processus d'irritation et le syndrome se trouve lié à l'irritation qui est aussi bien le fait de l'esquille osseuse enfoncée dans l'écorce motrice, que celui de la plaque de méningite, de la tumeur, etc.

Dans l'atrophie numérique des tissus, la lésion du trauma, de la brûlure de la peau, de l'arthrite ou de l'ostéite, aboutissent, en dépit de leur diversité nosologique, à un arrêt de développement portant sur le membre atteint et consistant dans la diminution du nombre des éléments de tous ces tissus. Or c'est l'arrêt de développement qui fait le syndrome avec ses signes cliniques spéciaux.

Dans le syndrome de l'hémiplégie cérébrale avec dégénérescence du pyramidal, peu importe la nature de la lésion qui en produit la section, puisque le syndrome est le résultat de cette section.

Dans l'ictère grave, c'est la suppression dégénérative massive de la cellule hépatique, commune à diverses causes, qui est la raison du syndrome dont il s'agit.

Et ainsi de tous les autres.

Il résulte de l'ensemble de ces faits que le même syndrome correspond à toute irritation, à toute atrophie, à toute destruction, à toute compression de même localisation, à toute inhibition de fonction, ces processus communs étant envisagés dans n'importe quel organe ou partie ayant des fonctions définies.

On doit même noter que les lésions dites fonctionnelles, c'est-à-dire celles qui échappent à nos moyens d'investigation, peuvent déterminer des syndromes analogues à ceux des lésions organiques les plus nettes.

Pourra-t-on un jour saisir les différences cliniques entre

tous ces divers syndromes les uns par atrophie, les autres
par irritation, etc., à placer en parallèle avec la diversité
des lésions qui existent par ailleurs et suivant les maladies
qui les produisent?

On doit s'y efforcer. A l'heure actuelle, bien souvent les
distinctions que l'on peut faire pour parvenir à un diagnostic nosologique, sont basées sur les commémoratifs, les
antécédents du malade, et surtout sur l'examen complet
des organes, mais non sur les signes dont la réunion constitue le syndrome lui-même.

Que réciproquement, les mêmes lésions produisent des
syndromes différents, ceux-ci sont divers, parce que le mode
d'action de la même cause est différent en ses degrés d'acuité,
d'intensité, de rapidité et par le fait des réactions individuelles.

J'ai démontré qu'une encéphalite inflammatoire diffuse,
qu'on ne peut distinguer par des lésions de l'encéphalite
de la paralysie générale, produisait la confusion mentale
ou la stupeur, avec fièvre, ce qui est un syndrome différent de tout point, de celui de l'encéphalite paralytique,
parce que la cause pathogène évoluait sur le mode aigu.

On pourrait multiplier les exemples, mais cela n'ajou-
terait rien à la notion de spécificité causale rattachée à ses
modes d'action, suivant la classification qui en a été donnée
plus haut.

En résumé, des lésions différentes sont cependant les
conditions d'un même syndrome suivant le résultat qu'elles
ont en commun.

Et des lésions qui sont les mêmes suivant nos investigations, donnent lieu à des syndromes différents en raison
des divers modes d'action qu'elles peuvent avoir.

En clinique la méthode est de partir des symptômes, de
les rassembler pour constituer un syndrome, puis de remonter à sa lésion et à sa cause.

CONCLUSIONS GÉNÉRALES
RELATIVES A L'ÉTIOLOGIE ÉVOLUTIVE.

I. — LE DÉTERMINISME MORBIDE.

L'étiologie évolutive établit le total des causes pathogènes successives, ancestrales ou acquises plus tard, prénatales ou postnatales, qui ont pu atteindre et modifier l'organisme individuel et auxquelles se superpose la maladie en évolution actuelle.

Avec cela, elle se reporte comme point de départ à la naissance des éléments anatomiques qui composent les tissus, non à la naissance de l'individu.

Après chaque maladie ou chaque accident pathologique, l'organisme ne revient pas complètement à l'état antérieur, bien que les conditions nouvelles soient compatibles avec la santé. (Equilibre nouveau, conditions de stabilité suffisantes).

La prédisposition efface le contraste entre la maladie et la santé.

L'étiologie évolutive admet, en principe, l'extrême fréquence des tares latentes créées au cours du développement, mais dont l'époque de formation et la nature sont révélées par les localisations lésionnelles et la marche des maladies, dont elles sont plus tard l'origine.

A la suite des maladies postnatales, les tares qu'elles peuvent avoir laissées sont aussi révélées par des « maladies consécutives à longue échéance », qui sont le résultat de la lésion des tissus pour l'avenir, ou des tissus de l'avenir.

En sorte que la maladie où elle débute, pour le malade et pour le médecin, est souvent un phénomène qui se poursuit.

Ainsi, une maladie actuelle apparaît par là comme un long déterminisme, où l'état antérieur est la condition de l'état suivant, et comme le résultat d'un concours ou syndrome de causes élémentaires.

Dans ce déterminisme les mêmes agents pathogènes (trauma, infection, intoxication) qui sont les causes des maladies dites accidentelles, sont aussi celles des tares qui constituent les prédispositions morbides héréditaires.

Et de plus le même agent pathogène peut provoquer des manifestations morbides aussi différentes que celles de l'intoxication des alcooliques, par comparaison avec les caractères constitutionnels, apportés à la naissance par leurs descendants.

De sorte que les agents pathogènes sont en nombre restreint par rapport à la multiplicité de leurs modes d'action.

En opposition avec ce déterminisme, il existe une tendance constante, et souvent effective, au retour vers des caractères normaux des ancêtres et de l'individu. Et aussi les caractères acquis pour une maladie peuvent être un mode d'adaptation favorable et une immunité dans l'avenir.

II. — PARALLÈLE ENTRE LA LIGNÉE AVEC MUTATIONS ET LA LIGNÉE PATHOLOGIQUE

L'adaptation au milieu, qui modifie les organismes, et la non adaptation qui détermine des vulnérabilités spéciales, ou des conditions d'infériorité vitale, permettant de placer sur des plans parallèles les modifications normales et pathologiques des races, la distinction entre ces lignées étant faite suivant que les caractères nouveaux sont favorables ou nuisibles dans le milieu actuel (1).

(1) Cette distinction sera peut-être considérée comme superficielle, en ce qu'elle s'établit sur des résultats, plutôt que sur le fond des phénomènes. Cependant le mode d'action et l'importance des résultats pour la vie, doivent la faire admettre.

Ainsi, ce sont les héritiers des vainqueurs et des vaincus qui remplissent ces deux groupes.

Les caractères mendéliens et les caractères pathologiques avec hérédité diverse, alternante et multiple, peuvent également être placés en parallèle.

Le fait que les éléments germinatifs peuvent être lésés les uns à l'exclusion des autres, peut expliquer l'hérédité, ou l'absence de l'hérédité pathologique chez les descendants des mêmes parents, l'hérédité proche ou éloignée, ainsi que le retour à l'hérédité normale.

On pourrait aussi admettre, par analogie avec la loi de récapitulation phylogénique de Serres et de J. Muller, que les états pathologiques des ancêtres sont représentés, au cours du développement, chez tous leurs descendants, d'une façon temporaire, et chez quelques-uns d'une façon définitive.

III. — LA VULNÉRABILITÉ ÉVOLUTIVE.

L'étiologie évolutive pose aussi un autre principe, par lequel la vulnérabilité des éléments des tissus varie suivant leurs âges, établis par des phases de leur croissance et de leur différenciation, suivant la division du travail et par conséquent de la complexité croissante du consensus au cours de ce développement. Et après la naissance, suivant l'évolution progressive de l'organisme et de l'involution régressive locale et générale.

IV. — LES APTITUDES ET LES MODES DE RÉACTION ÉVOLUTIFS.

Elle montre que les réactions pathologiques des tissus et des éléments histologiques qui les composent, sont variables en ce que ces tissus, après leur développement parachevé, sont de degrés de différenciation variés, et du fait que leurs âges apportés à la naissance ne sont pas les mêmes, suivant ce qu'établit la biotaxie histologique par une hiérarchie qui va du leucocyte à la cellule de l'écorce du cerveau.

Ce qui implique aussi que les modes de réaction de ces divers tissus en général, et de ceux qui composent un même organe, sont différents sous l'influence d'une même cause pathogène, comme lorsque les moins différenciées prolifèrent, tandis que les autres subissent des dégénérescences et des nécroses.

Et encore qu'il existe, suivant le degré de différenciation, un ordre successif d'exaltation ou de paralysie sous l'influence d'agents pathogènes exaltatifs ou dépressifs, alors que les uns ou les autres sont en action sur l'organisme entier.

L'ordre d'exaltation allant des moins différenciés aux plus différenciés, et inversement, pour l'ordre de paralysie.

Il s'agit d'ailleurs de prédominance d'exaltation et de paralysie, car les deux réactions existent simultanément, et cela même en raison des différences de différenciation de l'ensemble des tissus.

V. — LA VIE RÉDUITE ET LA MALADIE.

Le mode de réaction de l'organisme dans l'état de maladie est un mode général de vie réduite, ou de vie organique séparée.

La réduction de complexité fonctionnelle porte sur la part de la fonction acquise la dernière, et marquant le plus haut degré de la division du travail, et par conséquent de la moins utile à la vie.

Au contraire, dans les différents systèmes, les réactions actives appartiennent aux centres, ou aux organes composants d'une moindre différenciation et, dans un même tissu, aux éléments histologiques les moins différenciés.

De telles réactions ont des caractères spéciaux en rapport avec leur moindre degré de complexité fonctionnelle.

KLIPPEL. — *Evolution de l'organisme.* 30

Dans le milieu normal, il existe des cycles d'activité réduite, qui sont indispensables à conserver la santé et la vie, et dont les caractères sont analogues.

Ces réductions de complexité fonctionnelle ont pour conséquence une économie, et une résistance plus facile, dans le milieu nocif.

*
* *

Les notions précédentes comportent des conséquences pratiques, qui ont trait aux façons d'établir l'étiologie des maladies suivant un déterminisme complexe.

Il est fréquent qu'une maladie soit le résultat d'un concours de causes élémentaires, dont chacune a une part qui peut être d'importance très diverse. Ainsi, il y a des cas où la cause prédisposante dépasse la cause déterminante.

Bouillaud a fait remarquer « l'effroyable complexité » des problèmes de la médecine.

Il ne faut pas que cette complexité entraîne jusqu'à l'erreur qui consiste à faire choix d'une cause morbide essentielle, qui soit en désaccord avec la nature même de la maladie.

La statistique, mal appliquée à l'étude de l'étiologie pathogénique, la statistique qui représente un chiffre de coïncidence de deux phénomènes à un moment donné, est un procédé qui conduit aux erreurs les plus profondes.

Il importe ici de faire la critique de la statistique dans ses rapports avec l'étiologie, afin de corriger ses fausses conclusions et de préciser la méthode à suivre.

La statistique offre de nombreuses conditions d'erreurs, qui portent sur le nombre même des cas observés. Mais, ce n'est pas là ce qui se rapporte plus spécialement à ses erreurs dans la recherche des causes des maladies.

Ici la cause pathologique est considérée comme répondant à une maladie donnée, uniquement parce qu'elle se retrouve dans les antécédents des malades qui en sont atteints.

En réalité l'illogisme de ce procédé s'impose à la moindre réflexion, mais il n'en est pas moins d'un usage fréquent.

Si la cause invoquée vient à manquer dans quelques cas, on prétexte un examen, ou des renseignements insuffisants, on en conclut suivant le mode du cercle vicieux, et on passe outre.

Il faut reconnaître que ce n'est point ainsi que la science est faite.

Cette manière de déduire a été, avec une fréquence extrême, appliquée à la démonstration de la nature syphilitique d'un nombre énorme de maladies.

La cause essentielle d'une maladie spécifique doit être présente sans exceptions.

Lorsque la maladie, prétendue causale, a évolué longtemps avant la maladie qu'il s'agit de classer, il reste à prouver qu'elle est actuellement la cause suffisante.

Dans ces mêmes conditions, la présence dans l'organisme des microbes de la cause invoquée, ou la présence dans les humeurs, je ne dis pas d'une réaction aléatoire, mais d'une réaction qui serait démontrée spécifique, ou encore la présence de lésions d'une banalité extrême, sont absolument insuffisantes à établir un diagnostic étiologique certain, en ce que ces manifestations se rencontrent chez un grand nombre de sujets indemnes de la maladie dont on recherche la cause.

Tout ce qu'on peut conclure *à priori* de telles constatations, c'est que la maladie qu'elles dénoncent, est l'un des facteurs étiologiques du cas que l'on envisage, et dont la valeur reste à préciser.

Or, on va jusqu'à sous-entendre que les indices permanents de la maladie ancienne sont à inscrire parmi les symptômes de la maladie en évolution actuelle.

Depuis les origines de la médecine, il a été établi sur quelles règles se doit poser un concours de symptômes. Et ici les règles ne sont certainement pas observées.

Il y a des choses qui ont traversé les siècles, en gardant leur valeur, bien qu'on ait tort de les oublier par moment.

Il faut souvent exclure des causes principales des maladies des agents pathogènes banals, qui existent dans l'organisme des malades et par contre compter avec ce qui peut échapper à nos investigations.

Ces réflexions s'appliquent aux maladies en général.

Pour revenir à la syphilis, comment un certain nombre de médecins ont-ils vu en elle la cause essentielle de maladies, dans lesquelles l'anatomie pathologique démontre des lésions de nature différente, au lieu d'admettre l'influence d'une simple cause élémentaire? En dehors des erreurs indiquées plus haut, on ne peut se l'expliquer que par le désir d'arriver à guérir des maladies aussi incurables que le tabès ou la paralysie générale et, pour cette dernière, en dépit de la certitude objective de lésions de nature diverse, les unes fréquentes, les autres rares.

La question de la statistique en médecine a été traitée souvent et il n'en pourrait être autrement. L'un des auteurs qui sous ce rapport est cité avec une fréquence extrême est Morgagni, dans une phrase célèbre, qui en contenant un « non solum, sed etiam », fait une part à la statistique.

Cette phrase est à la fois inexacte et fausse, parce qu'elle n'existe pas sous cette forme et qu'elle fait dire à l'auteur le contraire de ce qu'il a exprimé.

On doit s'en rapporter justement à Laplace, qui en traitant de la statistique en mathématicien, a su montrer ce qu'elle ne saurait nous donner en médecine.

Ce qu'elle fournit légitimement, et quand elle est bien faite, c'est un chiffre ou rapport de fréquence et non l'explication d'une chose aussi complexe que le déterminisme étiologique des maladies.

Il n'est pas possible de s'abstenir en médecine pratique de toute espèce de discipline scientifique.

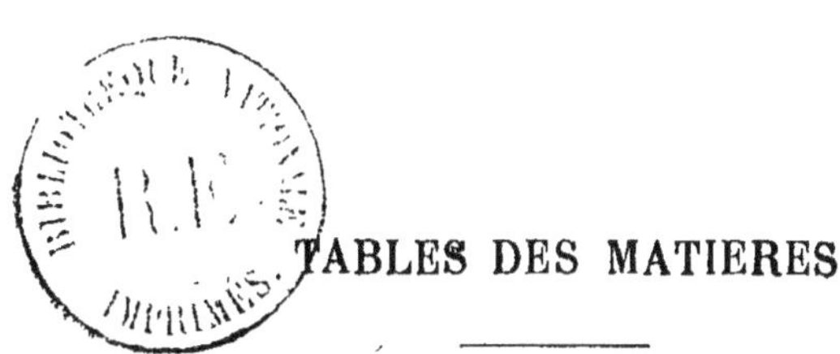

TABLES DES MATIERES

Pages.

Préface   1

LIVRE I.

La différenciation cellulaire et la biotaxie histologique.

Chapitre I — Le Polyzoïsme   1

Chapitre II. — La différenciation cellulaire.
   Sa définition. — La différenciation dans ses rapports avec
le milieu. — Avec les propriétés communes des éléments anatomiques. — Avec la division du travail. — Avec l'évolution
de l'organisme   13

Chapitre III. — Caractères particuliers de la différenciation
dans chaque sorte de tissus.
   La différenciation morphologique. — La différenciation isomorphologique. — La fonction différenciée   36

Chapitre IV. — Génèse et nature de la différenciation.
   Epoque d'apparition et de fixité de la différenciation. — Évolution embryonnaire de la différenciation. — La différenciation
parachevée. — Les théories de la différenciation. — Théorie
de la mémoire cellulaire. — Théorie des particules représentatives. — Théorie chimique. — Théorie évolutive   61

Chapitre V. — La biotaxie histologique.
   Les bases de la biotaxie histologique   81

LIVRE II.

Les rapports de l'évolution de l'organisme avec la maladie

Pages.

Introduction. 103

Chapitre I. — Ordre général de l'altération progressive des tissus.

La narcose chloroformique et l'ordre de paralysie progressive. — Ordre de résistance des différents tissus établi par ischémie progressive. — Ordre suivi par la mort élémentaire après la mort générale 106

Chapitre II. — Les syndromes musculaires.

Les atrophies musculaires progresssives. — Les syndromes musculaires paralytiques, exaltatifs et rigides 118

Chapitre III. — Les syndromes sensitifs.

Considérations générales. Des diverses classifications qu'on peut établir des phénomènes sensitifs. — Ordre de disparition paralytique des sensibilités cutanées. Exaltation de la sensibilité cénesthésique et profonde avec anesthésie et analgésie cutanées. — Syndromes anesthésiques et exaltatifs des sens spéciaux de la vie de relation. — Syndromes elxaltatifs et anestésiques de la sensibilité viscérale. 133

Chapitre IV. — Les syndromes réflexes.

Ordre d'exaltation et de disparition des réflexes. 165

Chapitre V. — Biotaxie des fonctions mentales en pathologie.

Ordre de disparition et d'exaltation des facultés mentales dans les maladies de l'encéphale. — Ordre de paralysie et d'exaltation dans les systèmes de la sensation et du mouvement de la vie mentale. — Ordre de disparition des facultés mentales dans la démence progressive. — Des syndromes délirants dans leurs rapports avec l'exaltation et la dépression des facultés mentales. 170

Chapitre VI. — La biotaxie histologique et les maladies générales 114

Chapitre VII. — La biotaxie histologique et le pouvoir prolifératif des tissus en pathologie 203

Pages

Chapitre VIII. — La loi de vulnérabilité relative à la période
d'évolution des tissus normaux et des tissus pathologiques. 216

Chapitre IX. — Les affinités en pathologie dans leurs rapports avec la différenciation histologique 222

Chapitre X. — Les modes de réaction pathologique. — Exaltation et dépression.
     Historique. — La différenciation cellulaire explique et com-
mande l'association de l'irritation et de la faiblesse. — Les
formes cliniques de l'association de l'irritation et de la
faiblesse 230

Chapitre XI. — Les modes de vies réduites ; Anatypie fonctionnelle et anatypie plastique 260

Chapitre XII. — Les caractères acquis individuels et héréditaires.
     Étude des tempéraments 280

Chapitre XIII — Application des notions précédentes à l'étude
des névroses et des psychoses 305

Chapitre XIV. — Les éléments morbides comme base de la
thérapeutique 351

Chapitre XV. — L'étiologie pathogénique.
     La lésion et la maladie. — Le rôle de la différenciation cellu-
laire en étiologie pathogénique — La prédisposition, l'hérédité
pathologique, la dégénérescence de la race. — Les causes pathogènes. — Les catégories de symptômes. — Les syndromes. —
L'étiologie évolutive ; conclusions générales 401

Angers. — Imprimerie F. Gaultier

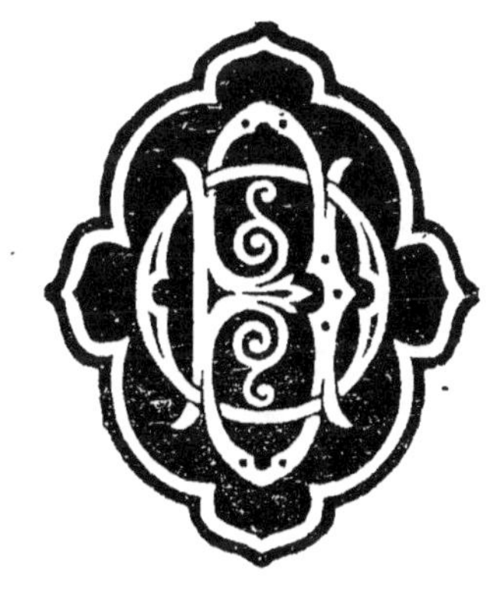